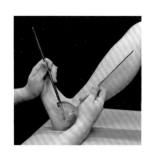
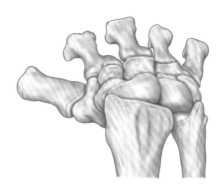
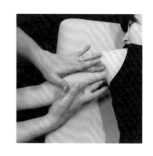
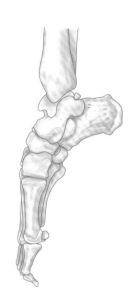

运动功能障碍
——原因及评估技巧

〔日〕工藤慎太郎　**编著**

张雅素　**译**

U0240767

北京科学技术出版社

Authorized translation from the Japanese language edition, entitled

運動機能障害の「なぜ?」がわかる評価戦略

ISBN:978-4-260-03046-5

編著：工藤慎太郎

Published by IGAKU-SHOIN LTD., TOKYO Copyright ©2017

ALL Rights Reserved. No part of this book may be reproduced or transmitted in any form or by any means, electronic or mechanical, including photocopying, recording or by any information storage retrieval system, without permission from IGAKU-SHOIN LTD.

 Simplified Chinese Characters edition published by Beijing Science and Technology Publishing Co., Ltd., Copyright © 2024.6

著作权合同登记号　图字：01-2018-2749

图书在版编目（CIP）数据

运动功能障碍：原因及评估技巧 / (日) 工藤慎太郎编著；

张雅素译. -- 北京：北京科学技术出版社，2024.6

ISBN 978-7-5714-3731-2

Ⅰ. ①运… Ⅱ. ①工… ②张… Ⅲ. ①运动障碍—治

疗 Ⅳ. ①R745.1

中国国家版本馆CIP数据核字(2024)第043718号

文字编辑：严晓杰
责任编辑：尤玉琢
责任校对：贾　荣
责任印制：吕　越
出 版 人：曾庆宇
出版发行：北京科学技术出版社
社　　址：北京西直门南大街16号
邮政编码：100035
电　　话：0086 - 10 - 66135495（总编室）　　0086 - 10 - 66113227（发行部）
网　　址：www.bkydw.cn
印　　刷：北京顶佳世纪印刷有限公司
开　　本：787 mm × 1092 mm　1/16
字　　数：300千字
印　　张：23.75
版　　次：2024年6月第1版
印　　次：2024年6月第1次印刷
ISBN 978-7-5714-3731-2

定　　价：260.00元

编者名单

主　编

工藤慎太郎　　森之宫医疗大学保健医疗学部物理治疗学科

编　者

工藤慎太郎　　森之宫医疗大学保健医疗学部物理治疗学科

北川　贵明　　骨科Tokuhara诊所康复科

森田　龙治　　Osumi骨科康复科

川村　和之　　国际医学技术专门学校物理治疗科

三津桥佳奈　　伊东骨科康复科

前泽　智美　　四轩家骨科诊所康复科

福田　大辅　　东大阪医院康复部

兼岩　淳平　　东大阪医院康复部

中村　翔　　　TRY&TRI股份有限公司

飒田　季央　　TRY&TRI股份有限公司

◖序◗

我曾经询问过学生这个问题："为什么选择做物理治疗师？"，得到了很多不同的答案，例如，"高中的时候在社团受伤了……""祖母得了脑梗死……""母亲建议我来学习……"等，其中有一些学生的回答给我留下了深刻的印象。

"用手就可以为别人治病不是一件很了不起的事吗？"这是她给我的答案。

她做物理治疗师已经有10多年了，能有这样的回答是理所当然的，确实了不起。但是，成为真正用手就可以给患者治病的物理治疗师，并非易事。很多物理治疗师在休息日付费学习新知识来精进自己的技术。但是，好不容易学到的技术，一旦弄错使用的时机和顺序，也不会起效。很多人搞不清楚效果不好的原因，为此非常懊恼。

"患者的疼痛为什么没有改善？"

"治疗后患者的状态有所改善，但下次来做治疗时又恢复到原来的状态，这是为什么呢？"

也许是因为物理治疗评估错了，也许是技术不成熟，或者兼而有之。技术在短时间内改善比较困难，但是评估可以在运用解剖学和运动学知识的基础上，通过仔细观察而做到正确无误。幸运的是，与物理治疗评估中重要的触诊技术有关的好的书籍有很多，与检查测量方法相关的书籍也有很多。但是，很多完成临床实习的学生仍然不能做好评估工作，有很多新入职的物理治疗师也不能很好地完成评估工作。

3年前，我在大学担任临床物理治疗评估学这门课程的教师，主要讲述运动系统物理治疗部分。第一年，我讲课时使用的是指定教材，教材中写了检查方法和对诊断的解释，但没有写明临床思考过程。第二年，我试图寻找更合适的教材，但是没找到在解剖学和运动学的基础上解说临床思考过程的书籍。基于怎样的思考过程，对什么进行评估都没有记载。

"请好好地进行动作分析"或"请好好地触诊"。

回想起自己在临床上指导学生时，也曾给过学生这种模糊的建议。但是学生会认为"动作分析"和"触诊"之间没有关系。这样的话，无论什么时候，都无法真正学会物理治疗的评估方法。

另外，有经验的物理治疗师的思考过程，是不能从教材中学来的。

迄今为止，很多临床的思考过程，都是前辈在工作中传授给后辈的，这个过程包含了有限的解剖学和运动学等基础知识，如"因为这块肌肉的收缩和那块肌肉的收缩相关联……"等。这样的话，就不能自己找到患者的问题点，也不能给患者讲明白。

"发现了一个问题，接下来要考虑什么？"

用解剖学和运动学知识来说明这个思考过程，并通过流程图形式总结出来，这样，才可以在治疗效果不好的病例中发现自己疏忽的地方。因此，我认为使用解剖学和运动学的知识来评估运动功能障碍的思考过程，需要有系统总结的书籍。

虽然有了印象，但做流程图却没有想象中那么简单。一边嘟囔着"那是治不好的"，一边查阅文献重新思考。经过这番循环往复的整理，就可以得到准确的评估方法。在指导刚进入临床的物理治疗师时，也能循序渐进、通俗易懂地进行讲解。

当然，本书所记载的内容并不适用于所有患者。临床症状的改善和运动疗法的效果也因人而异。这可能就是目前仍无法系统地总结出临床思考过程的原因。

本书可能并不能完全解开物理治疗师和学生对运动功能障碍方面的困惑，但如果能成为评估指南则是令人欣慰的。如果有我们想象不到的疼痛发生机制，请读者自行添加，我希望本书能成为一本好的原创书。

最后，我要向医学院的金井真由子先生表示衷心的感谢。另外，参与编写本书的各位老师们为了让书的内容更完善，进行了激烈的讨论，花费了很多时间。我不理解时会提出很多问题，老师们总是认真解答，感谢老师们一路陪伴。无论多晚回家我都能看到健康成长的孩子的睡颜，这是我第二天继续努力的动力。在本书出版之际，我想对长子圭一郎和一手承担着育儿工作的妻子美知，以及给予我美好人生的母亲致以诚挚的谢意！

2017年4月

工藤慎太郎

目录

第1章　上肢

3　腕关节和手部 ······························· 104

第2章　躯干

第3章　下肢

1　髋关节 ·· 208

2　膝关节 ·· 248

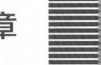

运动功能障碍的原因和评估策略

运动功能障碍的评估步骤

运动系统中的物理治疗是以基本动作和运动中表现的改善为目标，而物理治疗评估则是找出导致患者运动能力低下的功能障碍，提取适合的治疗计划信息的过程。这个过程困难重重，很多治疗师也不擅长，但若经此过程，治疗师会更加明确患者出现的问题。相反，若不经此过程，在没有理清患者问题的情况下进行物理治疗，就会像外出旅行不带地图一样，茫茫然不知道目的地在哪里，也不知道要去干什么。笔者把这个过程分成3个step（步骤）来分析，由此做出合理的评估。

step1　怎样运动会导致疼痛：明确受力

在寻找导致运动能力低下的原因的过程中，重要的是明确症状和动作之间的关系。例如，变形性膝关节炎在支撑中期会产生膝外侧动摇。一般膝外侧动摇可能不会出现症状，但为什么在变形性膝关节炎中膝外侧动摇会成为问题？这是因为膝外侧动摇可以引起膝内侧压缩力增加，这个压缩力被认为是导致疼痛的力。

像这样通过分析患者的动作，明确受到了什么样的力，就是运动功能障碍评估策略的step1。

step2　疼痛出现在哪些部位：解剖学评估

接下来要做的是明确出现疼痛和其他症状的部位。

在多数膝关节活动范围受限的病例中，牵伸感和疼痛都出现在活动范围末端。这种情况下，可能是"膝前方出现牵伸感"，也可能是"髌骨下方出现牵伸感"，还可能是"髌下脂肪垫有牵伸感"。由于出现症状的部位略有不同，之后相应的检查和测量方法也不同。因此，在解剖学上明确症状出现的部位是step2的目标。

在step2中，对患者身体进行正确触诊，通过运动功能检查使症状再现非常重要。

step3　导致疼痛的原因有哪些：运动学评估

step3是在运动学上明确此部位发生损伤和功能障碍的原因。

术后或外伤时，功能障碍不一定是运动学因素引起的。但原本的功能不全可能会增加手术、外伤部位的压力，而导致在非障碍部位产生功能不全，进而使症状恶化。因此，不仅要软化硬筋，还要在运动学上对"为什么会变硬"进行评估。下肢的动作对关节的影响很大，因此，检查动作是否会使障碍部位的压力增加，以及观察和分析此动作也很重要。

各步骤所要求掌握的知识和技术

step1　要求掌握的知识和技术

● 受力的分类

受力大致分为以下4种。

（1）压缩力

压缩力是使组织压缩的力。特别是在关节面和关节中的纤维软骨、关节周围的脂肪垫等处，这些组织可以缓冲身体受到的力，如果此处受到的压缩力增大，会使功能障碍出现的概率增加。

（2）牵伸力

牵伸力是使组织产生牵伸时受到的力。韧带和肌腱等传导张力的组织如果受到牵伸力，会产生损伤和功能障碍。

（3）剪切力

这是一种将组织撕裂的力，多发生在进行旋转运动的组织中。

（4）摩擦力

肌腱和韧带的走行发生改变时或者在多层重叠的组织中，容易产生摩擦力。可以减小摩擦力的结构是滑囊和腱鞘。因此这些组织受到的摩擦力增加时，可产生损伤和功能障碍。

step2　要求掌握的知识和技术

● 触诊技术

（1）骨骼

有的骨骼被软组织牵拉（例如，肱骨大结节被肩袖牵拉），有的被其他骨骼卡住（例如，尺骨鹰嘴镶嵌在鹰嘴窝内）。为了正确触摸骨骼，与周围软组织的鉴别非常重要。有时需要降低周围软组织的张力。这样骨骼的手感较硬，就比较容易触诊。

（2）肌肉

为了正确触诊肌肉，不仅要了解目标肌肉的起止点，还需要了解与之相邻肌肉的起止点。通常临床肌肉触诊是以探寻肌肉状态为目的。但在step2中，为了尽可能地整体触诊肌肉，需要触诊肌肉和肌肉之间的间隙（肌间隙），有时需要使用放松周围肌肉的技术。另外，某些肌肉有其固有的作用，可诱导肌肉活动，因其收缩时硬度增加，从而有效确认目标肌肉。

（3）韧带

韧带是连接骨和骨的结缔组织纤维束。触诊韧带有时没有明确的触感，这是由纤维束的粗细、柔软程度、深度不同而产生的差异。因此在临床上，以诊察韧带紧张性为目的时需要进行压力测试，以末梢感觉来进行评估。

step3　要求掌握的知识和技术

● 动作的生物力学

下肢肌肉和躯干肌肉的紧张，容易受动作的影响。例如，在小腿前倾较少，身体重心靠后的状态下下蹲时，由于地反力方向朝向重心，地反力作用线与膝关节中心的距离（l）变长（图0.1）。因此，由地反力引起的膝屈曲力矩（外部膝屈曲力矩）增加，为了与之抗衡，肌肉和韧带活动引起的膝伸展力矩（内部膝伸展力矩）增加。习惯做这种动作的人，由于膝伸肌的紧张度增加，所以肌肉硬度会提高。另外，在这种动作中，地反力通过踝关节中心附近，导致内部踝关节跖屈力矩下降。若持续进行这样的动作，可引起踝关节跖屈肌的肌力下降，即使增加膝伸肌的柔韧性，动作也不会改变。因此，考虑膝伸肌的柔韧性的同时，还需要考虑踝关节跖屈肌的肌力下降这一功能障碍。

像这样对动作进行运动学分析，从生物力学的角度进行评估是非常必要的。

● 正常的关节运动机制

关节指两块以上骨的连接部位，具有活动性。连接越强，关节活动性越小；连接越弱，关节活动性就越大。可以认为，正常关节中连接两块以上骨的连接部分具有稳定性和活动性。

关节功能障碍是在关节运动中对关节的异常压力所致。因此，在运动中关节应达到稳定性和活动性的平衡。为达到此目的，需要理解关节的静态和动态稳定结构。

- 静态稳定结构：主要由韧带、关节囊等非收缩性组织构成的结构。

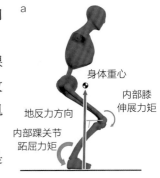

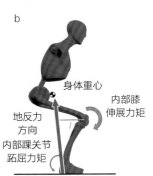

图0.1　下蹲的生物力学
a. 正常例；b. 重心后移例

- 动态稳定结构：主要由肌肉等收缩性组织构成的结构。

理解各关节中具体组织结构和哪种稳定性相关是很有必要的。

发病组织辨别试验

在step2的解剖学评估阶段，要尽量把引起症状的组织限定在小范围内。

在临床上，有很多疼痛是由两个以上组织产生的。在此情况下，可对其中一个组织进行一段时间的运动疗法，如果症状未减轻，再对另一个组织进行治疗。但如此一来解决问题所需的时间就会太长。

在这种情况下，可对推测为疼痛原因的组织（发病组织）进行徒手治疗或物理治疗，观察其疼痛的变化，来判断是否为发病组织。

例如，在膝关节滑膜炎合并鹅足滑囊炎引起的疼痛中，物理治疗师很难立即改变滑膜炎引起的疼痛，但对于鹅足炎引起的疼痛，可通过改善肌肉的柔韧性或控制力学对线而使症状得到减轻。不应被病名束缚而认为"治不好"，而应在物理治疗中找到可控制的症状，进行治疗。这样可以使混杂在一起的复杂症状一点一点减轻，即便仍需要手术治疗，也可以让患者在术前处于稍微轻快的状态，也可以理解为有助于骨科医师的工作。

在step3的运动学评估中，存在多个部位功能障碍的情况。例如，髋关节外展肌挛缩和足部过度旋前都会引起膝关节疼痛，但哪一个更能引起功能障碍（膝关节疼痛）？在这种情况下，可以通过观察足部和髋关节外展肌前、后动作的改善程度，来判断哪一个结构是发病组织。

笔者将这种试验性的方法称为发病组织辨别试验（determination test of the trigger tissue，DTTT），如果通过DTTT改善了疼痛或动作，就可以继续使用这种方法治疗。这种测试对于学生和年轻的物理治疗师来说也许很难，但是临床物理治疗中评估和治疗可以说是一体的，希望大家充分练习之后，也来挑战DTTT吧。这样做下去的话，临床能力一定会有所提高。

➡DTTT
determination test of the trigger tissue

本书的使用方法

① 各章的起始部分，介绍了各部位的基本结构（解剖学）和功能（运动学），并整理成了知识点。

② 以骨科在临床上频繁遇到的症状为重点。临床应用时请参照介绍类似患者症状的章节。

③ 在step1中，描述了压力会在什么情况下产生。请结合病例的问诊结果确认。

④ 在step2中，说明了出现疼痛的组织的解剖学结构和功能、触诊方法和检查方法。请确认这个检查为什么很重要、为什么要进行。

⑤ 在step3中，如果上述检查结果呈阳性，应从运动学角度思考为什么会出现这样的症状；本部分还讲述了必要的检查测量和运动疗法。

在这个过程中，希望患者的问题得以解决。另外，病例笔记介绍了病例的实际检查结果和运动疗法的情况。虽然不全是理论依据高的内容，希望治疗师在临床上可以灵活运用。

本书不是"对疾病进行评估"，而是"对症状进行评估"，并使用流程图解说。在临床上治疗运动功能障碍时，可能会有遗漏的地方。此时把自己的评估过程和流程图对照，就可以发现问题。

第 1 章

上肢

肩部的结构和功能

肩部由盂肱关节、胸锁关节、肩锁关节3个解剖学关节和肩峰下关节、肩胛胸壁关节、喙锁关节（喙锁机制）3个功能关节构成（图1.1.1）。

A. 肩部常见的功能障碍

在日常生活和体育活动中，肩部需要较大的活动范围和较高的稳定性。肩部周围软组织的功能障碍容易导致肩部活动受限和肩关节不稳定，这些功能障碍还会破坏正常的关节运动轨迹而导致疼痛。

➔盂肱关节
gleno-humeral joint

➔胸锁关节
sterno-clavicular joint

➔肩锁关节
acromio-clavicular joint

➔肩峰下关节
second joint

➔肩胛胸壁关节
scapulo-thoracic joint

➔喙锁机制
coraco-clavicular mechanism

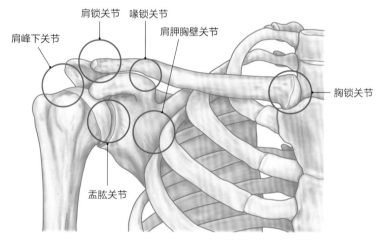

图1.1.1　肩关节复合体
肩关节复合体由3个解剖学关节○和3个功能关节○构成

B. 肩部的稳定结构（图1.1.2）

● **静态稳定结构**

- 关节盂：关节盂的深度有个体差异，关节盂过浅可导致肩部稳定性降低。
- 盂唇：为了弥补关节盂的深度不足而存在的纤维软骨。
- 关节囊、韧带：关节囊和韧带有助于维持关节稳定。不同体位下，使肩关节保持稳定的组织也不同，上肢下垂位时，盂肱上韧带（SGHL）紧张，上肢上举位时，盂肱下韧带（IGHL）紧张。当肩关节处于下垂位时为第1体位，处于90°外展位时为第2体位，处于90°屈曲位时为第3体位。

● 动态稳定结构

- 肩袖：包绕在肱骨头周围的肌腱复合体，由冈上肌、冈下肌、小圆肌、肩胛下肌组成，肱骨头与肩胛骨关节盂相关节，呈向心性。
- 肩胛胸廓间肌群：与肩胛胸壁关节运动相关的肌肉的总称，肩关节运动时，维持肩胛骨的稳定性。

C. 肩部的运动

肩部运动是通过解剖学关节和功能关节的协调运动产生的。

- 肩肱节律：肩关节外展的总幅度约为180°；其中盂肱关节约为120°，肩胛胸壁关节约为60°，共同实现肩关节的运动（图1.1.3）。
- 盂肱节律：肱骨头在肩胛骨关节盂内遵循一种特定的规律运动。上举初期产生横向移动，之后发生滚动和滑动，上举150°以上时发生旋转。
- 锁骨：锁骨近端与胸骨、锁骨远端与肩峰构成关节，参与肩部的运动。

➡ 盂肱上韧带
superior glenohumeral ligament, SGHL

➡ 盂肱下韧带
inferior glenohumeral ligament, IGHL

➡ 肩袖
rotator cuff

➡ 肩胛胸廓间肌群
inter scapulo–thoracic muscles

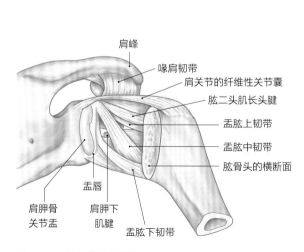

图1.1.2 肩部的稳定结构

肩峰
喙肩韧带
肩关节的纤维性关节囊
肱二头肌长头腱
盂肱上韧带
盂肱中韧带
肱骨头的横断面
盂唇
肩胛骨关节盂
肩胛下肌腱
盂肱下韧带

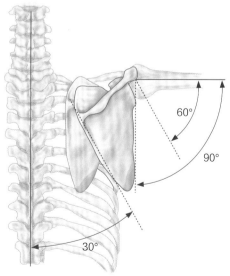

图1.1.3 肩肱节律
根据肩肱节律，当肩关节外展90°时，盂肱关节运动60°，肩胛胸壁关节运动30°

1 肩部上方疼痛

step1 怎样运动会导致疼痛：明确受力

考虑肩部上方的受力，当上肢处于下垂位时，上肢的重量使牵伸力增大。当肩关节内收时，盂肱关节的肱骨头先滚动到下方再滑动到上方。由于以上原因，肱骨头不再向上滑行。当上肢下垂时，盂肱关节上方的牵伸力增大。

另外，当上肢上举时，肩关节上方的组织进入肩峰的深层，产生压缩力。上肢在上举位进行大范围活动（如投球动作）时，会在压缩力的基础上增加剪切力。肩关节上方的肩峰下关节容易受到压缩力和剪切力。

如果疼痛因牵伸力产生，可考虑为冈上肌、冈下肌和肩胛上神经中的某一点出现了问题。

如果疼痛因压缩力和剪切力产生，除了以上3个部位外，还要考虑肩峰下囊的问题。

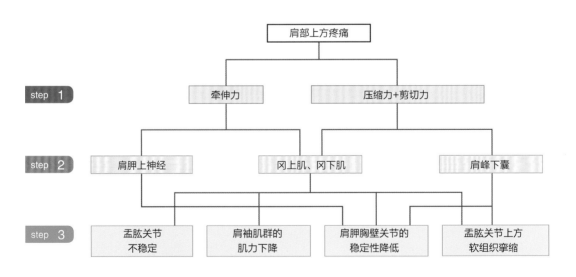

流程图　肩部上方疼痛的评估策略

step2 疼痛出现在哪些部位：解剖学评估

（1）冈上肌、冈下肌（图1.1.4）

冈上肌	→冈上肌
起　　点：肩胛骨冈上窝	supraspinatus m.

止　　点：肱骨大结节上部〔上关节面（中关节面上部）〕

支配神经：肩胛上神经

作　　用：外展肩关节

冈下肌

起　　点：肩胛骨冈下窝

止　　点：肱骨大结节中部（中关节面）

支配神经：肩胛上神经

作　　用：外旋肩关节

➡冈下肌
infraspinatus m.

● 疼痛发生的解剖学原因

冈上肌起于肩胛骨冈上窝，止于肱骨大结节上部。解剖学上将肱骨大结节分为上、中、下3个部分。肱骨大结节前上方的部分被称为上关节面，后方到后上方的部分被称为中关节面，后下方的部分被称为下关节面（图1.1.5）。

Minagawa[1]认为，冈上肌止点位于从上关节面到中关节面上部。而Mochizuki则认为[2]，冈上肌局限于上关节面的前内侧部。

一般认为，冈下肌覆盖于冈上肌腱后方的部分，附着在中关节面。但Mochizuki[2]认为冈下肌也大范围附着在上关节面前内侧部。可以认为，关于冈上肌、冈下肌的止点有不同的观点。

有袋类动物有起始于肩胛骨背面的棘肌。随着棘肌发达程度越高，肩胛肌外侧在起点处分为上下两部分，即冈上肌和冈下肌。另

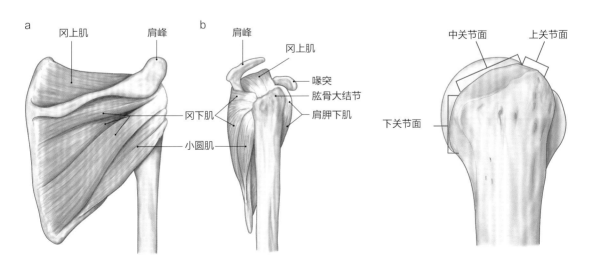

图1.1.4　冈上肌和冈下肌
a. 后面观；b. 外侧面观

图1.1.5　肱骨大结节的分区

外，如长臂猿等在树上移动的动物，在树枝上移动时肩关节受到了很强的牵引力。因此，为了保持肩关节的稳定性而形成了强力肩袖肌群，通过各肌肉纤维互相交织，在功能上互相代偿。

换言之，以冈上肌、冈下肌为首的肩袖肌群，在肩胛骨的关节盂内起着牵引肱骨头（向心）的作用。在肩关节活动范围的末端，通过盂肱上下韧带的紧张维持着关节的稳定。在肩关节活动范围的中间区域，肩袖肌群的张力使肱骨头和关节盂之间的压力也增大，从而维持了肩关节的稳定。在日常生活中，肩关节很少运动到活动范围的末端，因此，在肩关节运动时活动范围中间区域的稳定较为重要，肩袖肌群的作用尤为重要。特别是将举起的上肢放下时，对冈上肌和冈下肌的离心性负荷增大，牵引力增大。

● 冈上肌的触诊

冈上肌起点表层被斜方肌的中部肌束覆盖，通过肩峰深层到达止点。冈上肌止点表层被较厚的三角肌覆盖。因此，很难从体表直接触摸到冈上肌。

触诊起点时，将肩胛骨保持在内收位，尽量缓解斜方肌中部肌束的紧张状态，有时可以触摸到冈上肌起点的压痛点和形状（图1.1.6a）。

触诊止点时，将手指从肩峰向远端移动可触摸到肩峰下的凹陷，此处可通过三角肌和肩袖肌群表层的软组织触摸到冈上肌的止点（图1.1.6b）。当通过触摸肩袖肌群表面的软组织产生压痛时，需要和肩峰下囊炎进行鉴别。

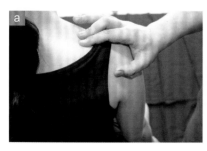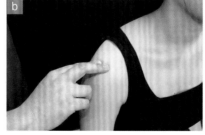

图1.1.6　冈上肌的触诊

● 冈下肌的触诊

冈下肌的起点大部分暴露在体表，可在肩胛下窝触诊到（图1.1.7）。但是，其止点进入三角肌深层，特别是在上关节面和中关节面上部终止的纤维经过肩峰的深层，不易被触诊到。在肩峰下，冈上肌和冈下肌的纤维交叉走行，喙肱韧带等软组织也和肩袖汇合。因此，与其评估各肌肉状态，不如筛查构成肩峰下关节的软组织有无损伤更重要。此处触诊应与肩峰下其他关节的软组织损伤进行鉴别诊断。

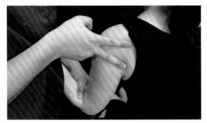

图1.1.7 冈下肌的触诊

● 冈上肌疼痛诱发试验

落臂试验（drop arm sign）（图1.1.8）

- 检查体位：使被检查者的肩关节保持外展位，提醒被检查者保持此状态，并松开其腕部。
- 判定：不能保持外展位或产生疼痛即为落臂试验阳性。
- 功能意义：冈上肌损伤不伴有关节挛缩，被检查者可以被动外展并保持外展位。但是，自主保持外展位需要冈上肌和肱骨头保持向心性。冈上肌损伤会导致其张力下降，从而使被检查者不能自主保持外展位，腕部下降，肌肉收缩时产生疼痛。
- 注意点：对于三角肌肌力较强的运动员，腕部不会下降，肌肉收缩也不会产生疼痛。注意询问患者有无腕部无力等其他异常。一方面，落臂试验的灵敏度较低，为 $0.14 \sim 0.35$。即使冈上肌有损伤，实验结果也可能为阴性。因此，即使结果是阴性，也不能排除冈上肌损伤的可能性。另一方面，此项检查的特异度较高，为 $0.78 \sim 0.88$，检查结果为阳性说明冈上肌损伤的可能性较大。

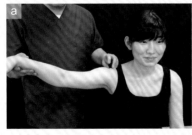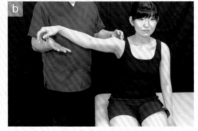

图1.1.8 落臂试验

空罐试验（Empty can test）（图1.1.9）

- 检查体位：被检查者保持肩关节外展、肘关节伸展和前臂旋前。检查者在被检查者的前臂远端给予其肩关节内收方向的阻力。

- 判定：若产生疼痛或不能保持肩关节外展位，试验结果为阳性。

- 功能意义：在肩关节外展和肘关节伸展体位，前臂旋前，肱骨内旋。如果肱骨外

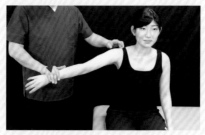

图1.1.9　空罐试验

旋，控制肱二头肌长头腱向肱骨头上方移动，可能使肱二头肌长头腱代偿冈上肌的功能。因此，应在前臂处于旋前位且控制肱二头肌长头腱的代偿作用时进行检查。肩关节外展的抵抗运动产生疼痛，其原理和落臂试验相同。

- 注意点：同落臂试验，三角肌肌力较强的被检查者不易产生疼痛。空罐试验的灵敏度为0.32～0.89，但其灵敏度比落臂试验高[3]。

满罐试验（full can test）（图1.1.10）

- 检查体位：被检查者保持肩关节外展、肘关节伸展和前臂旋后位。检查者在被检查者前臂远端给予其肩关节内收方向的阻力。

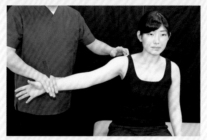

图1.1.10　满罐试验

- 判定：有疼痛或不能保持肩关节外展位时，结果为阳性。

- 功能意义：在肩关节外展、肘关节伸展体位，前臂旋后，肱骨外旋。因此肱二头肌长头腱可辅助冈上肌的功能，和空罐试验相比，不易产生疼痛。

- 注意点：同落臂试验和空罐试验，三角肌肌力较强的被检查者不易产生疼痛。另外，当肱二头肌长头腱代偿作用发生时，被检查者可能出现满罐试验阳性，需要鉴别诊断。

● 冈下肌疼痛诱发试验

外旋减弱试验（external rotation lag sign）（图1.1.11）

- 检查体位：被检查者肩关节下垂，肘关节屈曲90°，肩关节被动外旋。然后，被检查者再次从起始体位开始做肩关节主动外旋的动作。

- 判定：主动运动达不到被动运动的活动范围时，结果为阳性。

- 功能意义：肩关节外旋时参与的肌肉为冈下肌和小圆肌。冈下肌比小圆肌大，对肩关节外旋动作的贡献大。主动运动和被动运动的差异表现为活动范围内肌力的差异。因此，需要确认做外旋动作时主动运动和被动运动的差异。

- 注意点：此项检查的特异度为1.0，检查结果为阳性时可考虑冈下肌损伤。但是灵敏度为0.7，即使有冈下肌损伤也可能出现阴性结果[3]，因此检查结果呈阴性时可用MRI或超声进行确诊。

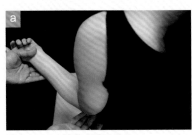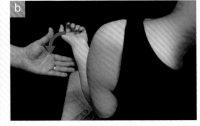

图1.1.11　外旋减弱试验

● 怎样理解触诊和检查结果？

根据疼痛诱发试验的结果，如果肩关节功能减退是由冈上肌和冈下肌的损伤或功能不全导致的，可以考虑以下4点。

①肩袖肌群的肌力下降 ➡ step 3 p.20

冈上肌和冈下肌自身有损伤或功能低下，会导致肩袖肌群的肌力下降。特别是肩关节外展时，在肩胛骨面外展、外旋的肌肉的肌力下降。

②肩胛胸壁关节的稳定性降低 ➡ step 3 p.21

即使冈上肌、冈下肌的肌力没有下降，在肩胛胸壁关节中，当肩胛骨不能牵引胸廓时，使肩关节运动的肌肉的肌力也会下降。

③盂肱关节不稳定 ➡ step 3 p.25

盂肱关节不稳定时，静态稳定结构的功能减退。静态稳定结构功能低下需要通过动态稳定结构来代偿，因此，冈上肌和冈下肌的肌肉活动增多。如果这种状态持续时间较长，冈上肌和冈下肌的压痛会加重，肌力也会下降。另外，盂肱关节不稳定时，由于上肢高举时的稳定性降低，关节无法按正常的轨迹运动，可能会产生关节内撞击。

④盂肱关节上方软组织挛缩 ➡ step 3 p.27

盂肱关节上方软组织发生挛缩时，会导致肱骨头的上方移位。在这种情况下，可能会产生肩峰下撞击综合征，从而引起冈上肌和冈下肌的损伤或炎症。

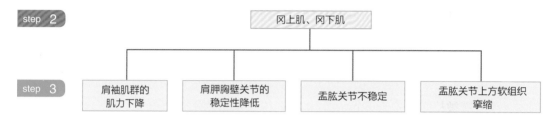

流程图　考虑冈上肌、冈下肌为病因的流程图

（2）肩胛上神经

● 疼痛发生的解剖学原因

肩胛上神经为臂丛神经的上干分支，在肩胛上切迹部从肩胛骨腹侧绕到背侧。此后，向冈上窝的外侧走行，在肩胛冈外侧改变走行方向。这部分在临床上被称为肩胛颈切迹。肩胛上神经在肩胛上切迹和肩胛颈切迹之间向冈上肌方向发出分支，通过肩胛颈切迹之后，向冈下肌方向发出分支（图1.1.12）。

➡**肩胛上神经**
suprascapular nerve

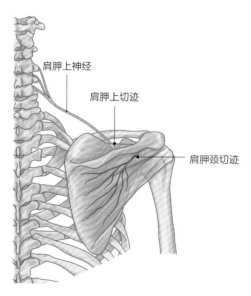

图1.1.12　肩胛上神经的走行和卡压部位

可以认为，肩胛上神经固定在肩胛骨上。肩胛骨是肩关节运动的基础，随着肩关节的运动，肩胛骨的位置也会发生变化。肩关节水平内收时，肩胛骨外展。这样一来，肩胛上神经在肩胛颈切迹处受到牵拉。

另外，肩胛上切迹处还有肩胛横韧带，因此下抑肩胛骨时，肩胛上神经会受到牵拉。

肩胛上神经经过肩胛上切迹之后，其分支支配盂肱关节上部的感觉功能。因此，肩胛上神经的受力与肩关节上部的疼痛相关。

● 肩胛上神经的检查

与肩胛上神经相关的疼痛，由于没有明确的物理检查，可以通过一边改变肩胛骨的位置，一边确认疼痛是否能够再现来确认。例如，将肩胛骨置于最大外展位时疼痛是否再现，或下抑肩胛骨时疼痛是否再现。另外，考虑肩胛上神经造成的疼痛时，很难明确疼痛部位，所以有被检查者表示"这附近疼"。

对于肩部上方的疼痛，首先不考虑的是由肩胛上神经损伤造成的疼痛，而是在排除其他软组织损伤的情况下才考虑肩胛上神经损伤造成的疼痛。

● **怎样理解触诊和检查结果？**

①肩胛胸壁关节的稳定性降低 ➡ step 3 p.21

当肩胛骨下方发生回旋时，冈上肌和冈下肌上部肌束的距离会变短。肌肉长度变短时，其静态张力下降，致使肩袖肌群的张力下降。因此，肱骨下方牵引力增加，盂肱关节上部受到的牵拉力也增加。所以，评估肩胛胸壁关节附着肌群的功能很重要。

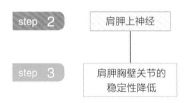

流程图　考虑肩胛上神经为病因时的流程图

（3）肩峰下囊

● 疼痛发生的解剖学原因

肩峰下囊是由喙肩韧带、喙突和肩峰构成的喙肩弓与肩袖之间的滑囊（图1.1.13）。此滑囊向外延伸至三角肌下方，向内延伸至喙突下方。肩峰下囊有缓冲肩峰下关节压缩力的作用。

上举肩关节时，肱骨向上滚动并向下滑动。通过滚动和滑动，

➡肩峰下囊
subacromial bursa, SAB

大结节进入肩峰的下方。肱骨大结节进入肩峰下方的通道有以下3个：①以内旋位通过的前路（anterior path）；②以外旋位通过的后外侧路（postero-lateral path）；③以内外旋中间位通过的中路（neutral path）。

另外，肱骨大结节进入肩峰下的阶段（0°~60°）称为旋转前滑动，肱骨大结节存在于肩峰下的阶段（60°~120°）称为旋转性滑动，之后的阶段称为旋转后滑动（图1.1.14）。

某种原因导致肱骨下方的滑动受到阻碍，肱骨大结节不能通过肩峰下方，这种现象称为肩峰下撞击综合征。肩峰下撞击综合征只是一种现象，并非疼痛部位及原因。肩峰下撞击综合征可增加位于肩峰下的冈上肌和冈下肌以及肩峰下囊的压缩力。由于肩关节的压缩力，肩峰下囊、冈上肌和冈下肌会出现疼痛。前文已讲解过冈上肌和冈下肌，在此只对肩峰下囊进行介绍。

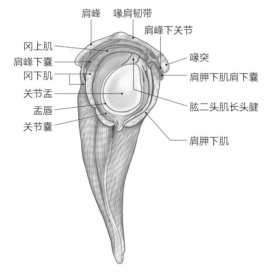

图1.1.13　肩峰下关节的形态

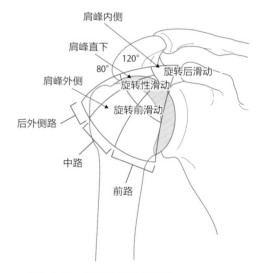

图1.1.14　肱骨大结节的通路

● **肩峰下囊的触诊**

肩峰下囊外侧位于三角肌深层，内侧位于肩峰深层，不能直接从体表触及此滑囊。因此，临床上可通过肩峰正下方有无压痛以及超声和MRI等影像学检查获得信息。

● **肩峰下囊的疼痛诱发试验**

肩峰下囊的疼痛诱发试验，包括肩袖肌群损伤和肩袖炎等，是判断肩峰下撞击综合征 是否诱发疼痛的检查。

肩峰撞击诱发试验（Neer test）（图1.1.15）

- 检查体位：肩关节内旋下垂位。
- 把持部位：肩胛骨和前臂远端。
- 诱导运动：肩胛骨固定状态下嘱被检查者做肩关节内旋上举动作。
- 判定：若产生疼痛，即为阳性。
- 功能意义：肩关节做内旋位上举动作时，肱骨大结节通过前路。在前路发生撞击时出现疼痛，施加于肩峰下关节的压缩力可诱发肩峰下囊和肩袖损伤。
- 注意点：此项检查灵敏度较低[3,4]，因此即使试验结果为阴性，也要用MRI或彩超进行确诊。

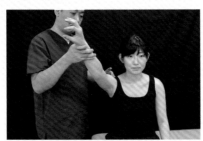

图1.1.15　肩峰撞击诱发试验

霍金斯−肯尼迪试验（Hawkins-Kennedy test）（图1.1.16）

- 检查体位：肘关节屈曲，肩关节前屈90°，水平内收位。
- 把持部位：一手置于肩峰，另一手置于肱骨远端。
- 诱导运动：检查者置于被检查者肱骨远端的手强制肩关节内旋，并控制肩峰上提。
- 判定：若产生疼痛，即为阳性。
- 功能意义：由于肩关节在90°且水平内收的状态下做内旋动作，此项试验可评估在旋转性滑动阶段前路时肱骨大结节的移动。
- 注意点：霍金斯−肯尼迪试验的灵敏度为0.83，特异度为0.51[3,4]。因此，试验结果为阳性时，被检查者患肩峰下撞击综合征的概率较高。但是，即便被检查者患有此病，检查结果也可能呈阴性。

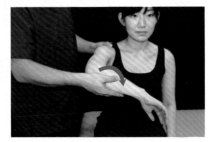

图1.1.16　霍金斯−肯尼迪试验

● **怎样理解触诊和检查结果？**

通过以上检查，首先可以确认有无肩峰下撞击综合征。其次，需要评估为什么会产生肩峰下撞击综合征。肩峰下撞击综合征产生的原因在于肩峰下关节（图1.1.17）。

肩峰下关节会挤压肩峰下囊和肩袖，它们在肩关节运动时滑动。这就像在满员的电车（肩峰下关节）中有很多乘客（肩袖），为了保证乘客在车内顺利移动，车内有乘务员（肩峰下囊）。乘客数量增加会导致车内摩擦力（力学负荷）增大，另外乘务员工作能力差也会导致车内摩擦力增大。这种摩擦力增大的现象可以被认为是肩峰下撞击综合征。总之，肩袖肥厚和钙化，以及肩峰下囊的炎症和粘连都会导致肩峰下撞击综合征，这些可以参考影像学检查。

作为动力学因素，有必要评估以下2点。

①盂肱关节上方软组织挛缩 ➤ step 3 p.27

盂肱关节会随着上肢的上举而产生下滑运动。当盂肱关节上方软组织挛缩时，下滑运动受到限制，肱骨头相对向上位移，导致肩峰下撞击。

②肩胛胸壁关节的稳定性降低 ➤ step 3 p.21

当上肢进行上举运动，肩胛骨上回旋不足时，肩峰下关节的空隙会相对变窄。因此，需要评估肩胛胸壁关节相关肌群的功能。

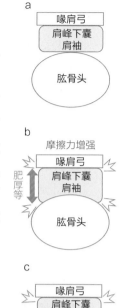

图1.1.17 肩峰下撞击
a. 正常；b. 解剖学因素；
c. 运动学因素

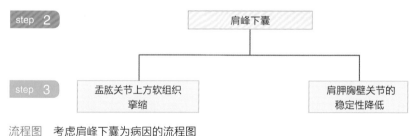

流程图 考虑肩峰下囊为病因的流程图

step3 **导致疼痛的原因有哪些：运动学评估**

（1）肩袖肌群的肌力下降

与肩部运动相关的肌肉可分为：①维持盂肱关节稳定的肌肉；②与盂肱关节运动相关的肌肉；③与肩胛胸壁关节运动相关的肌肉。给被检查者检查时要检查相关肌肉的肌力，才能给出合理的诊断。

①维持盂肱关节稳定的肌肉

盂肱关节的结构稳定性较差，当产生运动时，为了维持其稳定性需要相关肌肉收缩，从而保持肱骨头的向心性，该肌肉为肩袖肌群（rotator cuff）。

②与盂肱关节运动相关的肌肉

对盂肱关节的运动起作用的肌肉位于表层，止点位于远离肩关节的部位。特别是止点远离肩关节的情况，容易产生较大的扭矩。

③与肩胛胸壁关节运动相关的肌肉

与肩胛胸壁关节运动相关的肌肉是连接肩胛骨和胸廓的肌肉，作为肩胛胸廓间肌群为人所知。

肩胛胸廓间肌群的肌力降低与肩袖肌群和三角肌等的肌力降低，可以用徒手肌力检查法（MMT）来鉴别。但是，很难鉴别肩袖肌群、三角肌还是胸大肌的肌力下降。因此，应结合病史、诊断和影像学检查进行综合评估。特别是对于肩袖肌群收缩不良的病例，可以使用超声检查来进行简单的诊断。

运动疗法的要点

肩袖肌群的肌力下降时需要进行肩袖肌群肌力训练。此时进行较强负荷的训练，会使三角肌和胸大肌等张力大的肌肉产生代偿。因此，要注意负荷的强度，尽量使活动范围扩大。

（2）肩胛胸壁关节的稳定性降低

冈上肌和冈下肌肌力正常，但肩胛胸壁关节中肩胛骨不能牵引胸廓时，肩关节运动时的肌力会下降。

用MMT评估肩关节运动时通常不固定肩胛骨，即使与盂肱关节活动相关的肌肉的肌力下降，肩胛胸廓间肌群的肌力下降，这种情况也会被评估为4级。如果在用手固定肩胛骨的情况下进行MMT评估，就只能评估与盂肱关节运动相关的肌肉的肌力。因此，在肩胛骨固定的情况下，MMT评估结果为肌力下降，就可以断定为与盂肱关节运动相关的肌肉的肌力下降，如果在肩胛骨固定的情况下，MMT评估结果为肌力上升，则提示问题在于肩胛胸廓间肌群。

综上所述，为了评估肩胛胸壁关节的稳定性，应在固定肩胛骨和不固定肩胛骨两种状态下进行MMT评估，如果考虑肩胛胸廓间肌群损伤，应进行各肌肉的MMT评估。

另外，根据肩胛骨、锁骨的位置和力学对线，可以预测肌力下降的大致部位。

● 肩胛骨、锁骨的位置

肩胛骨（图1.1.18）：肩胛骨位于背部外侧，为不规则的三角形扁骨。与胸廓接触的一侧为肋面，位于背部的一侧为背面，背面呈凸状。成年人的肩胛骨相对于冠状面呈30°左右夹角，这一面称为肩胛骨面。

锁骨（图1.1.19）：锁骨位于胸部和颈部的交界处，连接肩胛骨和胸骨。锁骨外侧端（肩峰端）参与组成肩锁关节，内侧端（胸骨端）参与组成胸锁关节。胸锁关节是锁骨运动的支点，肩锁关节是肩胛骨运动的支点。

● 肩胛骨、锁骨的力学对线

肩胛骨上角位于第2胸椎棘突水平，下角位于第7胸椎棘突水平（图1.1.20）。

出现圆肩时，肩胛骨外展、下回旋和下降，锁骨下降。

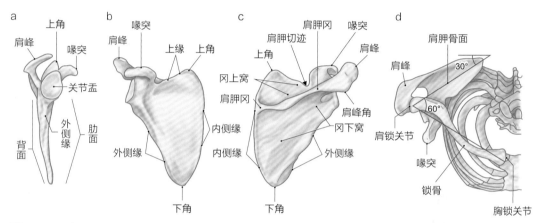

图1.1.18　肩胛骨
a. 外侧面观；b. 前面观；c. 后面观；d. 上面观

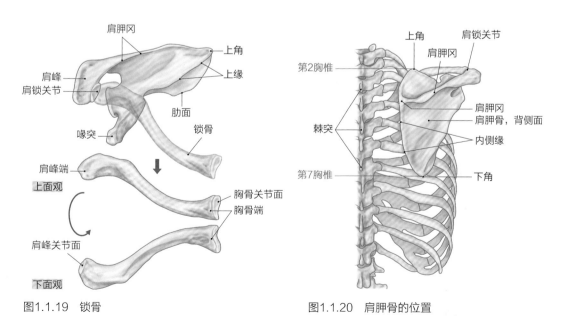

图1.1.19　锁骨

图1.1.20　肩胛骨的位置

从棘突左、右两侧比较肩胛骨的下角和脊柱三角区的距离，通过测量肩胛骨和脊柱形成的角度可以定量评估。但这些都不能充分反映肩胛骨的立体位置。另外，肩胛骨内侧缘浮起的病例也有很多。

肩胛胸壁关节的结构像船只（肩胛骨）与港口（胸廓）一样，肩胛骨与胸廓通过肩锁关节相连。肩胛胸壁关节的稳定性降低问题是造成这种力学对线问题的原因。

● 斜方肌中部肌束、下部肌束的肌力下降

斜方肌

起　　点：上部肌束起于枕外隆凸和项韧带，中部肌束起于第1~6胸椎棘突，下部肌束起于第7~12胸椎棘突

止　　点：上部肌束止于锁骨外侧1/3上缘，中部肌束止于肩胛冈，下部肌束止于肩峰

支配神经：颈神经和副神经

作　　用：整体作用为使肩胛骨内收，并与前锯肌一起使肩胛骨上回旋，其中上部肌束负责使肩胛骨上提，下部肌束负责使肩胛骨下降

肩胛骨外展是由对肩胛骨内收和上回旋起作用的斜方肌中部肌束、下部肌束的肌力下降导致的。同时，这些肌肉的肌力下降也可导致斜方肌上部肌束和肩胛提肌紧张。

斜方肌中部肌束、下部肌束的肌力评估（图1.1.21，1.1.22）

- 体位：俯卧位。评估中部肌束时，被检查者肩关节前屈90°，肩胛骨上举；评估下部肌束时，被检查者肩关节前屈120°，肩胛骨上举。
- 把持部位：检查者徒手固定被检查者的盂肱关节，支撑其上肢重量。
- 诱导运动：评估中部肌束时，诱导被检查者的肩胛骨内收，使其保持在最大内收位；评估下部肌束时，诱导被检查者的肩胛骨内收、下降，使其保持在最大内收、下降位。向肩胛骨外展方向施加阻力。
- 注意点：嘱被检查者不要上提肩胛骨。另外要注意其肩关节伸展的代偿动作。

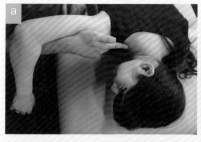

图1.1.21　斜方肌中部肌束肌力的评估

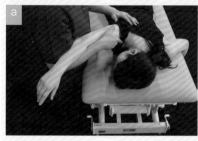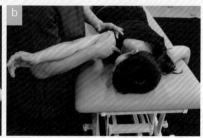

图1.1.22　斜方肌下部肌束肌力的评估

● 前锯肌下部肌束和大、小菱形肌的肌力下降

前锯肌

起　　　点：第1~9肋骨侧面

止　　　点：肩胛骨面内侧缘

支配神经：胸长神经

作　　　用：整体上来看，前锯肌可使肩胛骨外展，其上部肌
　　　　　　束可使肩胛骨前倾，下部肌束可使肩胛骨后倾

大、小菱形肌

起　　　点：大菱形肌起于第2~5胸椎棘突，小菱形肌起于第7
　　　　　　颈椎和第1胸椎棘突

止　　　点：大菱形肌止于脊柱三角区至下角的内侧缘，小菱
　　　　　　形肌止于脊柱三角区内侧缘

支配神经：肩胛背神经

作　　　用：使肩胛骨内收，与胸小肌一起使肩胛骨下回旋

➡前锯肌
serratus anterior m.

➡大菱形肌
rhomboid major m.

➡小菱形肌
rhomboid minor m.

　　前锯肌可分为上、中、下3束，上部和下部肌束比中部肌束发
达。下部肌束和大菱形肌一起附着于肩胛骨下角的内侧缘，可以把胸
廓牵引至肩胛骨下角。因此，肩胛骨下角浮起时，要考虑是否为前锯
肌下部和大菱形肌的肌力下降。肌力的评估可采用MMT。

● 胸小肌的伸展性降低（图1.1.23）

胸小肌

起　　点：第2～5肋骨侧面

止　　点：喙突

支配神经：胸内、外侧神经

作　　用：使肩胛骨前倾，与菱形肌、肩胛提肌一起使肩胛
骨下回旋

→胸小肌
pectoralis minor m.

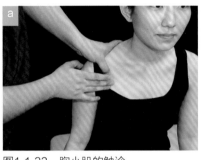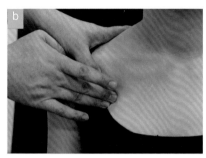

图1.1.23　胸小肌的触诊

小知识

静态稳定结构：肩关节
囊韧带

盂肱上韧带：肩胛
骨盂上结节 – 小结节
上方

盂肱中韧带：肩胛
骨盂上结节和盂唇 – 小
结节

盂肱下韧带复合
体：腋窝凹陷的前部称
为盂肱前下韧带，后方
称为盂肱后下韧带，分
别从关节盂的2～4
点，7～9点开始，围
绕肱骨头的下面走行。

胸小肌位于胸前部，可以使肩胛骨前倾。如果胸小肌的伸展性
降低，肩胛骨的前倾和外展就会增强。虽然很难对胸小肌的伸展性
降低进行定量评估，但可以根据胸小肌有无压痛和牵伸，以及放松
前、后肩胛骨的活动性变化进行判断。

运动疗法的要点 ▶

肩胛胸廓间肌群肌力下降，强化肩胛胸廓间肌群肌力时，需
充分确认肩胛骨的活动性。如果胸小肌的伸展性降低，要先改善
胸小肌的伸展性再行肌力训练。

另外，肩胛胸廓间肌群可协调上肢运动，调整肩胛骨的运动。
因此，如果在活动肩胛骨的训练中能够改善肌力，就要逐渐转移到
促进上肢协调运动的肩胛骨运动训练中，以此来制订训练计划。

（3）盂肱关节不稳定

盂肱关节不稳定表示静态稳定结构的功能下降。为了通过动态
稳定结构来代偿静态稳定结构的功能，冈上肌和冈下肌的肌肉活动
增强。在这种状态下持续工作，会使冈上肌和冈下肌更加松弛。

维持关节的稳定性除了需要关节囊内负压之外，还需借助
韧带、关节囊、肌肉等软组织牵伸后恢复到原来长度的性质（弹
性）。因此，各组织在牵伸状态下张力增大，有助于增强关节的稳

定性。在物理治疗评估中，检查不稳定性时要明确检查的是哪一组织的紧张程度。

● 盂肱关节的评估

肩关节前脱位恐惧试验（anterior apprehension test）和复位试验（relocation test）（图1.1.24）

- 体位：被检查者呈坐位或仰卧位，肩关节外展90°。
- 操作：检查者用一只手握住被检查者的上臂远端，另一只手置于其肩关节前面。在肩关节外展90°的状态下进行最大程度的被动外旋动作。复位试验的操作相同，在被检查者肩前部放置的手要从前向后用力，给予其压力。
- 判定：对于肩关节前脱位恐惧试验，被检查者有脱臼的恐怖感即为阳性。对于复位试验，施加压力后，被检查者表示不安感减少即为阳性。
- 解释：肩关节静态稳定结构功能减退，尤其是中、前盂肱下韧带的紧张度下降。

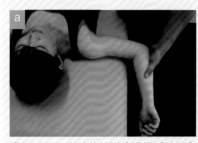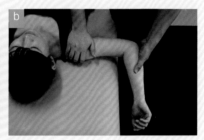

图1.1.24　肩关节前脱位恐惧试验和复位试验

加载移位试验（load and shift test）（图1.1.25）

- 体位：被检查者仰卧位，肩关节外展30°～90°。
- 操作：检查者一手握住被检查者的肱骨头，另一手握住其肩胛骨和锁骨，向前推肱骨头。
- 判定：被检查者自述有不稳定感时即为阳性。另外，根据肱骨头的位移程度可以进行等级评估。

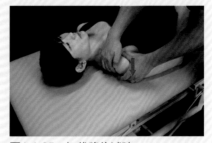

图1.1.25　加载移位试验

后文提到的肩沟测试（sulcus test），可以评估肩关节下方的不稳定性。

运动疗法的要点

对于静态稳定结构的功能下降，很少有物理治疗能应对。代用的应对方法是通过动态稳定结构来代偿，以及控制产生不稳定的力学对线。

通过强化作为动态稳定结构的肩袖肌群来实现稳定时一定要注意强化肩袖肌群的力量。对于肩关节前方的不稳定性，肩胛下肌的肌力训练尤为重要。另外，肩胛骨内收运动不充分的肩关节，水平伸展运动也可造成肩关节前方的不稳定性。因此，需要注重改善肩胛骨运动的练习。

小知识

静态和动态稳定结构：肩关节的运动和软组织紧张的变化

肩关节的活动范围较大，不同体位下软组织的紧张程度也不同（下表）。如上举位强制外旋时关节囊前下方、前盂肱下韧带和肩胛下肌的下部肌束受到牵伸。此外，肩关节外展40°～45°时，肩关节上下的紧张程度相当。

	外旋		内旋	
	关节囊和韧带	肌肉	关节囊和韧带	肌肉
下垂	关节囊前上方 喙肱韧带 盂肱上韧带	肩胛下肌上部肌束 胸大肌锁骨部	关节囊后上方	冈上肌 冈下肌横行部
外展	关节囊前下方 前盂肱下韧带	肩胛下肌下部肌束	关节囊后下方 后盂肱下韧带	冈下肌斜行部 小圆肌

（4）盂肱关节上方软组织挛缩

盂肱关节上方软组织挛缩因肩关节的内收受限而变得明显。但是，由于肩关节上方存在许多软组织，对于单纯的内收受限，对应的病变部位不能被清楚地判断。因此，通过测量内旋、外旋和改变体位的内收受限，可以判断是盂肱关节前上方还是后上方的软组织挛缩。

肩关节内收受限的检查（图1.1.26，1.1.27）

- 体位：被检查者呈仰卧位或坐位。
- 操作：检查者一手保持被检查者肩胛骨上回旋，另一只手强制其肩关节内收。
- 判定：被检查者的肩关节可以运动至参考活动范围的为阴性，否则为阳性。但是，需要确认左、右两侧有无差异。
- 解释：内旋位时内收受限要考虑盂肱关节后上方软组织挛缩，外旋位时内收受限则要考虑盂肱关节前上方软组织挛缩。

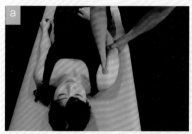 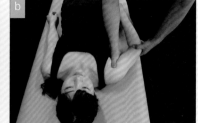

图1.1.26 内收受限（内旋位）

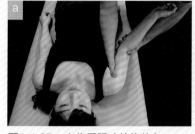 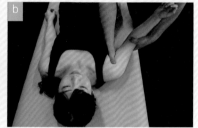

图1.1.27 内收受限（外旋位）

运动疗法的要点

内收受限较严重会导致肩关节夜间疼痛。对于这种病例，可以一边牵拉位于其关节盂内的肱骨头，一边使肩关节内收，牵伸冈上肌。

2 肩部前上方疼痛

导致肩部前上方疼痛的力，大致分为牵伸力、压缩力和摩擦力3种（图1.1.28）。本节针对每种力，按照 step 1 → step 2 → step 3 的顺序进行讲解。

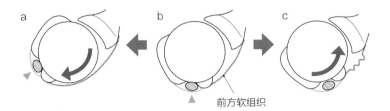

图1.1.28 肩关节内、外旋运动时对肩关节前、后方的压力
a. 外旋位。肩关节外旋时，前方软组织（红线）受到牵伸，施加了牵伸力。b. 中立位。c. 内旋位。肩关节内旋时，前方软组织松弛，肩关节前方的压缩力增强。另外，覆盖在肱二头肌长头腱上的肱横韧带和肩胛下肌相连，外旋时受到压迫，摩擦力增强

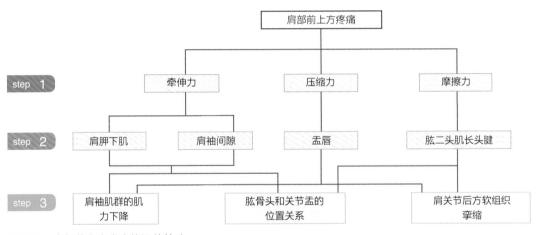

流程图 肩部前上方疼痛的评估策略

step1 怎样运动会导致疼痛：明确受力

肱骨头相对于关节盂进行外旋运动时，肩关节前方受到的牵伸力增加。肱骨头外旋运动受限或肩关节前方的软组织伸展性降低，或两者皆有时，肩关节前方受到的牵伸力增强。

在外旋运动中，肱骨头向后滚动，向前滑动（图1.1.29）。因此，可以在盂肱关节外旋，肱骨头向后方滚动和向前滑动增强时，确认疼痛是否增强。

牵伸力引起疼痛时，可以考虑由肩胛下肌和肩袖间隙损伤引起的功能障碍。

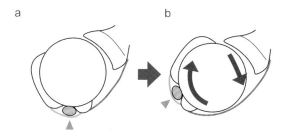

图1.1.29 肩关节外旋运动时的关节内运动

肩关节外旋时，肱骨头向后滚动，向前滑动。a. 中立位；b. 外旋运动时

step2 疼痛出现在哪些部位：解剖学评估

（1）肩胛下肌（图1.1.30）

肩胛下肌

起　　点：冈下窝与肩胛骨内侧缘

止　　点：肱骨小结节

支配神经：肩胛下神经

作　　用：使肩关节内旋

→肩胛下肌
subscapularis m.

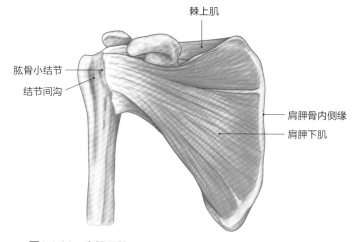

图1.1.30 肩胛下肌

● **疼痛发生的解剖学原因**

肩胛下肌位于肩关节前方最深层。起于肩胛骨的冈下窝和肩胛骨外侧缘，止于肱骨小结节。起点分为6个肌束，近端第1~4肌束起始于冈下窝，第5、6肌束起始于肩胛骨外侧缘。

在肩胛下肌止点的近端，小结节的外上侧面，有被称为舌部的薄的腱性组织。起于肩胛骨盂上结节的肱二头肌通向结节间沟，与喙肱韧带、盂肱上韧带共同形成舌部[5]。因此，发生肱二头肌长头肌腱炎时，肩胛下肌腱止点的炎症和挛缩会增强肱二头肌长头腱的压力。

另外，起于肩胛骨外侧缘的肌束在止点仍有大量肌束，且非常柔韧。因此，如果下部肌束产生挛缩，肩关节外展外旋运动也会受限。

● 肩胛下肌的触诊（图1.1.31）

肩胛下肌起于肩胛骨的肋面，因此很难在体表被触到。肌腱止点附着于肱骨小结节附近，肌腹的柔韧性不能被触到。由于以上原因，肩关节处于外展外旋位时可以从腋窝触到肩胛下肌。肩关节外展外旋，诱导肩胛骨向前方突出，可从腋窝触到肩胛骨外侧缘，此时被检查者做肩关节内旋动作时，可触到其肩胛下肌的下部肌束收缩。

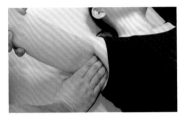

图1.1.31　肩胛下肌的触诊

● 肩胛下肌疼痛诱发试验

抬离试验（lift off test）（图1.1.32）

- 检查体位：被检查者肩关节后伸、内收、内旋，肘关节屈曲，手背靠在背部。

- 把持部位：肩胛骨和前臂远端。

- 诱导动作：被检查者肩关节后伸、内收，从背部向上抬动手部。

- 判定：产生疼痛即为阳性。

- 功能意义：肩关节在内收位时，强制其做内旋运动，肩胛下肌的上部肌束强制收缩。

- 注意点：抬离试验需要诱导肩胛下肌的收缩，首先要诱导肩关节内旋。另外，检查上肢时为系带体位，肩关节后上方的软组织挛缩也可产生牵伸疼痛，再加上一般胸小肌收缩时疼痛出现在喙突部位，因此需要详细询问被检查者的疼痛部位和状态，进行鉴别诊断。

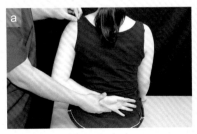

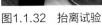

图1.1.32　抬离试验

压腹试验（belly press test）（图1.1.33）

- 检查体位：肩关节下垂内旋位，被检查者用手触摸腹部。
- 诱导动作：肩关节内旋至压迫腹部。
- 判定：产生疼痛即为阳性。
- 功能意义：通过诱发肩关节内旋的等长收缩，肩胛下肌出现等长收缩。尽管肩关节前方没有受到牵伸力，但可以判断是否有肩胛下肌损伤。
- 注意点：因肩胛下肌在短缩位等长收缩，如果检查结果为阴性，则不能认为牵伸状态下无收缩疼痛。因此，需要给予被检查者全关节活动范围内的抗阻运动，观察疼痛的情况。

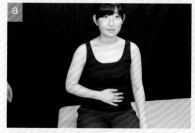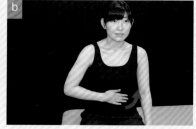

图1.1.33 压腹试验

（2）肩袖间隙（图1.1.34）

● 疼痛发生的解剖学原因

肩关节前方为肩胛下肌，上方为冈上肌，后方为冈下肌，后下方为小圆肌，前上方没有被肩袖肌群覆盖。没有被肩袖肌群覆盖的部分称为肩袖间隙，由喙肱韧带构成[6,7]。

▶肩袖间隙
rotator interval

喙肱韧带和其他韧带组织的结构不同，喙肱韧带是由关节囊和类似的疏松结缔组织构成的韧性较差的韧带[8]，分布在走行方向不同的肩袖间隙中以调整张力。

▶喙肱韧带
coracohumeral ligament

肩袖间隙损伤有两种类型。一种为挛缩型，肩袖间隙损伤波及肩峰下关节，产生炎症，愈合后形成挛缩。另一种为不稳定型，损伤局限于肩袖间隙，不稳定性增加[9]。

不稳定型一般多发于年轻人群，挛缩型多发于平均年龄45岁以上的人群。新井[10]认为，即

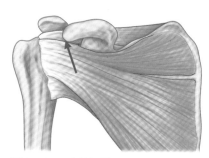

图1.1.34 肩袖间隙

使是不稳定型肩袖间隙损伤，其不稳定性会导致喙肱韧带炎性滑膜增生，在肩袖间隙周围形成瘢痕，产生挛缩。此外，即使是挛缩型肩袖间隙损伤，肩关节活动范围改善后也可呈不稳定型。因此，肩袖间隙损伤要评估其稳定性。

● 肩袖间隙的触诊

肩袖间隙位于喙肩韧带的深层，因此很难被直接触及，但可以在喙肩韧带外侧被间接触及。

此外，构成肩袖间隙的喙肱韧带，从喙突延伸至肱骨小结节，肩关节外展、内收、外旋会导致其紧张度增高。检查者将手指置于被检查者喙肱韧带外侧，强迫肩关节做外展、内收、外旋动作，检查者可触摸喙肱韧带的硬度（图1.1.35）。

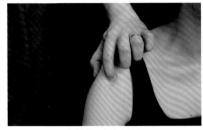

图1.1.35　肩袖间隙的触诊

● 肩袖间隙损伤的骨科检查

肩沟测试（sulcus test）（图1.1.36）

- 检查体位：被检查者肩关节下垂、内旋。
- 把持部位：被检查者的肩胛骨和上臂远端。
- 诱导动作：在肩关节内旋和外旋位状态下向下牵拉被检查者的肱骨。
- 判定：内旋时为阳性，外旋时为阴性。
- 功能意义：肩袖肌群损伤可导致较轻微的肩关节不稳定。在下垂位使其外旋，可使盂肱上韧带、盂肱中韧带和肱二头肌长头腱紧张，肱骨头处于向心位，肩关节不稳定消失。
- 注意点：牵伸上臂时可伴随肩胛骨外展、下降和下回旋等运动，因此需要正确固定肩胛骨。另外，在外旋位也不稳定时，可能合并其他韧带损伤，需要考虑其他病变（如动摇肩或肩关节反复脱臼）。

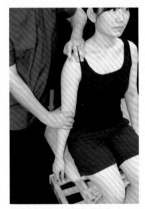

图1.1.36　肩沟测试

● 怎样理解触诊和检查结果？

通过以上检查，根据牵伸力导致的疼痛情况，可评估肩部前上方的疼痛部位。

另外，推测该部位产生功能障碍的原因。肩关节前方受到牵伸力，是因为以肩部前方肌肉为主的软组织硬度增大，以及肱骨头过度向前滑动。

➡️肱骨头前移
forward humeral head

肱骨头向前方过度滑动有2个原因：a.肱骨头前移，b.滑动较多，其中a为静态因素，b为动态因素。

①肱骨头前移。一方面，由于肩关节前方软组织挛缩或伸展性较高，后方软组织挛缩。前方软组织挛缩，导致肱骨头向前移动。另一方面，前方的软组织伸展性较高，后方软组织挛缩。后方软组织挛缩将肱骨头推向前方，前方软组织的收缩可防止肱骨头被推向前方。但由于前方软组织伸展性较好，不能将肱骨头向后推，导致肱骨头向前方移动。

➡️肱骨头向前上方移动
oblique translation

②肩关节运动时肱骨头向前上方移动。导致不稳定性的因素主要发生在肩关节外展、外旋时，肩关节后下方的软组织伸展性降低，肩关节在上举位时可出现内旋动作，这也可以和前文提到的肱骨头前移，混合存在。因此，评估肱骨头与关节盂的位置关系以及构成动态稳定结构的肩袖的功能均非常重要。

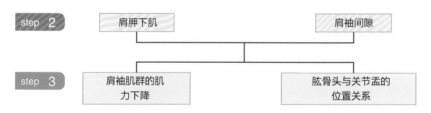

流程图　考虑肩胛下肌、肩袖间隙为病因的流程图

step 3　导致疼痛的原因有哪些：运动学评估

肱骨头和关节盂的位置关系

评估盂肱关节的力学对线非常重要，但尚无法对此异常力学对线进行定量评估，因此可进行加载移位试验（load and shift test）。但是从肱二头肌长头腱对应的受力关系来看，需要评估肱骨头向前移位发生在内旋位还是外旋位。特别是发生在外旋位时，前方不稳定和后方软组织挛缩都有可能存在。发生在内旋位时，可能为前方软组织挛缩。

肱骨头前方移位（图1.1.37）

- 体位：被检查者仰卧位或坐位。
- 操作：检查者一手从上方固定被检查者的肩胛骨和锁骨，另一手把持其肱骨头，向后方挤压。
- 判定：评估肱骨头向后方移位时的末端感觉。
- 解释：可强烈感觉到被检查者的肱骨头向后方移动，肩关节运动的违和感消失时，肱骨头已向前方移位。
- 注意点：和通常的加载移位试验判断方法不同，通常的加载移位试验评估的是肱骨头向前方的位移程度。

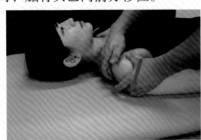

图1.1.37　肱骨头前方移位

● 肱骨头向前方位移的DTTT

没有肱骨头向前移位导致的力学对线异常的鉴别检查方法。可使用以下的DTTT进行鉴别。

发病组织	肩袖肌群
症状	肩部前上方疼痛以及内旋和外旋受限
方法	被检查者呈坐位或仰卧位，检查者一手固定被检查者的肩胛骨，另一手握住其肱骨头，向后推肱骨头。如有推入感，则可促使肩袖肌群同时收缩
判定	如果肱骨头有向前移动的感觉，可考虑为肱骨头向前方移位。在矫正力学对线的状态下促使旋转肌同时收缩，如果疼痛可以改善，可考虑肱骨头向前方移位是疼痛产生的原因
功能意义	肱骨头向前方移位使取得向心性的静态稳定结构被破坏，因此，物理治疗要通过动态稳定结构的功能改善来减轻疼痛
注意点	静态稳定结构被破坏时，症状变化较少

运动疗法的要点

在保持上肢零肢位（zero position）的状态下，使盂肱关节进行等长收缩做内收运动，同时促使肩袖肌群收缩。若促进肩胛带的肌肉收缩，效果会更好。

step1　怎样运动会导致疼痛：明确受力

　　肱骨头相对于关节盂进行内旋、水平内收动作，可增强肩关节前方的压缩力。肩关节做内旋动作时，肱骨头一边向前方转动，一边向后方滑动。另外，做水平内收运动时，肱骨头从90°外展位向前方转动并向后方滑动。这时，在向后滑动较少的状态下进行内收和内旋运动，肩关节前方受到的压缩力增加。

　　压缩力导致疼痛时，可考虑盂唇损伤。

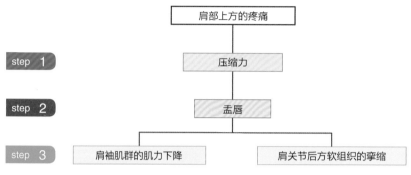

流程图　考虑肩部前上方受压缩力的流程图

step2　疼痛出现在哪些部位：解剖学评估

➡盂唇
labrum

● 疼痛发生的解剖学原因（图1.1.38）

　　盂唇由纤维软骨构成，仅远端1/2被自由神经末梢支配[11]，盂唇的血流情况因部位而异。肩关节的盂唇由肩胛上动脉、旋肩胛动脉和旋肱后动脉供血[12]。每一条动脉都流向肩部后下方，盂唇前上方的血供较少，后下方较为丰富，因此，盂唇前上方的损伤需要较长时间才能被治愈。

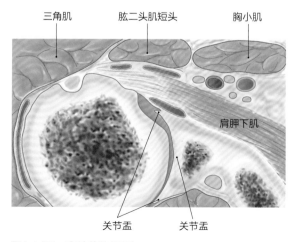

图1.1.38　肩关节的盂唇

肩关节的盂唇的功能是稳定盂肱关节。肱骨头不稳定会增强盂唇的受力。盂唇上方与肱二头肌长头腱松散地结合在一起，下方被牢固地固定在关节盂内[12]。因此，肱二头肌长头腱被过度牵伸可导致盂唇上部损伤（图1.1.39）。

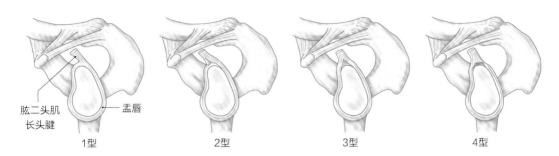

肱二头肌
长头腱   盂唇

1型   2型   3型   4型

图1.1.39　肩关节的盂唇和肱二头肌长头腱的关系

1型（22%）为肱二头肌长头腱完全附着在肩关节的盂唇后方。2型（33%）为肱二头肌长头腱大部分附着在肩关节的盂唇后方。3型（37%）为肱二头肌长头腱一半附着在肩关节的盂唇前方，一半附着在后方。4型（8%）为肱二头肌长头腱大部分附着在肩关节的盂唇前方，极少部分附着在后方。[Vangsness CT Jr, Jorgenson SS, Watson T, Johnson DL, The origin of the long head of the biceps from the scapula and glenoid labrum. An anatomical study of 100 shoulders.J Bone Joint Surg Br, 76（6）:951-954,1994]

● **盂唇的触诊**（图1.1.40）

此盂唇难以在体表被触及。但是，从体表推测其位置对鉴别诊断其他疾病很重要。此盂唇位于肱骨头的内侧，触摸到肱骨头后，手指向内侧移动。进行内旋和外旋运动，如果能触摸到肱骨头，就能感觉到盂唇在深层的活动。肩胛骨几乎不能活动，可在盂唇边缘寻找。

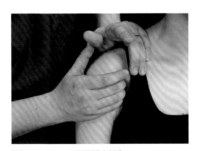

图1.1.40　盂唇的触诊

● **盂唇疼痛诱发试验**

挤压试验（crank test）（图1.1.41）

- 检查体位：肩关节上举160°以上，肘关节屈曲90°。
- 把持部位：肩胛骨和肘关节。
- 诱导运动：对关节盂施加轴向压力，同时进行肩关节的内旋和外旋运动。
- 判定：肩关节疼痛或发出弹响即为阳性。
- 功能意义：在轴向上给关节盂施加压缩力。再加上肩关节内旋和外旋运动，在关节盂上诱发肱骨头运动。如果内旋和外旋运动能稳定进行，则不易产生疼痛和弹响。肱骨头不稳定会使盂唇的压力增加，试验结果为阳性。

- 注意点：肩胛骨的内收和上提可通过体干侧弯来代偿压缩力。把持被检查者的肩胛骨可抑制代偿运动。

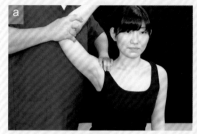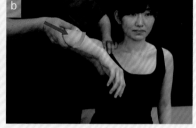

图1.1.41　挤压试验

奥布赖恩试验（O'Brien test）（图1.1.42）

- 检查体位：被检查者的肩关节屈曲90°，轻度水平屈曲、内旋，肘关节伸展。
- 把持部位：被检查者的肩胛骨和上臂远端。
- 诱导运动：在肩关节的伸展方向上施加阻力，使被检查者保持体位。然后使被检查者处于肩关节外旋位，在伸展方向上加以阻力，使其保持体位。
- 判定：内旋位时出现疼痛和弹响，外旋位时疼痛和弹响减轻即为阳性。
- 功能意义：通过检查体位，肩关节前方受到的压缩力增加。这种状态下，可以使肩关节屈曲的肱二头肌收缩，肩关节前方压缩力增加。另外，将肩关节置于外旋位，可减轻肩关节前方的压缩力。
- 注意点：在肩锁关节损伤时进行此项试验，也会出现疼痛，因此要仔细辨别疼痛部位。

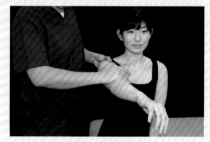

图1.1.42　奥布赖恩试验

● 怎样理解触诊和检查结果？

导致压缩力增加的原因包括静态原因和动态原因。

静态原因：像肱骨头前移一样，肱骨头向前方移位时，向后方的移动被限制，压缩力增加。

动态原因：肩关节内收、内旋运动的力偶（force couple）混乱。胸大肌这种具有强大内收内旋肌力的肌肉和肩胛下肌这种具有较小内收肌力的肌肉一起收缩，实现了肩关节的稳定。肩胛下肌不充分收缩会使肱骨头前移增加。另外，肩关节后方软组织挛缩会导致肱骨头向后方移位受限。

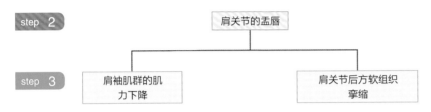

流程图　考虑肩关节的盂唇为病因的流程图

step 3　导致疼痛的原因有哪些：运动学评估

肩关节后方软组织挛缩

盂肱关节的下方关节囊挛缩可导致上肢上举时肱骨头向后方滑动受限。另外，后方关节囊挛缩可导致肱骨头向前方转动受限，因此内旋运动明显受限。

在肩胛骨面上轻度外展时做内旋、水平内收运动，确认左、右两侧的牵伸程度。后方关节囊挛缩时，肩关节内旋、水平内收的活动范围受限。

综上所述，肩关节的下方和后方关节囊挛缩可导致上举时内旋运动受限，因此，可测量关节前屈90°时内旋运动的活动范围。

肩关节屈曲90°时内旋受限（图1.1.43）

- 体位：仰卧位或坐位。
- 操作：检查者一手固定被检查者的肩胛骨，另一手扶着被检查者上臂远端，这时被检查者放松前臂，缓解肩关节周围的肌肉紧张。在此体位下强制肩关节内旋。
- 判定：目前还不清楚在肩关节屈曲90°时内旋活动的参考活动范围，因此，和健侧相比，患侧受限20°以上被认为异常。

- 解释：可考虑肩关节后下方的关节囊、冈下肌下部和小圆肌的挛缩。

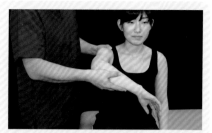

图1.1.43　肩关节屈曲90°时内旋受限

水平屈曲试验（horizontal flexion test，HFT）（图1.1.44）

- 检查体位：被检查者呈仰卧位。
- 操作：检查者固定被检查者的肩胛骨，被检查者盂肱关节被动水平内收，比较左、右两侧活动范围的差异，另外需要确认是否诱发疼痛。
- 判定：被检查侧的肘关节没有越过躯干中线即为阳性。
- 功能意义：评估肩关节后方紧张度。
- 注意点：肱骨头的向心性降低或肩胛骨外展程度降低时，本试验也呈阳性，这时需要综合评估肩袖肌群和肩胛胸壁关节的功能。

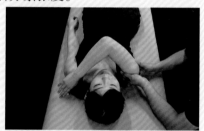

图1.1.44　水平屈曲试验

复合外展试验（combined abduction test，CAT）（图1.1.45）

- 检查体位：被检查者呈仰卧位。
- 操作：检查者固定被检查者的肩胛骨，使检查者盂肱关节被动外展，比较左、右两侧活动范围的差异，另外需要确认是否诱发疼痛。
- 判定：肱骨长轴不能移动至和躯干平行（上臂触碰到耳朵）时，即为阳性。
- 功能意义：评估肩关节后方的伸展性。

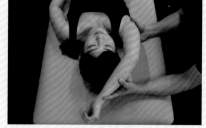

图1.1.45　复合外展试验

- 注意点：和HFT一样，需要综合评估肩袖肌群和肩胛胸壁关节的功能。

运动疗法的要点

　　牵伸肩关节的后方和下方关节囊，在上举时做内旋运动或水平屈曲运动。保持肱骨头和关节盂在正常位置，肩关节进行水平屈曲运动时，可以牵伸肩关节后下方。

step1　怎样运动会导致疼痛：明确受力

　　在肩关节前方，肱骨的表层有肱二头肌长头腱走行。肱二头肌长头腱通过结节间沟，进入肩关节的关节囊内，附着于关节上结节（图1.1.46）。肩关节外旋时，肱二头肌长头腱需要在肱骨头上方滑动。因此，肱二头肌表层有肱横韧带。肱横韧带是起始于肩胛下肌止点的结缔组织。肱横韧带肥厚会增加结节间沟部肱二头肌长头腱的摩擦力。另外，肱骨头前移位于肱骨头前方时，肱二头肌长头腱部分会受到更强的摩擦力。

　　当因摩擦力产生疼痛时，可以考虑是肱二头肌长头腱出现了问题。

➡**肱二头肌长头腱**
long head tendon of biceps brachii m.

➡**肱横韧带**
transverse humeral ligament

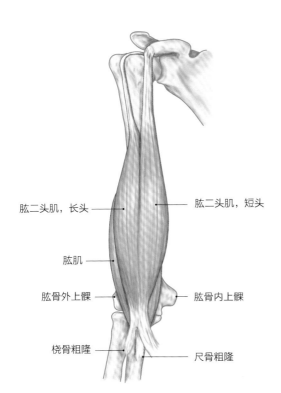

肱二头肌，长头 —　　　— 肱二头肌，短头

肱肌 —

肱骨外上髁 —　　　— 肱骨内上髁

桡骨粗隆 —　　　— 尺骨粗隆

图1.1.46　肱二头肌

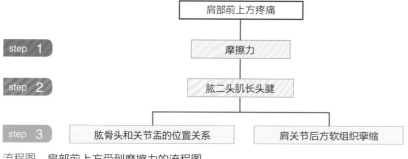

```
          ┌──────────────┐
          │  肩部前上方疼痛  │
          └──────┬───────┘
                 │
step 1      ┌────┴─────┐
            │   摩擦力   │
            └────┬─────┘
                 │
step 2      ┌────┴──────────┐
            │  肱二头肌长头腱   │
            └────┬──────────┘
         ┌───────┴────────┐
step 3  ┌┴──────────────┐ ┌┴──────────────┐
        │ 肱骨头和关节盂的位置关系 │ │ 肩关节后方软组织挛缩 │
        └───────────────┘ └───────────────┘
```

流程图　肩部前上方受到摩擦力的流程图

step2　疼痛出现在哪些部位：解剖学评估

肱二头肌

起　　点：长头起于肩胛骨盂上结节；短头起于喙突

止　　点：桡骨粗隆和前臂筋膜

支配神经：肌皮神经

作　　用：使肩关节屈曲、肘关节屈曲、使前臂旋后

● 疼痛发生的解剖学原因

肱二头肌长头腱起于肩胛骨盂上结节和盂唇前上部，经过肩关节囊，出关节后通过结节间沟，走行于上臂肌表层外侧（图1.1.46）。

结节间沟近端是沟状的狭窄三角形，远端是广阔的四边形。这种构造使结节间沟更容易产生摩擦。

肩关节内旋时，肱二头肌长头腱从盂肱关节前方通过，肩关节外旋时，肱二头肌长头腱从盂肱关节上方通过。肩关节外旋时走行的变化较大，会增加肱二头肌长头腱的受力。因此，肱二头肌长头腱被腱鞘包裹可缓解摩擦力，但腱鞘可能发生炎症、肥大和变性。

肱二头肌长头腱发生肥大时，无法进入结节间沟，肩关节上举时，肱二头肌长头腱在喙肩弓的深层弯曲，被夹在关节内，称为沙漏形二头肌（hourglass biceps）。这些变化可以在关节镜下看到[13]。

➡结节间沟
intertubercular sulcus

● 肱二头肌长头腱的触诊

使被检查者的肩关节处于内外旋中立位，检查者的手指放在被检查者肩峰的前端起向远端2横指处，被检查者做被动内旋和外旋动作。被检查者做外旋动作时，可触摸到肱骨小结节，被检查者做内旋动作时，可触摸到肱骨大结节（图1.1.47）。

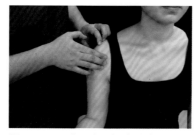

图1.1.47　肱二头肌长头腱的触诊

● 肱二头肌长头腱的疼痛诱发试验

> **速度试验（Speed test）（图1.1.48）和肱二头肌抗阻力试验（Yergason test）（图1.1.49）**

- 检查体位：进行速度试验时，被检查者肩关节屈曲90°，肘关节伸展，前臂旋后。进行肱二头肌抗阻力试验时，被检查者肩关节下垂，肘关节屈曲。
- 把持部位：都是被检查者的肩部和前臂远端。
- 诱导运动：进行速度试验时，治疗师施加向下的阻力，被检查者在肩关节屈曲状态下进行抗阻运动。进行肱二头肌抗阻力试验时，嘱患者用力屈肘、外展、外旋，被检查者在前臂旋后状态下进行抗阻运动。
- 判定：结节间沟部产生疼痛时，这两项试验结果为阳性。
- 功能意义：两项试验中，被检查者的疼痛都是在肱二头肌抗阻运动诱发收缩时发生。
- 注意点：施加阻力时不要突然发力，要逐渐加力。

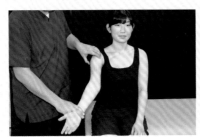 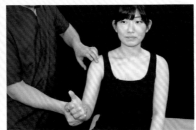

图1.1.48　速度试验　　　图1.1.49　肱二头肌抗阻力试验

● **怎样理解触诊和检查结果？**

　　肱二头肌长头腱在通过解剖学上狭窄的结节间沟时容易受到摩擦力。但是，并不是所有的病例都在同一部位产生摩擦力，而导致功能障碍。

　　摩擦力增加的其他原因还包括前文所讲的肱骨头和关节盂的位置关系。肱骨头向前方移位牵伸到肱二头肌长头腱，因此，在牵伸时摩擦力增加。

　　另外，肩关节后方软组织挛缩会导致明显的内旋受限，肱二头肌在外旋时被牵伸，内旋受限会增加肱二头肌长头腱的摩擦力。

　　综上所述，还需要评估肱骨头和关节盂的位置关系，以及肩关节后方软组织挛缩。

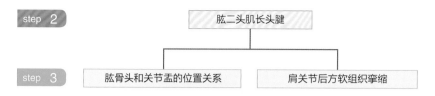

流程图　考虑肱二头肌长头腱为病因的流程图

（1）肱骨头和关节盂的位置关系

（2）肩关节后方软组织挛缩

3　肩部外侧疼痛

导致肩部外侧疼痛的力，大致分为牵伸力、压缩力和摩擦力。本节针对每个压力按照 step 1 → step 2 → step 3 的顺序进行讲解。

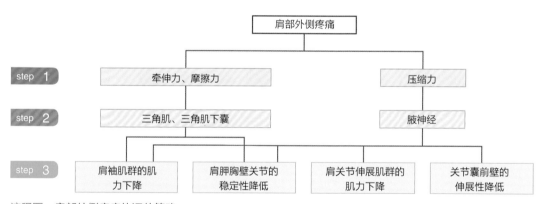

流程图　肩部外侧疼痛的评估策略

step1　怎样运动会导致疼痛：明确受力

盂肱关节在做屈曲、伸展、内收动作时，肩关节外侧受到牵伸力。肩关节做屈曲动作时，肱骨头相对于关节盂向下滑动，做伸展动作时，肱骨头一边向前滚动一边向上滑动，做内收动作时，肱骨头向上方滑动。如果附着于肩关节外侧和后侧的软组织的伸展性降低，肩关节外侧的牵伸力就会增加。

另外，盂肱关节穿过喙肩弓时，肩关节的摩擦力增加。摩擦力导致疼痛时，考虑肩峰下关节的功能减弱。

牵伸力和摩擦力导致疼痛时，可考虑由三角肌和三角肌下囊导致的功能障碍。

如果三角肌和三角肌下囊正常，则考虑腋神经的问题。关于腋神经的评估，请参照p.50。

关于腋神经的评估，请参照p.50。

step2 疼痛出现在哪些部位：解剖学评估

三角肌（锁骨部、肩峰部、肩胛冈部）（图1.1.50）

起　　点：锁骨部（前部纤维）起于锁骨外侧1/3；肩峰部（中部纤维）起于肩峰；肩胛冈部（后部纤维）起于肩胛冈

止　　点：肱骨三角肌粗隆

支配神经：腋神经

作　　用：锁骨部（前部纤维）可以使肩关节屈曲、内旋；肩峰部（中部纤维）可以使肩关节外展、外旋、水平屈曲、水平伸展；肩胛冈部（后部纤维）可以使肩关节伸展、外旋、水平伸展

➡三角肌
deltoid m.

● 疼痛发生的解剖学原因

①三角肌

三角肌起于锁骨外侧1/3、肩峰和肩胛冈，止于肱骨三角肌粗隆。分别被锁骨部、肩峰部和肩胛冈部分开。据古泉报道，锁骨部和肩峰部分离的案例占57.0%（完全分离34.0%、不完全分离23.0%），肩峰部和肩胛冈部分离的案例占78.0%（完全分离47.0%、不完全分离31.0%），这表明并不是所有的三角肌都有边界线[14]。

三角肌的作用因肩关节的体位而异（图1.1.50）。肩关节下垂位时，锁骨部的作用为使肩关节屈曲和内旋，肩峰部的作用为使肩关节外展，肩胛冈部的作用为使肩关节外展和外旋。肩关节外展90°时，锁骨部和肩峰前部的作用为使肩关节水平屈曲，肩胛冈部和肩峰后部的作用为使肩关节水平外展。因此，在评估三角肌的疼痛时，有必要考虑三角肌的部位和肩关节的体位。

三角肌在肩关节的各项运动中提供了强大回旋力矩，通过与肩袖肌群一起活动充分发挥肌力。冈上肌和三角肌的力偶结构对肩关节的外展运动非常重要[15]。

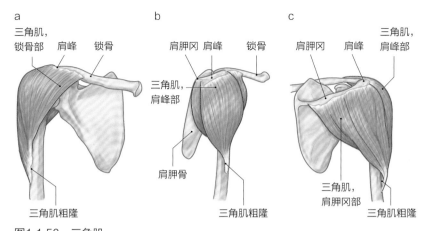

图1.1.50　三角肌

a. 锁骨部；b. 肩峰部；c. 肩胛冈部

　　肩关节的外展运动需要三角肌和冈上肌的相互作用。因此，如果冈上肌发生断裂或麻痹，肱骨对关节盂的支点力量就会减弱，盂肱关节由于关节囊内运动发生变化，完成充分的外展运动很困难[16]。另外，在三角肌发生麻痹或断裂时，冈上肌可完成盂肱关节的外展动作，但扭矩减少[16]。因此要实现肩关节的自由运动，需要冈上肌和三角肌共同作用。

　　Mura等[17]通过对尸体肩部进行试验发现，在同时切除冈上肌和冈下肌时，肱骨头的上方移位程度比只切除冈上肌时大。

　　总之，由于冈上肌和冈下肌的功能减退，肩关节进行外展运动时三角肌的负荷变大。另外，三角肌后部作为肩袖肌群后方的协调肌肉，在跟进期承受牵伸力。并且，肩部的慢性疾病大多伴有三角肌萎缩[18]。

　　②三角肌下囊（图1.1.51）

　　三角肌下囊（SDB）承担着缓冲三角肌与冈上肌及肱骨头之间摩擦力的作用，其滑动性较高。

　　肩峰下囊（SAB）不仅存在于肩峰下，还延伸至三角肌下和喙突。虽然SAB、SDB和SCB有时各自区分，但SAB和SDB几乎相通，而85%的SCB则是独立的[19,20]。

　　因此，严格区分SDB和SAB产生的疼痛很困难。根据富田等的报道，在正常肩关节的SAB中能观察到丰富的感觉神经末梢，与众多自由神经末梢一起存在的还有鲁菲尼小体（Ruffini Corpuscle）和高尔基腱器（Golgi tendon organ）等机械感受器[21]。另外，作为疼痛感受器的自由神经末梢还存在于肩袖肌群、SAB和喙肩韧带中，对这些组织增加牵伸力和摩擦力，可引起运动时的疼痛和夜

→三角肌下囊
subdeltoid bursa, SDB

→肩峰下囊
subacromial bursa, SAB

→喙突下囊
subcoracoid bursa, SCB

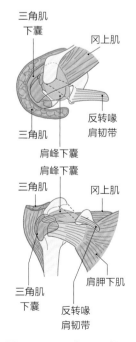

图1.1.51　三角肌下囊

间疼痛[22]。

总之，某种原因引起SDB的滑动受阻，可导致三角肌和肩袖肌群的收缩产生摩擦力，从而引起滑囊的疼痛。

● 三角肌的触诊

①锁骨部（前部纤维）

三角肌是肩关节外侧唯一的肌肉，位于上臂的最表层。三角肌锁骨部的起点位于锁骨外侧1/3，止于肱骨三角肌粗隆。

触诊时，被检查者呈坐位，检查者托起被检查者的上肢。开始触诊时，把手指放在被检查者锁骨外侧1/3，反复使肩关节做屈曲动作以确认三角肌的收缩。随着肩关节屈曲角度增大，会感到锁骨部收缩更明显。一边确认收缩，一边将手指移至被检查者肱骨中央的三角肌粗隆（图1.1.52a）。

固定被检查者的肩胛骨，将其肩关节向伸展、外旋方向牵伸，如果出现牵伸疼痛则考虑三角肌锁骨部的伸展性降低，如果出现压痛则考虑痉挛（图1.1.52b）。

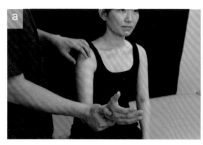
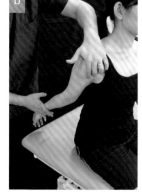

图1.1.52　三角肌锁骨部的触诊

②肩峰部（中部纤维）

三角肌肩峰部的起点位于肩峰。通过外展肩关节使肩峰部收缩，可分别触及锁骨和肩胛冈部的肌间隙。如果能确认肩峰部的肌腹，在肩关节外展90°时使之水平屈曲、水平伸展，此时可触摸区分肩峰前部和后部。通过水平屈曲，可以强烈感受到三角肌肩峰部前部的收缩，通过水平伸展，可以强烈感受到三角肌肩峰部后方部分的收缩（图1.1.53a、b）。当前部受到牵伸时，固定肩胛骨，将肩关节轻度伸展内收。当后部受到牵伸时，将肩关节轻度屈曲内收。这样，如果能确认牵伸疼痛，则可考虑三角肌肩峰部伸展性降低，如果出现压痛则考虑痉挛（图1.1.53c）。

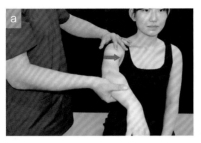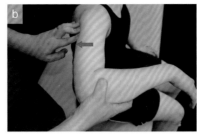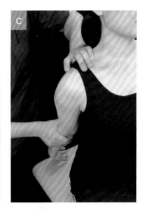

图1.1.53　三角肌肩峰部的触诊

a.触诊前方部分；b.触诊后方部分；c.牵伸试验

③肩胛冈部（后部纤维）

三角肌肩胛冈部的起点位于肩胛冈。触诊时，被检查者呈俯卧位，肩关节外展90°，通过反复水平伸展运动确认三角肌肩胛冈部的收缩（图1.1.54a）。

固定肩胛骨，使肩关节从屈曲90°、内旋45°逐渐呈水平屈曲位。这样如果产生牵伸疼痛则考虑三角肌肩胛冈部的伸展性降低，如果出现压痛则考虑是痉挛（图1.1.54b）。

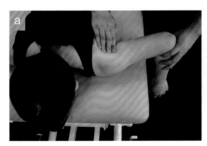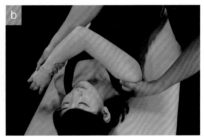

图1.1.54　三角肌肩胛冈部的触诊

● **三角肌下囊的触诊**

三角肌下囊位于三角肌深层，因此不能触及。但是，通过握住三角肌使之前后移动，能够感觉到三角肌的滑动性。

● **三角肌、三角肌下囊的疼痛诱发试验**

由于没有鉴别三角肌疼痛的骨科试验，认真细致的触诊格外重要，以确认肌肉收缩和伸展能否引起疼痛。

同时，与肩峰下囊的触诊一样，判断撞击能否诱发疼痛，并确认疼痛部位在肩峰下还是在肩外侧。如果在肩峰下，要对肩峰下囊进行解剖学评估。

● 三角肌下囊的DTTT

目前没有确认三角肌下囊导致肩部外侧疼痛的检查。为了确认三角肌下囊是否导致了疼痛，可以进行以下DTTT。

发病组织	三角肌下囊
对象症状	肩部外展、上举运动时肩部外侧疼痛
方法	被检查者呈坐位或仰卧位，检查者一手固定被检查者的肱骨干，另一只手抓住其三角肌的后部到中部。在此状态下前后滑动三角肌。另外，进行肩关节外展运动时，一边促进冈下肌收缩一边进行检查，效果更好
判定	如果上举时肩部外侧疼痛得到改善，可以认为是三角肌下囊引起的疼痛
功能意义	三角肌下囊存在于三角肌和肱骨，或者冈下肌和小圆肌的止点之间。因此，改善两条肌肉之间的滑动性可减轻摩擦力

● **怎样理解触诊和检查结果？**

根据以上检查的结果，使三角肌或三角肌下囊受到的牵伸力增加的原因，可以考虑以下2点。

①肩袖肌群的肌力下降 ➤ step 3 p.20

三角肌与肩袖肌群共同作用使肩关节运动，如果肩袖撕裂和肩袖损伤等导致肩袖功能不全，仅三角肌收缩可产生代偿运动。通过反复代偿运动，三角肌产生痉挛，牵伸力增加。

②肩胛胸壁关节的稳定性降低 ➤ step 3 p.21

固定肩胛骨的斜方肌和菱形肌的肌力下降，会使肩胛骨的稳定性降低，从而导致三角肌的负荷增加。

这种负荷使三角肌痉挛，降低了三角肌的伸展性，即使在平常的运动中也会使牵伸力和三角肌下囊的摩擦力增大。

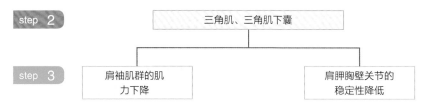

流程图　考虑三角肌、三角肌下囊为病因的流程图

step 3　**导致疼痛的原因有哪些：运动学评估**

（1）肩袖肌群的肌力下降
（2）肩胛胸壁关节的稳定性降低

腋神经沿着肩关节后外侧的肱骨外科颈走行，经外侧腋窝间隙从肱骨后方穿出。肱骨头相对于关节盂进行上举、水平内收运动时，肩关节后方的四边孔（四角空间）压缩力增加。

➡四边孔
quadrilateral space, QLS

压缩力增加导致疼痛时，可考虑四角空间中的腋神经功能障碍。

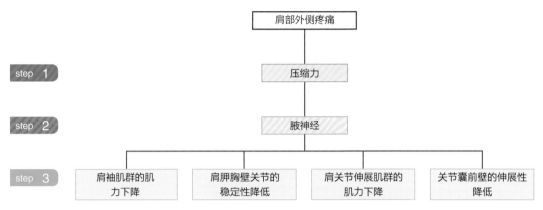

流程图　考虑肩部外侧受到压缩力为病因的流程图

● 疼痛产生的解剖学原因

四角空间位于肩关节后方，由肱骨外科颈内侧缘、肱三头肌长头外侧缘、小圆肌下缘和大圆肌上缘组成。旋肱后动脉和腋神经通过四角空间。当肩关节进行水平内收运动时，四角空间变窄，对腋神经的压缩力增强（图1.1.55）。

➡腋神经
axillary nerve

四角空间产生的卡压性神经障碍称为四边孔综合征（quadrilateral space syndrome，QLSS）。腋神经的感觉末梢作为支配上臂外上侧皮

➡四边孔综合征
quadrilateral space syndrome, QLSS

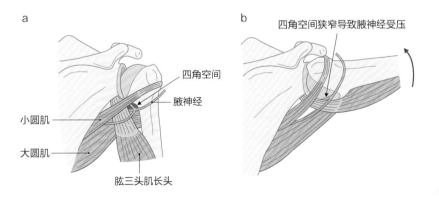

图1.1.55　腋神经
a. 肩关节下垂位；b. 肩关节水平上举位

肤的神经，分布在覆盖三角肌的皮肤上，由于四角空间变窄，腋神经被卡压，上臂外侧区域有时会产生感觉障碍和放射痛。

● 四角空间构成肌的触诊

小圆肌

起　　点：肩胛骨外侧缘

止　　点：肱骨大结节下面

支配神经：腋神经

作　　用：使肩关节外旋

大圆肌

起　　点：肩胛骨下角

止　　点：肱骨小结节嵴

支配神经：肩胛下神经

作　　用：使肩关节内旋、伸展

肱三头肌长头

起　　点：肩胛骨的盂下结节

止　　点：尺骨鹰嘴和肘关节后方关节囊

支配神经：桡神经

作　　用：使肘关节伸展，以及使肩关节伸展和内收

➡小圆肌
teres minor m.

➡大圆肌
teres major m.

➡肱三头肌长头
long head of triceps brachii m.

①小圆肌的触诊（图1.1.56）

小圆肌起于肩胛骨外侧缘的近端2/3，附着于肱骨大结节下面。小圆肌的肌腹部大部分被三角肌覆盖，难以被触及，但其内部有一小部分没有被三角肌覆盖。

触诊小圆肌时，被检查者呈坐位，检查者将手指置于被检查者肩胛骨外侧缘的近端，在肩关节外展90°的状态下反复进行外旋运动，此时可触到肌腹。

②大圆肌的触诊（图1.1.57）

大圆肌起于肩胛骨下角后方，附着于肱骨小结节嵴。大圆肌位于小圆肌下方，可使肩关节内旋。

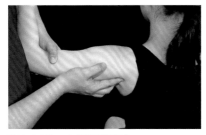

图1.1.56　小圆肌的触诊

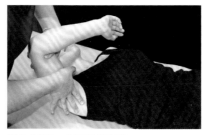

图1.1.57　大圆肌的触诊

触诊大圆肌时，检查者将手指放在被检查者的肩胛骨下角，在被检查者呈仰卧位且肩关节屈曲90°的情况下，进行反复内旋动作，此时可以触到肌腹。

③肱三头肌长头的触诊

肱三头肌长头的触诊方法请参照后文的"肩部后方疼痛"。

● 腋神经的疼痛再现检查

评估由四角空间产生的疼痛时，需要评估构成四角空间的肱三头肌长头、大圆肌和小圆肌有无牵伸痛与压痛，最大限度水平内收时疼痛是否再现，以及四角空间是否有压痛。

从第3体位向第2体位内旋（internal rotation from 3rd to 2nd position）（图1.1.58）

- 检查体位：坐位或仰卧位。
- 操作：伴随着被检查者的肩关节从第3体位内旋至第2体位的体位变化，内旋活动范围与对侧比较进行评估。
- 判定：如果和对侧相比活动范围差别10°以上，即为阳性。
- 功能意义：可使肩关节内旋的肌肉有大圆肌、胸大肌、背阔肌和肩胛下肌。小圆肌使肩关节外旋，上举时做内旋动作受到的牵伸力度最大，运动终末时确认肌肉紧张程度。
- 注意点：为了评估肩关节后方关节囊的伸展性，运动终末时手握肌腹，确认活动范围是否增大，如果活动范围增大可考虑肌肉原因导致的活动受限。

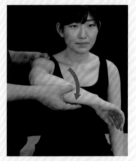

图1.1.58　从第3体位向第2体位内旋

外旋至第3体位（external rotation 3rd position）（图1.1.59）

- 检查体位：坐位或仰卧位。
- 操作：在第3体位时检查肩关节的外旋角度并与对侧进行比较。
- 判定：和对侧相比活动范围差别10°以上，即为阳性。
- 功能意义：可使肩关节外旋的肌肉为冈下肌和小圆肌。

大圆肌可使肩关节内旋，上举时做外旋运动受到的牵伸力度最大，运动终末时确认肌肉紧张程度。

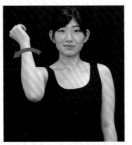

图1.1.59　外旋至第3体位

- 注意点：当背阔肌也处于伸展位时，进行末端感觉触诊可确认两条肌肉的紧张程度，手握肌腹，评估活动范围是否扩大。

● 四角空间构成肌的DTTT（图1.1.60）

四角空间症候群在肩关节外展90°做外旋动作或屈曲90°做内旋动作时出现。此外还需要探讨四角空间构成肌的柔韧性改善后疼痛能否缓解。对四角空间构成肌实施DTTT。

发病组织	肱三头肌长头、大圆肌、小圆肌
症状	上臂外侧放射痛
方法	肱三头肌长头（图1.1.60a）：被检查者呈坐位，检查者在其腕关节背伸、肘关节屈曲、前臂旋后状态下做肩关节屈曲运动，牵伸肱三头肌长头。 大圆肌（图1.1.60b）：被检查者呈仰卧位，上肢屈曲，检查者固定被检查者的大圆肌。检查者手握被检查者肱骨近端，使肩关节屈曲外旋，牵伸大圆肌。 小圆肌（图1.1.60c）：在被检查者肩关节屈曲、内旋的状态下牵伸其小圆肌。控制被检查者肩胛骨外侧缘的内收、下回旋，牵伸小圆肌[23]
判定	如果四角空间构成肌压痛消失，上臂外侧的放射痛缓解，四角空间构成肌有导致腋神经卡压（四边孔综合征）发生的可能性
功能意义	腋神经在腋窝深部朝向后方走行，通过肩关节正下方和四角空间，沿肱骨外科颈分布在肱骨后方。四角空间构成肌过度紧张增加了对腋神经的机械刺激。对四角空间构成肌进行牵伸，确认牵伸前、后的疼痛变化
注意点	存在四角空间构成肌自身导致疼痛的可能性，但这种情况疼痛呈局限性

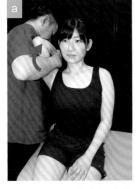
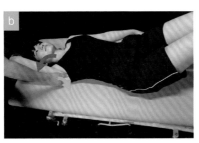
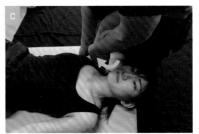

图1.1.60　四角空间构成肌的DTTT

a.肱三头肌长头的DTTT；b.大圆肌的DTTT；c.小圆肌的DTTT

● 怎样理解触诊和检查结果？

考虑四角空间症候群时，要确认被检查者是否有外伤。外伤可导致旋肱后动脉和旋肱后静脉出血，也可能导致四角空间变窄。另外，四角空间构成肌的伸展性降低也有可能使四角空间狭窄，因此有必要考虑这一点。

①肩袖肌群的肌力下降 ⟶ step 3 p.20

肩关节外旋肌群在进行投球动作时，对跟进期产生的肩关节水平内收进行制动。反复的投球动作对外旋肌群产生过度的负荷。外旋肌群肌力下降会导致外旋肌痉挛，其伸展性降低。因此，四角空间功能减退可能会导致疼痛。

②肩关节伸展肌群的肌力下降 ⟶ step 3 p.55

肩关节伸展肌群和外旋肌群一样，在进行投球等动作时，对跟进期产生的肩关节水平内收进行制动。因此，反复的投球动作使伸展肌群承受过度的负荷。伸展肌群的肌力下降会导致伸展肌痉挛，其伸展性降低。因此，四角空间功能减退可能会导致疼痛。

③肩胛胸壁关节的稳定性降低 ⟶ step 3 p.21

肩胛胸廓间肌群也与肩关节外旋肌群和伸展肌群一样，在进行投球等动作时，对跟进期产生的肩胛骨外展进行制动。肩胛胸廓间肌群的肌力下降由伸展肌群和外旋肌群来代偿，四角空间构成肌承受过度的负荷，因此发生痉挛，从而导致四角空间功能减退。

④关节囊前壁的伸展性降低 ⟶ step 3 p.55

发生肩关节周围炎等肩关节疼痛性疾病时，为避免运动时疼痛，肩关节周围肌肉会进行防御性收缩，缩小其活动范围。特别是小圆肌和大圆肌在肩关节下垂位挛缩，伸展性降低。这也导致了四角空间功能减退。

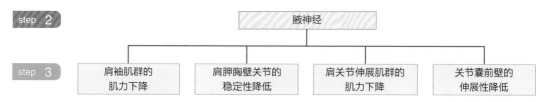

流程图　考虑腋神经为病因的流程图

（1）肩袖肌群的肌力下降

（2）肩关节伸展肌群的肌力下降

肩关节伸展肌群的肌力降低，使跟进期产生的上肢运动减速困难。在跟进期，冈下肌和小圆肌的后方肩袖离心收缩，对上肢起到制动作用。由于这些肩袖肌群的肌力下降，反复进行投球等动作时，肩关节伸展肌群的负荷过度增加，产生疲劳，导致肩关节伸展肌群的肌力下降。肩关节伸展肌群的肌力评估按照MMT实施。

> **运动疗法的要点** ▶
>
> 由于肩关节伸展肌群的训练会产生肩胛骨内收和躯干回旋等代偿运动，应注意避免出现这种代偿。

（3）肩胛胸壁关节的稳定性降低

（4）关节囊前壁的伸展性降低

肩关节周围炎是由肩峰下囊、肩袖肌群、肱二头肌长头腱、肩袖间隙和盂唇等各种组织的损伤导致的。这些疼痛性疾病会引起肌肉防御性收缩，导致四角空间构成肌的痉挛。肩关节周围炎的确诊，应该与问诊、有无炎症特征（肿胀、发热、疼痛和发红）、病史、触诊和影像学所见结合起来评估。特别是使用超声诊断设备，它能够简便地诊断炎症。因此，评估时最好与超声检查结果相结合。

> **运动疗法的要点** ▶
>
> 在炎症急性期出现疼痛时，运动疗法很难减轻其症状，可以用制动和冰敷来减轻疼痛。

小知识

肩关节伸展肌群的作用

用于肩关节伸展的肌肉是三角肌后部、背阔肌、大圆肌。三角肌后部在肩部下垂时的工作量大，背阔肌在上肢上举时工作量最大。背阔肌和大圆肌的作用相同，附着部也相邻。二者最大的区别在于是否伴随躯干、骨盆运动。背阔肌在上肢固定时有上提骨盆的作用。

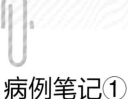

病例笔记①

病　例　60多岁，女性。

诊　断　右肩肩袖断裂。

现病史　无外伤史，半年前右肩关节开始出现疼痛，逐渐发展为右臂上举困难。因近期出现夜间疼痛来院就诊。经MRI确认冈上肌、冈下肌完全断裂。现在取高处物品时或更衣时，自觉肱骨大结节部疼痛。

step1　怎样运动会导致疼痛：明确受力

● 疼痛的再现　　在肩关节60°～120°主动外展，肱骨大结节部疼痛再现。另外，上肢从上举位放下时，疼痛增强。

→ 肩关节上部的牵伸力+压缩力引起疼痛。

step2　疼痛出现在哪些部位：解剖学评估

● 压痛所见　　冈上肌、冈下肌附着部压痛（＋），肩胛下肌压痛（－）。

● 骨科试验　　落臂试验（＋），空罐试验（＋），满罐试验（＋），外旋减弱试验（＋）。

→ 有可能是肩袖损伤导致的疼痛。

step3　导致疼痛的原因有哪些：运动学评估

● 力学对线评估　右肩胛骨下回旋、外展、前倾；
肩关节上举时有肩胛骨代偿性上提。

● 关节活动范围　肩关节主动屈曲70°，肩关节被动屈曲150°；
肩关节主动外展60°，肩关节被动外展130°。

→ 由于肩胛提肌、胸小肌过度收缩和斜方肌功能不全，肩关节抬高时上回旋不足，肩关节上方（冈上肌、冈下肌附着部）压缩力增强。

①放松胸小肌

a. 侧卧位，以胸小肌伸展位（肩胛骨内收、后倾、上回旋）为起始体位。

b. 诱导胸小肌松弛（肩胛骨外展、前倾、下回旋）。

c. 将上述收缩、松弛运动有节奏地交替进行。

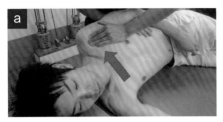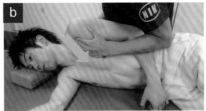

②放松肩胛提肌

a. 侧卧位，以肩胛提肌伸展位（肩胛骨下抑、外展、上回旋）为起始体位。

b. 诱导肩胛提肌松弛（肩胛骨上提、内收、下回旋）。

c. 将上述收缩、松弛运动有节奏地交替进行。

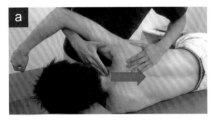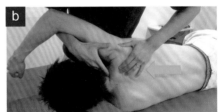

检查和治疗 现象 和 本质　斜方肌功能不全

斜方肌分为上、中、下部肌束，可分别使肩胛骨上提、内收和上回旋。肩关节上举时，肩胛骨上回旋不足的原因之一是斜方肌功能不全。疑似斜方肌功能不全的病例中，经常有深层肌肉和浅层肌肉的失衡。对于这样的病例，先进行斜方肌的促通，再评估其肩胛骨上回旋功能和上提角度是否得到改善。

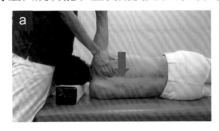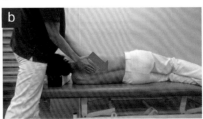

4 肩部后方疼痛

导致肩部后方疼痛的力，大致分为牵伸力和摩擦力。

本节针对每个压力按照 step 1 → step 2 → step 3 的顺序进行讲解。

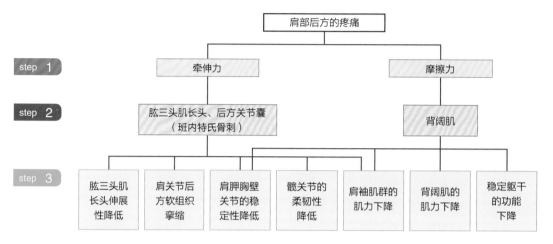

流程图　肩部后方疼痛的评估策略

step1　怎样运动会导致疼痛：明确受力

盂肱关节进行屈曲、内旋、水平内收运动时，肩部后方的牵伸力增加。肩部后方软组织的伸展性降低时，反复进行投球等动作（图1.1.61）会增加肩部后方的牵伸力，加重疼痛。

牵伸力导致疼痛时，可考虑肱三头肌长头和后方关节囊的问题。

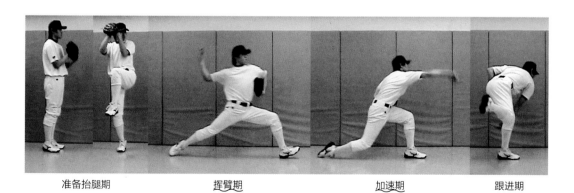

准备抬腿期　　　　挥臂期　　　　加速期　　　　跟进期

图1.1.61　投球动作

step2　疼痛出现在哪些部位：解剖学评估

肱三头肌（图1.1.62）

起　　点：长头起于肩胛骨盂下结节；外侧头起于肱骨后方桡
神经沟近端；内侧头起于肱骨后方桡神经沟远端

止　　点：尺骨鹰嘴和肘关节后方关节囊

支配神经：桡神经

作　　用：使肘关节伸展，但其中只有长头可使肩关节伸展

➡肱三头肌
triceps brachii m.

● 疼痛发生的解剖学原因

肱三头肌长头起于肩胛骨盂下结节，沿肱骨后方走行。一般认
为，肩关节上举时肱三头肌长头有将肱骨头牵引至关节盂的作用。
因此，在投球动作中的跟进期，肱三头肌长头会随后方关节囊一起
受到强大的牵伸力。另外，肩关节后下方（6～8点方向）存在的伤
害性感受器特别多[24]，这是容易疼痛的部位。1941年，据班内特
氏报道，投球压力可使关节盂后下方和下方形成骨刺，骨刺由后方
关节囊和肱三头肌附着部反复受到牵引导致[25]（图1.1.63）。

肱三头肌长头附着部和后方关节囊受到牵伸力的结果是产生
反应性骨增殖，其以报道者的名字被命名为班内特氏骨刺。班内
特氏骨刺不一定会产生症状，根据症状的有无，被分为有痛性和
无症状两类，大部分是无症状的。Ferrari认为，疼痛并不是由班

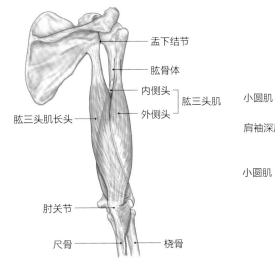

图1.1.62　肱三头肌

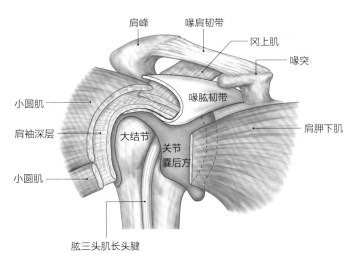

图1.1.63　肩关节的后方关节囊

内特氏骨刺导致的，而是关节内病变（盂唇后方的损伤和肩袖关节面断裂）导致的[26]。

右侧为米田的有痛性班内特氏骨刺诊断标准。班内特氏骨刺的主要治疗方法为保守治疗，进行2~3个月的保守治疗后，若患者在投球时仍有疼痛，可进行手术治疗[27]。

肩关节的关节囊自冈上肌包绕，前方有肩胛下肌包绕，后上方自冈下肌包绕、后下方自小圆肌包绕，这些肌肉与关节囊贴合紧密[28]。

冈下肌斜行纤维和小圆肌关节囊侧的纤维群直接附着在关节囊的后下方，小圆肌在肩关节外旋时可防止后方关节囊夹入。在肩关节上举时关节囊的紧张度增高，以支撑肱骨头[29]。

由上可知，小圆肌的伸展性降低和痉挛引起小圆肌的功能减退，在肩关节外旋时不能防止小圆肌与关节囊的碰撞，这是引起内部撞击的主要原因。

另外，偏离部位的挛缩可诱发肱骨头向前上方移动[30]。因此，肩关节周围肌肉的痉挛对周边组织造成侵害，是疼痛的主要原因[31]。

● 肱三头肌的触诊

①肱三头肌长头的触诊（图1.1.64）

肱三头肌长头位于上臂背侧表层内侧，是可对肩关节和肘关节起作用的多关节肌，可使肘关节伸展、肩关节伸展和内收。其特征为，肩关节屈曲时肱三头肌长头的肘关节伸展力增强，肩关节伸展时肘关节伸展力减弱。

触诊肱三头肌长头时，被检查者呈俯卧位，肩关节外展90°，肘关节屈曲，嘱其做伸肘动作。在肩胛骨外侧缘（肩胛骨盂下结节）可以触及肱三头肌长头的肌腹膨隆。

②外侧头的触诊（图1.1.65）

肱三头肌的外侧头和内侧头由桡神经沟区分，肱三头肌外侧头起于肱骨背侧骨干近部，位于上臂背侧表层的外侧。外侧头和内侧头是单关节肌，因此只具有使肘关节伸展的作用。被检查者在坐位时保持肩关节最大伸展、肘关节轻度屈曲，进行肘关节伸展。加上肩关节外旋，前臂由于重力而受到内翻扭矩的作用使外侧头的收缩增强[29]。在上臂背侧的外侧可以触及肱三头肌外侧头的肌腹。

③内侧头的触诊（图1.1.66）

肱三头肌内侧头起于肱骨背侧骨干的远端，其表层被肱三头肌长头和外侧头覆盖。因此不能从体表触及内侧头的肌腹。

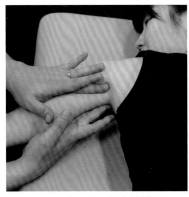

图1.1.64　肱三头肌长头的触诊

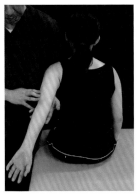

图1.1.65　肱三头肌外侧
头的触诊

触诊方法和外侧头一样，被检查者呈坐位，肩关节最大程度伸展、肘关节轻度屈曲。在此状态下反复使其进行肘关节伸展运动。此时，由于肩关节内旋，前臂因重力而受到外翻扭矩的作用，内侧头收缩增强[29]。在上臂背部的远端内侧，可以触及肱三头肌内侧头的收缩。

● 班内特氏损伤的疼痛诱发试验

肱三头肌长头附着部和后方关节囊所导致的疼痛，在物理治疗评估中很难被严格区分。检查肱三头肌长头的疼痛情况最有用的方法是杉本报道的肱三头肌长头试验[32]。

肱三头肌长头试验（图1.1.67）

- 检查体位：被检查者肩关节水平内收，使肘关节在阻力下伸展。

- 操作：被检查者肩关节外展90°，水平屈曲，检查者在施加阻力时嘱被检查者做肘关节伸展运动。

- 判定：肩关节后下方产生疼痛即为阳性。

- 功能意义：X线片上没有显示班内特氏骨刺时，可有效诊断肱三头肌长头附着部障碍。

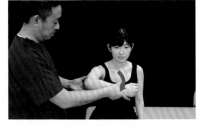

图1.1.67　肱三头肌长头试验

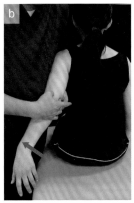

图1.1.66　肱三头肌内侧
头的触诊

● 后方关节囊的骨科试验

由于没有检查后方关节囊疼痛的骨科试验，可以用伸展试验检查后方关节囊有无伸展性降低的情况。

后方关节囊伸展试验[33]（图1.1.68）

- 检查体位：仰卧位，肩关节在肩胛骨面上外展45°。
- 操作：检查者固定被检查者的肩胛骨，同时内旋其肩关节。
- 判定：内旋未达到70°时，考虑后方关节囊的伸展性降低。如果挛缩增强且未达到内外旋中立位时，用负数表示。
- 注意点：同时进行冈下肌斜行纤维的触诊，确认有无肌肉紧张。

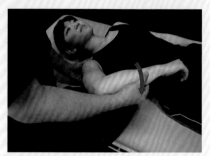

图1.1.68　后方关节囊伸展试验

● **怎样理解触诊和检查结果？**

除了班内特氏损伤时的疼痛诱发试验外，还需要确认肱三头肌长头是否存在压痛，病痛发生在收缩时还是牵伸时，以及关节盂后下方是否存在压痛[34]。根据疼痛诱发试验的结果，怀疑班内特氏损伤时，对于肱三头肌长头和后方关节囊产生牵伸力的原因，可以考虑以下5个方面。

①肱三头肌长头伸展性降低 ➤ step 3 p.63

肱三头肌长头的伸展性降低，投球动作的跟进期，肱三头肌长头腱负荷过大，引起疼痛。

②肩关节后方软组织挛缩 ➤ step 3 p.39

肩关节后方软组织挛缩不仅会引起活动范围受限，还会诱发肩关节撞击[35]。后方关节囊在肩关节水平内收、内旋运动中呈伸展状态，运动时继续投球动作，肩关节第2体位的外旋活动范围扩大，内旋活动范围缩小[36]，后方关节囊伸展性降低的是内旋活动范围缩小的主要原因。

同时，由于冈下肌和小圆肌的伸展性降低，肩袖肌群附着部的牵伸力增加导致肩袖肌群的炎症和损伤并产生瘢痕，如果波及内侧的后方关节囊，会使其伸展性进一步降低[36]。

③肩袖肌群的肌力下降 ➤ step 3 p.20

肩袖肌群，尤其是肩关节外旋肌和肱三头肌长头在跟进期都具有制动作用。肩袖肌群的肌力降低会使肱三头肌的负荷增强。

④肩胛胸壁关节的稳定性降低 ➤ step 3 p.21

肩胛胸廓间肌群和肱三头肌长头在跟进期对肩胛骨外展有制动作用。肩胛胸廓间肌群的肌力降低，发挥制动作用时对肱三头肌长头的负荷增强。

⑤髋关节的动态稳定性降低 ➤ step 3 p.235

在跟进期，非投球侧的髋关节内收和内旋运动非常重要，跟进期向非投球侧的重心移动不足会使髋关节内收和内旋动作不能充分进行，导致盂肱关节的水平内收和内旋增加[37]。投球侧髋关节的活动范围缩小，阻碍跟进期重心向非投球侧顺利移动，使投球侧肩部后方受到过度的压力，导致肱三头肌长头过度使用。

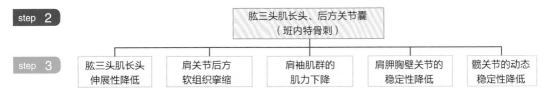

流程图　考虑肱三头肌为病因的流程图

step 3　导致疼痛的原因有哪些：运动学评估

（1）肱三头肌长头伸展性降低

肱三头肌长头伸展性降低会导致肩关节和肘关节的屈曲活动范围受限。因此，要测量肘关节屈曲时肩关节的屈曲角度，并对比左、右两侧。另外，嘱被检查者呈俯卧位，肩关节外展90°，肘关节屈曲，进行肘关节伸展运动。这时，肱三头肌长头挛缩时会产生肩关节外旋动作。

运动疗法的要点

除了牵伸肱三头肌长头之外，注意与之相邻的三角肌、大圆肌和小圆肌的滑动性也很重要。

（2）肩关节后方软组织挛缩
（3）肩袖肌群的肌力下降
（4）肩胛胸壁关节的稳定性降低
（5）髋关节的柔韧性降低

导致肩部后方疼痛的力有摩擦力。肩部后方产生摩擦力时，可以考虑后方肌群的肌力下降和肩胛骨的异常运动等。

因摩擦力产生疼痛时，首先考虑背阔肌的功能障碍。

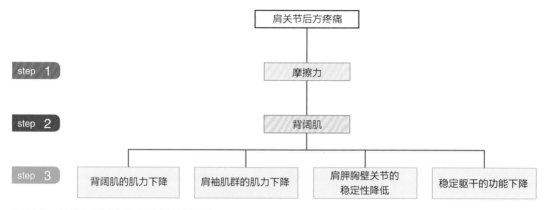

流程图　考虑肩部后方受摩擦力的流程图

step2　疼痛出现在哪些部位：解剖学评估

背阔肌（图1.1.69）

起　　点：以筋膜起自$T_7 \sim L_5$棘突，髂嵴，第10～12肋以及肩胛骨下角

止　　点：肱骨小结节嵴

支配神经：胸背神经（$C_6 \sim C_8$）

作　　用：使肩关节伸展、内旋和内收

→背阔肌
latissimus dorsi m.

● 疼痛发生的解剖学原因

背阔肌可以使肩关节进行伸展、内旋和内收动作，在上肢固定的状态下还可以使骨盆上提。背阔肌是覆盖于胸腰部后面的三角形大板状肌，由各自的纤维群构成（图1.1.69b）。

另外，背阔肌和大圆肌向止点方向延伸，逐渐合并，两条肌肉合在一起之前，肌肉之间有背阔肌腱下囊[29]。背阔肌最上方纤维在肩胛骨下角走行发生急剧变化，在上肢上举时更加显著[38]。如上所述，肌肉走行发生急剧变化的点是容易受到机械压力的部位，这是产生疼痛的主要原因。也有人认为肩胛骨下角是导致肩部投球障碍的常见部位之一，原因是背阔肌最上方的纤维在肩胛骨的下角部被牵拉，受到摩擦力（背阔肌挫伤）[38]。

此外，信原认为，由于背阔肌挛缩，肩胛骨的外展以及肩关

→背阔肌腱下囊
subtendinous bursa of latis-simus dorsi

节外展、外旋会受到限制，肘部下沉等对投球动作造成障碍，此为背阔肌综合征，有可能引起肩袖间隙损伤和撞击等二次障碍[9]。另外，当背阔肌自身的伸展性降低时，肩关节会屈曲、外展和外旋。关节活动范围受限，关节反复进行代偿动作可引起肌肉痉挛。

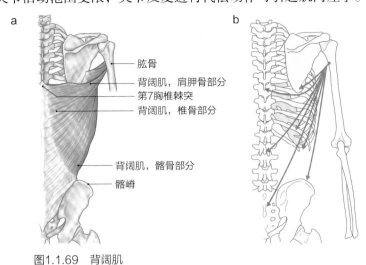

图1.1.69　背阔肌

● **背阔肌的触诊**（图1.1.70）

触诊的初始体位为仰卧位，肩关节完全屈曲。

背阔肌的起点处肌腹较薄，在肩胛骨下角附近的肌腹变厚，可以此为标志确认肩胛骨下角。肩胛骨下角外侧是大圆肌，下方是背阔肌。把手指放在两块肌肉上，肩关节完全屈曲时通过反复屈伸运动来确认肌肉收缩。

若有背阔肌痉挛，则需要进行触诊评估和伸展性评估。另外，在评估痉挛的基础上，确认有无压痛。

● **背阔肌伸展试验**

背阔肌伸展试验（图1.1.71）

- 检查体位：被检查者呈坐位或站位，肩关节和肘关节屈曲90°。
- 操作：双上肢从指尖到前臂并在一起，双肘并拢，通过被动屈曲确认屈曲角度，肩关节主动屈曲。
- 判定：肩关节主动运动达不到被动运动的活动范围即为阳性。
- 功能意义：可使肩关节伸展、内旋和内收运动的是背阔肌。在肩关节外旋时做屈曲运动，背阔肌伸展，因此可以通过肩关节屈曲角度的大小来评估背阔肌的伸展性。

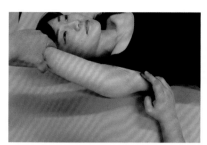
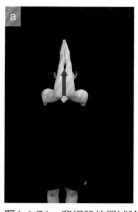
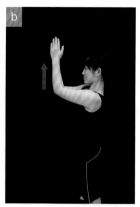

图1.1.70　背阔肌的触诊　　　　图1.1.71　背阔肌伸展试验

● 背阔肌的DTTT

尚无鉴别背阔肌疼痛的检查方法。背阔肌因过度紧张而产生疼痛时，可进行以下的DTTT以鉴别。

发病组织	背阔肌
症状	背阔肌过度紧张
方法	被检查者侧卧位，检查侧在上。对侧髋关节屈曲，骨盆后倾。检查者用手将检查侧的肩关节调整为屈曲、外展、外旋位，另一只手使骨盆同侧回旋[39]
判定	如果背阔肌的过度紧张减轻，疼痛缓解，可考虑疼痛原因与背阔肌有关
功能意义	背阔肌可使肩关节伸展、内旋和内收运动。肩关节在外旋屈曲时背阔肌呈伸展状态，因此可通过肩关节屈曲角度的大小来评估背阔肌的伸展性
注意点	如果改善了背阔肌的伸展性，肩后部疼痛仍然没有改善，则说明背阔肌的过度紧张不是疼痛的原因。另外，腰痛的原因与背阔肌有关时也可以使用本DTTT

● 怎样理解触诊和检查结果？

根据触诊和伸展试验的结果，背阔肌的伸展性降低及痉挛产生时，背阔肌的摩擦力增大的原因，可以考虑以下4点。

①背阔肌的肌力下降 step 3 p.67

当背阔肌的肌力下降时，投球对背阔肌造成的负荷增大，导致背阔肌痉挛。在这种情况下，由于背阔肌的伸展性降低，肩关节会外展、外旋，肩胛骨外展运动受到过度的牵伸力。

②肩袖肌群的肌力下降 step 3 p.20

肩关节在投球动作的加速期处于最大外旋位，在跟进期，伴随水平内收和内旋运动。在加速期–跟进期，小圆肌和冈下肌反复做向心收缩和离心收缩运动会引起内旋受限[40]。当肩袖肌群自身的肌力下降，包含背阔肌在内的外部肌肉在加速期的活动幅度增大会导致背阔肌紧张，背阔肌受到的牵伸力和摩擦力都会增大。

③肩胛胸壁关节的稳定性降低 ➔ step 3 p.21

在造成背阔肌损伤的病例中，多数情况会伴随斜方肌中部和下部的肌力下降。斜方肌中部和下部的肌力下降会破坏斜方肌和前锯肌的力偶结构，产生过度的肩胛骨外展及早期的上回旋，背阔肌最上方纤维的摩擦力增大。

④稳定躯干的功能下降 ➔ step 3 p.68

背阔肌代偿性过度活动会引起稳定躯干的功能下降。过度活动会导致伸展性降低，对背阔肌的牵伸力增强，产生疼痛。

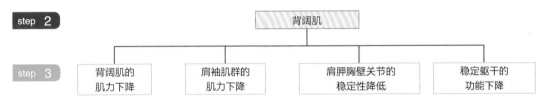

流程图　考虑背阔肌为病因的流程图

step 3　导致疼痛的原因有哪些：运动学评估

（1）背阔肌的肌力下降

背阔肌是从脊柱直接附着到肱骨的肌肉，与脊柱的稳定性有关。背阔肌的肌力关系到躯干的稳定性。可用MMT来评估背阔肌的肌力。

运动疗法的要点

背阔肌可使肩关节伸展和内旋，但在肩关节外展90°时可使肩关节内收和伸展。因此，在进行背阔肌的训练时，也要考虑背阔肌在不同体位下的作用不同。另外，在肩关节下垂时肌肉会松弛，功能减退，因此在肩关节上举位进行训练更有效。

（2）肩袖肌群的肌力下降
（3）肩胛胸壁关节的稳定性降低

斜方肌中部和下部肌束与肩胛胸壁关节的稳定性有关，因此与肩胛胸壁关节的稳定性降低的运动学评估相同。与肩胛胸壁关节的稳定性相关的肩胛胸廓间肌群中，尤其是大、小菱形肌，以及斜方肌中部、下部肌束的肌力评估更为重要。

（4）稳定躯体的功能下降

当竖脊肌和多裂肌的肌力下降时，躯干的稳定性也会降低，位于躯干后侧表层的背阔肌的活动会代偿性增多。躯干的稳定性与内侧肌肉（如腹横肌和多裂肌）有很大关系。这些肌肉的肌力减弱多由驼背和腰椎过度前屈等的不良姿势导致。

有关躯干的运动学评估内容，请参照本书第2章。

运动疗法的要点 ▶

在躯干的肌力训练中，提高腹横肌活动性时可进行腹部收紧运动，由于多裂肌在骨盆前倾运动时活动增强，因此需配合姿势力学对线的评估来实施训练。

小知识

收紧运动
吸气时腹部膨胀，然后慢慢呼气使腹部凹下去的运动。

参考文献

1） Minagawa H，Itoi E，Konno N，et al：Humeral attachment of the supraspinatus and infraspinatus tendons：an anatomic study．Arthroscopy 14：302-306，1998．

2） Mochizuki T，Sugaya H，Uomizu M，et al：Humeral insertion of the supraspinatus and infraspinatus．New anatomical findings regarding the footprint of the rotator cuff．J Bone Joint Surg Am 90：962-969，2008．

3） 村木孝行：腱板損傷　評価・診断．蒲田和芳，片寄正樹，他（監）：肩のリハビリテーションの科学的基礎．pp106-113，NAP，2009．

4） MacDonald PB，Clark P，Sutherland K：An analysis of the diagnostic accuracy of the Hawkins and Neer subacromial impingement signs．J Shoulder Elbow Surg 9：299-301，2000．

5） 新井隆三，秋田恵一，中村孝志：上腕二頭筋長頭腱の安定化機構-肩甲下筋腱，上関節上腕靭帯，烏口上腕靭帯の解剖学的構築．別冊整形外科58：2-6，2010．

6） Jost B，Koch PP，Gerber C：Anatomy and functional aspects of the rotator interval．J Shoulder Elbow Surg 9：336-341，2000．

7） Arai R，Mochizuki T，Yamaguchi K，et al：Functional anatomy of the superior glenohumeral and coracohumeral ligaments and the subscapularis tendon in view of stabilization of the long head of the biceps tendon．J Shoulder Elbow Surg 19：58-64，2010．

8） Edelson JG，Taitz C，Grishkan A：The coracohumeral ligament.

Anatomy of a substantial but neglected structure．J Bone Joint Surg Br 73：150-153，1991．

9）信原克哉：肩　その機能と臨床　第4版，pp217-227，医学書院，2012．

10）新井隆三：肩腱板の安定化機構．MB Orthop 28：1-4，2015．

11）Vangsness CT Jr，Ennis M，Taylor JG，et al：Neural anatomy of the glenohumeral ligaments，labrum，and subacromial bursa．Arthroscopy 11：180-184，1995．

12）Cooper DE，Arnoczky SP，O'Brien SJ，et al：Anatomy，histology，and vascularity of the glenoid labrum．An anatomical study．J Bone Joint Surg Am 74：46-52，1992．

13）Boileau P，Ahrens PM，Hatzidakis AM：Entrapment of the long head of the biceps tendon：the hourglass biceps—a cause of pain and locking of the shoulder．J Shoulder Elbow Surg 13：249-257，2004．

14）古泉光一：日本人ノ肩部及ビ上腕諸筋ニ就イテ．日医大誌5：1063-1083，1934．

15）林典雄：肩関節拘縮の機能解剖学的特性．理学療法21：357-364，2004．

16）Donald A．Neumann（著），嶋田智明，有馬慶美（監訳）：カラー版　筋骨格系のキネシオロジー．原著第2版，pp138-188，医歯薬出版，2012．

17）Mura N，O'Driscoll SW，Zobitz ME，et al：The effect of infraspinatus disruption on glenohumeral torque and superior migration of the humeral head：a biomechanical study．J Shoulder Elbow Surg 12：179-184，2003．

18）Robert A.Donatelli（編），山本龍二，吉松俊一，他（監訳）：肩のリハビリテーション．第1版，肩の投球障害，pp151-178，メディカル葵出版，1993．

19）高濱照：肩の機能解剖と触診のポイント．理学療法学 30：210-213，2003．

20）皆川洋至：超音波でわかる運動器疾患 診断のテクニック．pp152-184，メジカルビュー社，2010．

21）冨田恭治，尾崎二郎，中垣公男：Gloval cuff tearにおけるProprioception．肩関節16：93-95，1992．

22）森澤豊：肩甲帯障害リハビリテーション実践マニュアル，疼痛を主体とする障害．MEDICAL REHABILITATION 17：24-32，2002

23）林典雄（監），鵜飼建志（編）：セラピストのための機能解剖学的ストレッチング上肢．pp101-115，142-146，メジカルビュー社，2016．

24）中図健：上肢運動器疾患の診かた・考えかた 関節機能解剖学的リハビリテーション・アプローチ．p67，医学書院，2011．

25）Bennett GE：Shoulder and elbow lesions of the professional baseball pitcher．JAMA 117：510-514，1941．

26）Ferrari JD，Ferrari DA，Coumas J，et al：Posterior ossification of the shoulder：the Bennett lesion．Etiology，diagnosis，and treatment．Am J Sports Med 22：171-176，1994.

27）二階堂亮平，水挹貴満，仲川喜之，他：肩甲骨関節窩後方に生じた骨棘によりinternal impingementを呈した陳旧性投球障害肩の一例．スポーツ傷害 15：24-26，2010.

28）秋田恵一：肩の機能解剖．実践反復性肩関節脱臼（菅谷啓之編），pp20-28，金原出版，2010.

29）青木隆明（監），林典雄（著）：運動療法のための機能解剖学的触診技術：上肢，改訂第2版，pp177-181，p192，pp240-247，メジカルビュー社，2011.

30）Rockwood CA，Matsen FAIII（eds）：The Shoulder，3rd ed，Philadelphia，Saunders，2004.

31）沖田実：痛みの発生メカニズム–末梢機構．ペインリハビリテーション（松原貴子，沖田実，森岡周，編），pp134-177，三輪書店，2011.

32）杉本勝正，後藤英之，吉田雅人，他：投球障害肩におけるTL（triceps long head）テストの有用性．肩関節34：613-615，2010

33）赤羽根良和，林典雄：肩関節拘縮の評価と運動療法，p198，運動と医学の出版社，2013.

34）整形外科リハビリテーション学会（編）：quadrilateral space syndrome症状を呈した投球障害肩に対する運動療法．関節機能解剖学に基づく整形外科運動療法ナビゲーション上肢・体幹，改訂第2版，p46，メジカルビュー社，2014.

35）村木孝行，山本宣幸，Kristin Zhao，他：関節モビライゼーションで肩関節後方関節包を伸張するために必要な負荷と反復回数について　新鮮凍結遺体肩を用いた研究．理学療法学37：p794，2010.

36）岩堀祐介，加藤真，佐藤啓二，他：少年野球選手の肩関節内旋可動域の減少．肩関27：415-419，2003.

37）石川博明，村木孝行：スポーツ障害に対する運動療法　その適応と実際　肩関節．臨床スポーツ医学32：740-746，2015.

38）整形外科リハビリテーション学会（編）：投球に伴う広背筋損傷に対する運動療法．関節機能解剖学に基づく整形外科運動療法ナビゲーション上肢・体幹，改訂第2版，pp70-71，p87，メジカルビュー社，2014.

39）鵜飼建志，林典雄，赤羽根良和，他：広背筋部痛を訴える野球肩の発生原因に対する一考察．東海スポーツ傷害研究会会誌22：38-40，2004.

40）村上彰宏，櫻庭景植：投球動作における肩関節水平外転動作と投球肩障害の関連について．順天堂スポーツ健康科学研究2：171-175，2011.

2 肘关节

肘关节的结构和功能

肘关节是一个复合体，包括肱骨滑车和尺骨滑车切迹组成的肱尺关节，肱骨小头和桡骨关节凹组成的肱桡关节，以及桡骨头的环状关节面和尺骨的桡切迹组成的桡尺近侧关节（图1.2.1）。肱尺关节和肱桡关节可使肘关节完成屈曲/伸展运动，桡尺近侧关节为车轴关节，主要完成前臂的旋前/旋后运动。前臂的旋前/旋后运动是桡尺近侧关节和桡尺远侧关节两个关节共同完成的。

➡**肱尺关节**
humeroulnar joint

➡**肱桡关节**
humeroradial joint

➡**桡尺近侧关节**
superior (proximal)
radioulnar joint

A. 肘关节容易发生的功能障碍

肘关节的关节活动度较大。肱尺关节的结构使肘关节屈曲/伸展运动终末期关节侧方的稳定性较高，韧带与肌肉对活动范围的中间部分发挥稳定作用的贡献较大。因此，如果在活动范围的中间部分施加较强外力或者日常生活中频繁出现较弱外力，稳定性结构的负荷会增加，从而产生疼痛。另外，肘关节的屈曲/伸展运动以及前臂的旋前/旋后运动受限，还会导致肩关节和腕关节疼痛。

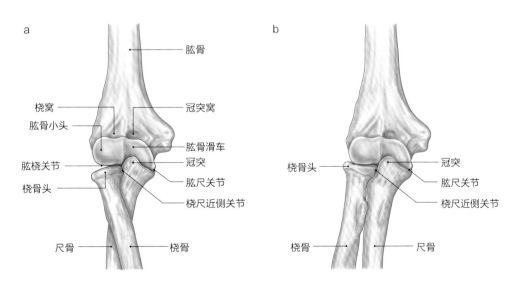

图1.2.1　肘关节
a. 内旋位；b. 外旋位。肘关节由肱尺关节、肱桡关节和桡尺近侧关节构成

B. 肘关节的稳定结构

- ● 静态稳定结构

- 骨的形态：由肱骨滑车和尺骨滑车切迹构成的肱尺关节的适应性较高。特别是在肘关节屈曲的终末期，尺骨冠突镶嵌在肱骨冠突窝内，在肘关节伸展的终末期，鹰嘴镶嵌在鹰嘴窝内（图1.2.2）。

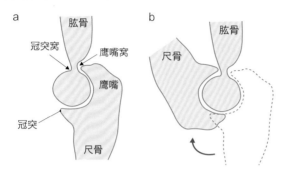

图1.2.2 肱尺关节的嵌入
a. 伸展位；b. 屈曲位。肘关节伸展时鹰嘴镶嵌在鹰嘴窝内，屈曲时尺骨冠突镶嵌在冠突窝内，使侧方稳定性增强

- 滑膜皱褶：为弥补关节窝过深而存在的纤维软骨组织。肘关节前上方的盂唇容易损伤。
- 关节囊和韧带：关节囊和韧带有助于维持关节稳定。肘关节的韧带分为内侧副韧带和外侧副韧带（图1.2.3）。

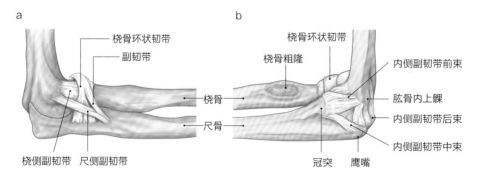

图1.2.3 肘关节韧带
a.外侧面；b.内侧面。肘关节内侧副韧带制动外翻，外侧副韧带制动内翻

- ● 动态稳定结构

- 内侧支持结构：前臂屈肌群中起始于肱骨内上髁的尺侧腕屈肌、指浅屈肌、桡侧腕屈肌和旋前圆肌，制动肘关节外翻（图1.2.4）。

- 外侧支持结构：前臂伸展肌群中起始于肱骨外上髁的桡侧腕短伸肌和桡侧腕长伸肌，制动肘关节内翻（图1.2.5）。

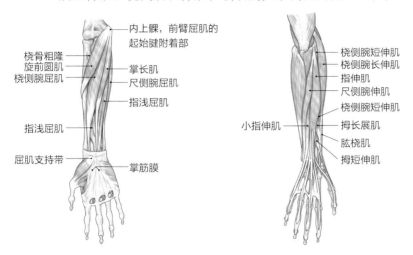

图1.2.4　前臂屈肌群
前臂屈肌群起始于肱骨内上髁

图1.2.5　前臂伸肌群
前臂伸肌群起始于肱骨外上髁

C. 肘关节的运动

尺骨的滑车切迹有被称为滑车沟的沟槽，沟里嵌入了尺骨的滑车切迹，可以进行肘关节运动。可以把滑车沟设想为轨道，滑车切迹为车轮，其运动轨迹已被确定（图1.2.6）。肱骨滑车后面的滑车沟是肘关节伸展运动中的轨道，向外侧倾斜。因此，肘关节伸展时，前臂外翻。这个外翻角度称为提携角。提携角是在肘关节伸展时上臂的长轴和前臂的长轴形成的锐角。

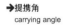

➜提携角
carrying angle

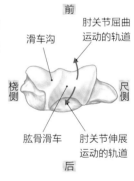

图1.2.6　滑车沟

肘部内侧疼痛

step1　怎样运动会导致疼痛：明确受力

当肘关节内侧受力时，外翻时的牵伸力增加，屈曲时的牵伸力增加更为明显。

当受到牵伸力时，可考虑内侧副韧带、前臂屈肌群或尺神经三者其一出现了问题。

前臂屈肌群出现问题时，大多数情况可以通过物理治疗来解决，如果问题涉及内侧副韧带，病情会加重。和这两种情况相比，尺神经出现问题的概率较低。

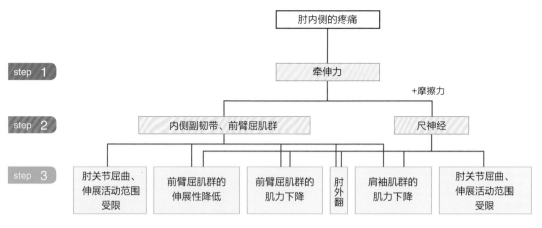

流程图 肘内侧疼痛的评估策略

（1）内侧副韧带（图1.2.7）

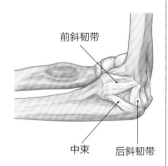

前斜韧带（AOL）

近端附着部：肱骨内上髁前下方

远端附着部：尺骨冠突

功能：在肘关节屈曲20°~120°时
　　　对抗外翻应力

中束（TL）

近端附着部：鹰嘴尖端

远端附着部：尺骨冠突

功能：冠突部使AOL紧张

后斜韧带（POL）

近端附着部：肱骨内上髁（AOL后方）

远端附着部：肘内侧

功能：在肘关节屈曲时对抗外翻应力

→内侧副韧带
medial collateral ligament, MCL

→前斜韧带
anterior oblique ligament, AOL

→中束
transverse ligament, TL

→后斜韧带
posterior oblique ligament, POL

图1.2.7 内侧副韧带

● 疼痛发生的解剖学原因

　　肘内侧副韧带（MCL）是对抗肘关节外翻应力的韧带。MCL在解剖学上分为AOL、TL和POL（图1.2.7）。

　　AOL是连接肱骨内上髁的前下部和尺骨冠突的关节囊韧带。AOL肱骨侧的附着部位于肘关节屈伸轴的稍后方。因此，在肘关节伸展时前方的纤维受到牵伸，屈曲时后方的纤维受到牵伸[1,2]。可以认为，在肘关节屈曲/伸展至任何角度的情况下，AOL都保持紧张状态（图1.2.8）。

POL是连接肱骨内上髁的后方部分和肘关节内侧的关节囊韧带，此韧带在肘关节屈曲时受到的牵伸力是伸展时的2倍。

可以认为，在内侧副韧带中，伸展时AOL前方紧张，屈曲时AOL后方和POL紧张（图1.2.8）。因此，MCL损伤或损伤后瘢痕发生在AOL时，肘关节屈曲/伸展都受限。损伤或瘢痕在POL时，肘关节屈曲活动范围受限，在关节活动范围的终末区域，肘关节内侧会产生疼痛。

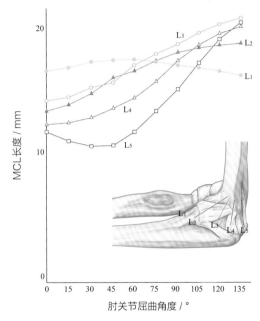

图1.2.8　肘关节屈曲和伸展时MCL的长度变化
肘关节屈曲时POL的紧张度较高，伸展时AOL的紧张度较高，但AOL在屈曲时也保持较高的紧张状态。图片引自［司馬良一：肘関節の骨格構造の機能解剖. 関節外科39：27-36，1990］

投球时，包括MCL在内的肘内侧支撑结构整体上增加了290 N张力，MCL自身增加了约35 N·m的外翻力[3,4]。据报道，MCL的最大损伤强度为260 N，损伤扭矩约为32 N·m[5]。可以认为，在一次投球动作中，MCL承载了很大的外翻负荷，前臂屈肌群与之一起承受这个负荷。因此，慢性的受力会造成MCL的微小损伤。这时，不仅肘关节外翻，在屈曲/伸展运动时肘内侧也会产生疼痛。

● MCL的触诊（图1.2.9）

MCL起始于肱骨内上髁，因此，首先要触摸到肱骨内上髁。沿上臂内侧的骨干向远端寻找，在远端可触摸到骨向内侧突出。这个突出部分的顶点就是肱骨内上髁。肘关节轻度屈曲时，将手指放

小知识

N 和 N·m
　　力的单位为 N，力和力到支点的直线距离的积为力矩（N·m）。

在内上髁，使肘关节外翻，可触摸到MCL处于紧张状态。

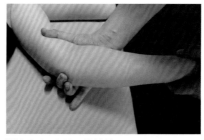

图1.2.9　MCL的触诊

● MCL的骨科试验

外翻压力试验（图1.2.10）

- 检查体位：被检查者呈仰卧位。
- 操作：检查者使被检查者患侧肘关节轻度屈曲。
- 判定：对于肘关节的外翻负荷不能感觉到韧带紧张，关节裂缝变大时，结果为阳性（另外，在肘关节伸展位也同样感到不稳定时，判定为不稳定性增强）。
- 功能意义：MCL受损，不能制动肘关节外翻。
- 注意点：外翻压力试验可以判断肘关节是否存在不稳定性，但也有可能引起疼痛。即使出现疼痛，也不能考虑为MCL导致的疼痛。疼痛的部位可能为后文将要提及的前臂屈肌群或者尺神经，需要进行进一步评估。

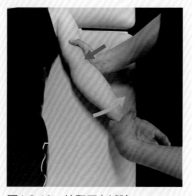

图1.2.10　外翻压力试验

肘关节外翻应力试验（moving valgus stress test）（图1.2.11）

- 检查体位：被检查者仰卧位。
- 操作：检查者使被检查者患侧肘关节完全屈曲，并施加一定的外翻负荷。
- 判定：一边增加肘关节的外翻负荷，一边使肘关节做急剧地伸展运动，如果肘关节在屈曲70°～120°附近MCL部位出现疼痛，结果为阳性。
- 功能意义：肘关节在外翻负荷下伸展，在接近投球动作状态下接受检查。

- 注意点：据报道，投球障碍造成肘MCL损伤时此试验的灵敏度为100%，特异度为75%[6]。怀疑投球障碍造成MCL损伤时，此试验是必须要进行的检查。

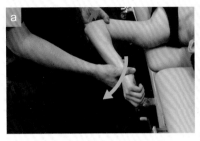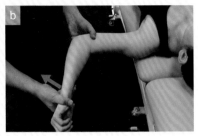

图1.2.11　肘关节外翻应力试验

（2）前臂屈肌群（图1.2.12）

旋前圆肌

起　　点：肱骨头起于肱骨内上髁；尺骨头起于尺骨冠突

止　　点：桡骨外侧面（旋后肌止点远端）

支配神经：正中神经

作　　用：使前臂旋前，肘关节轻度屈曲

尺侧腕屈肌

起　　点：肱骨头起于肱骨内上髁；尺骨头起于尺骨鹰嘴

止　　点：止于豌豆骨

支配神经：尺神经

作　　用：使腕关节尺偏、掌屈，使肘关节轻度屈曲

桡侧腕屈肌

起　　点：肱骨内上髁

止　　点：第2掌骨底掌面（有时为第3掌骨）

支配神经：正中神经

作　　用：使腕关节掌屈、桡偏，前臂旋前，以及肘关节轻度屈曲

掌长肌

起　　点：肱骨内上髁

止　　点：手掌腱膜

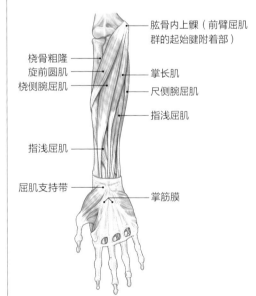

图1.2.12　前臂屈肌群

> 支配神经：正中神经
>
> 作　　用：使腕关节掌屈，紧张掌腱膜
>
> 指浅屈肌
>
> 起　　点：肱骨头起于肱骨内上髁；尺骨头起于尺骨冠突；
> 　　　　　桡骨头起于桡骨粗隆远端骨干前面
>
> 止　　点：第2～5指的中节指骨体两侧
>
> 支配神经：正中神经
>
> 作　　用：使腕关节掌屈，使第2～5指近侧指骨间关节和掌
> 　　　　　指关节屈曲，以及使肘关节轻度屈曲

● **疼痛发生的解剖学原因**

一次投球对肘部MCL施加的外翻负荷可超过MCL的断裂强度。可以认为，肘外翻的负荷由前臂屈肌群和MCL一起对抗[7]。

无论尺侧腕屈肌处于怎样的屈曲角度，指浅屈肌在肘关节屈曲30°～90°时和AOL的走行一致。因此，尺侧腕屈肌和指浅屈肌的主要功能为外翻制动。Otoshi等对前臂屈肌群起点的结构进行了详细讨论[8]。尺侧腕屈肌的肱骨头和指浅屈肌的筋膜形成共同肌腱，沿AOL的后缘附着于肱骨内上髁至关节囊之间。另外，桡侧腕屈肌和掌长肌的起点与旋前圆肌、指浅屈肌的筋膜一起沿AOL的上缘形成共同腱。

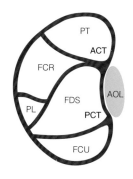

图1.2.13　AOL和共同腱
AOL的表层被指浅屈肌（FDS）覆盖，可见FDS和旋前圆肌长肌（PT）的共同腱（前方共同腱，ACT）与FDS和尺侧腕屈肌（FCU）的共同腱（后方共同腱，PCT）的位置关系。FCR—桡侧腕屈肌；PL—掌长肌。图片引自［Otoshi K,et al: The proximal origins of the flexor-pronator muscles and their role in the dynamic stabilization of the elbow joint:an anatomical study.Surg Radiol Anat 36:289-294, 2014］

AOL前后都有共同腱，AOL被夹在其中（图1.2.13）。尺侧为后方共同腱，桡侧为前方共同腱。后方共同腱为膜状，前方共同腱为索状，强度较大，呈现出与AOL类似的组织像[8]。有研究表明，指浅屈肌和尺侧腕屈肌非常重要，但形成前方共同腱的旋前圆肌和桡侧腕屈肌也很重要。特别是旋前圆肌，其尺骨头有通过关节囊附着于肱骨内上髁的纤维，起到动态外翻支撑结构的作用[8,9]。

总之，以尺侧腕屈肌、指浅屈肌和旋前圆肌为中心的前臂屈肌群，外翻时会受到很大的牵伸力，前臂屈肌群如果不能承受这些负荷，会产生附着部变性，导致肘内侧疼痛。

● **前臂屈肌群的触诊**

①尺侧腕屈肌（图1.2.14）

尺侧腕屈肌在前臂屈肌群中，位于最尺侧。其起点与指浅屈肌构成共同腱，因此和指浅屈肌分开进行触诊较为困难。可以先在远端触到被检查者尺侧腕屈肌肌腱，然后向近端移动，就可以触摸到尺侧腕屈肌。在进行尺侧腕屈肌触诊时，腕关节进行尺偏/掌屈运

动，此时可触摸到豌豆骨，肌腱也会显现出来，可以被触摸。触摸不到时，使第五指做屈曲外展运动，同时给予阻力，可触摸到肌腱的硬度，由此向近端触诊。

②掌长肌（图1.2.15）

掌长肌的肌腱不通过屈肌支持带的深层。因此，在前臂屈肌群中是最容易在体表被触及的。首先被检查者做手指对指运动，此时掌长肌收缩，手掌筋膜紧张，固定掌长肌肌腱，向近端触诊。

③指浅屈肌（图1.2.16）

腕关节呈屈曲 / 伸展中立位，掌指（metacarpo Phalangeal，MP）关节呈伸展位、远端指间（disal interphalangeal，DIP）关节呈伸展位时，近端指间（proximal interphalangeal，PIP）关节做屈曲运动。指浅屈肌位于尺侧腕屈肌的桡侧深层，因此可在肱骨内上髁触摸到。MP关节和PIP关节屈曲时，掌长肌、指深屈肌收缩，如果可能的话，不要做这些动作，可触摸到指浅屈肌的肌腹宽度。

④桡侧腕屈肌（图1.2.17）

被检查者腕关节做掌屈/桡偏运动时，在掌长肌的桡侧可触摸到桡侧腕屈肌肌腱，由此向近端移动，可触摸到指浅屈肌桡侧肌腹。

⑤旋前圆肌（图1.2.18）

被检查者腕关节掌屈、肘关节屈曲，前臂旋前。在肱骨内上髁，检查者将手指置于朝向桡骨的方向，在旋前圆肌末端，将指

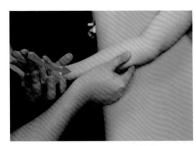

→尺侧腕屈肌
flexor carpi ulnaris m.

图1.2.14　尺侧腕屈肌的触诊

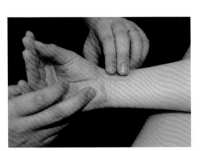

→掌长肌
palmaris longus m.

图1.2.15　掌长肌的触诊

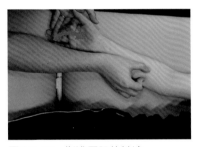

→指浅屈肌
flexor digitorum superficialis m.

图1.2.16　指浅屈肌的触诊

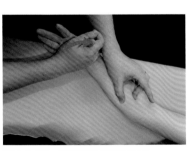

→桡侧腕屈肌
flexor carpi radialis m.

图1.2.17　桡侧腕屈肌的触诊

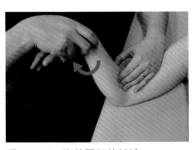

→旋前圆肌
pronator teres m.

图1.2.18　旋前圆肌的触诊

腹推回，可触摸到旋前圆肌收缩。

● 前臂屈肌群试验

屈腕试验（Wrist flexion test）（图1.2.19）和前臂旋前试验（forearm pronation test）（1.2.20）[10]

- 检查体位：被检查者呈坐位，检查侧的肘关节伸展，前臂旋后。
- 操作：进行屈腕试验时，被检查者腕关节掌屈，检查者给予阻力。前臂旋前试验时，被检查者前臂旋前，检查者给予阻力。
- 判定：肘部内侧出现疼痛时，结果为阳性。
- 功能意义：进行屈腕试验时，尺侧腕屈肌工作。前臂旋前试验时，旋前圆肌和桡侧腕屈肌工作。肌肉收缩引起附着部受到牵伸，出现疼痛。

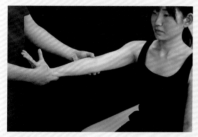

图1.2.19　屈腕试验

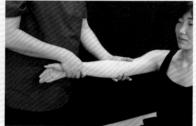

图1.2.20　前臂旋前试验

● 怎样理解触诊和检查结果？

在外翻压力试验中，出现不稳定时，可考虑MCL损伤。MCL的损伤原因可能为肘关节外翻引起的牵伸力。没有出现不稳定但肘关节内侧疼痛的情况，大多是由MCL或者前臂屈肌群受到牵伸力导致的。肘关节内侧出现牵伸力时，可考虑以下5个运动学因素。

①前臂屈肌群的伸展性降低 ➡ step 3 p.85

前臂屈肌群的伸展性降低，对肱骨内上髁的牵伸力增加。另外，前臂屈肌群中有覆盖MCL的肌肉，这些肌肉的挛缩可能会导致MCL受到的牵伸力增加。

②前臂屈肌群的肌力下降 ➡ step 3 p.85

与MCL一起对抗肘关节外翻负荷的前臂屈肌群的肌力下降，MCL的牵伸力会相对增加。另外，前臂屈肌群的肌力下降或负荷过多，会引起前臂屈肌群的伸展性降低。

③肘外翻 → step 3 p.86

肘关节有生理性外翻。如果生理性肘外翻增强，则MCL受到的牵伸力会增加。

④肩袖肌群的肌力下降 → step 3 p.20

尤其在投球障碍时，肩关节周围的肌力下降容易导致在肘关节下沉状态下投球。肘关节下沉会导致前臂离开躯干，使肘内侧的外翻负荷增加。

⑤肘关节屈曲/伸展活动范围受限 → step 3 p.86

肘关节屈曲、伸展活动范围受限，会导致肘关节侧方不稳定性增加。肘关节屈曲时，肱骨冠突窝内嵌入尺骨冠突，伸展时，鹰嘴窝内嵌入鹰嘴而实现骨的稳定。但是，活动范围不充分时，骨的稳定性会降低，因此前臂屈肌群的肌力非常重要。

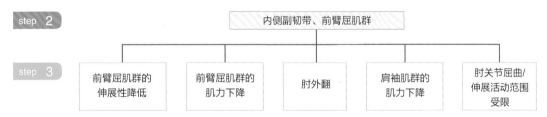

流程图　考虑内侧副韧带、前臂屈肌群为病因的流程图

（3）尺神经

● 疼痛发生的解剖学原因

尺神经来自臂丛内侧束，和肱动脉一起从上臂内侧下行，通过肱骨内上髁后方，下行至前臂前内侧。尺神经在腕关节通过名为腕尺管（又名Guyon管）的部位。尺神经在此部位易受压，支配第4、5指的手内肌和接收周边区域的感觉（图1.2.21）。尺神经在肘关节附近有3个部位可能卡压尺神经。

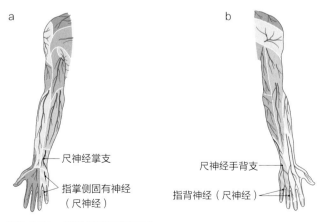

图1.2.21　尺神经的支配区域

a.前面观；b.后面观

①肱二头肌内侧沟

尺神经最初经过肱二头肌内侧沟（外科学斯特拉瑟氏弓）（图1.2.22）。肱二头肌内侧沟是肱三头肌内侧头和肱二头肌之间的间隙，在此和肱动脉伴行。以投球等为代表的动作会使肱二头肌和肱三头肌发达，上臂筋膜肥厚，肌间隙变窄，尺神经受压。

②肘管（图1.2.22）

通过肱二头肌内侧沟后，尺神经经过肱骨内上髁后下方的尺神经沟，尺神经沟表层有滑车上肘韧带。以尺神经沟为底、以滑车上肘韧带为顶的部位称为肘管。滑车上肘韧带是连接肱骨内上髁和尺骨鹰嘴的韧带，在肘关节完全屈曲时紧张。如果滑车上肘韧带肥厚，在肘关节屈曲90°～120°时就会紧张，造成尺神经在肘管部被卡压。支配肘关节内侧感觉的神经在肘管部有分支，当神经被位于分支部以上部位的肱二头肌内侧沟或肘管压迫时，肘部内侧会产生疼痛。

③尺侧腕屈肌（图1.2.23）

通过肘管后，尺神经通过尺侧腕屈肌深层。尺侧腕屈肌在肘部分为肱骨头和尺骨头，在此之间有被称为三角弓状韧带（Osborne's band）的肌筋膜样组织存在。尺侧腕屈肌过度受压会导致此肌筋膜样组织肥厚，造成同部位的尺神经受压。

调查肘管综合征再手术病例卡压原因的研究表明，肘管周围的尺神经有广泛的瘢痕，尺神经在尺侧腕屈肌筋膜边缘受卡压的情况较多[11]。需要手术的重症病例不适用物理治疗，但需要对存在神经卡压的病例进行评估。

→尺神经
ulnar nerve

→肘管
cubital tunnel

→滑车上肘韧带
cubital tunnel retinaculum

→尺侧腕屈肌
flexor carpi ulnaris m.

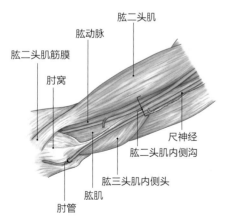

图1.2.22　肘管
尺神经位于肘管深层，容易受到卡压

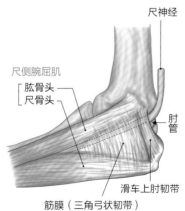

图1.2.23　尺侧腕屈肌
通过肘管的尺神经，贯穿尺侧腕屈肌

● 尺神经的触诊（图1.2.24）

对肱骨内上髁后下方存在的尺神经进行触诊。近端有肱二头肌内侧沟与肱动脉伴行，因此检查者的手指沿肱动脉向近端移动就可以触摸到尺神经。

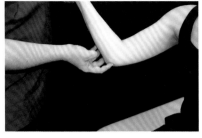

图1.2.24 尺神经的触诊

● 尺神经试验

尺神经的类Tinel征（图1.2.25）

- 检查体位：被检查者呈坐位，肘关节屈曲，前臂旋后。
- 操作：检查者徒手压迫被检查者的3个易被卡压部位。
- 判定：肘部内侧产生疼痛时，结果为阳性。
- 功能意义：对尺神经进行机械刺激压迫时，如出现症状，可以考虑被压迫部位出现尺神经的卡压性障碍。
- 注意点：很少单独卡压3个部位中的1个[12]。

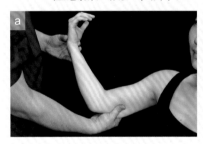
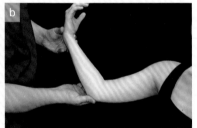
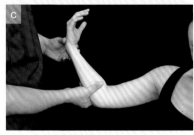

图1.2.25 尺神经的类Tinel征
a.肱二头肌内侧沟；b.肘管；c.尺侧腕屈肌

尺神经牵伸试验上肢神经动力学测试3[13]（图1.2.26）

- 检查体位：被检查者呈坐位。
- 操作：嘱被检查者上肢关节按照以下顺序操作。

　①腕关节和手指关节屈曲；

　②前臂旋前；

→上肢神经动力学测试3
upper limb neurodynamic test 3，ULNT3

③肘屈曲；

④肩外旋；

⑤肩胛骨下降；

⑥肩胛骨外展；

⑦颈部向对侧屈曲。

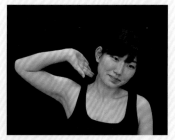

图1.2.26 尺神经牵伸试验

- 患部出现牵伸感、疼痛、刺痛或灼热感等异常感觉，继续运动至不能进行为止。询问被检查者获得数字评分法（NRS）得分的同时，测量肩关节的外展角度。

- 判定：患侧与健侧相比，NRS得分高，或者外展角度小时，结果为阳性。

- 功能意义：通过对尺神经最大限度的牵伸，增强对尺神经的牵伸力，诱发疼痛。

- 注意点：正常人也会偶尔出现神经牵伸感或疼痛等异常感觉，一定要比较左、右两侧的差异。此试验有性别差异，女性可能会有较强的牵伸感。在很多病例中，肩关节外展可致手部出现症状。有报道称，健康男性肩关节外展最大可达115°，女性可达90°，患侧与健侧或治疗前后对比相差6°以上者有统计学意义[14]。

小知识

数字评分法（numeric rating scale，NRS）

将疼痛判分为从0到10的11个阶段，让患者自己把疼痛数值化的方法。把初诊或治疗前的疼痛作为"10"，可以确认治疗后疼痛的改善程度。把至今为止经历过的最严重的疼痛作为"10"，完全没有疼痛的状态作为"0"的话，可以询问现在的疼痛是多少。

● **怎样理解触诊和检查结果？**

尺神经受到的牵伸力增大时，除了考虑前臂屈肌群的肌力下降及伸展性降低、肘外翻和肩关节周围肌的肌力下降之外，还要考虑肱二头肌和肱三头肌内侧头的过度紧张。另外，这也与以肘管为首的卡压部位的断裂、腱鞘囊肿等解剖学因素有关系，因此，X线、CT、MRI和超声等检查也很重要。

①肱二头肌、肱三头肌内侧头过度紧张 step 3 p.87

由于肱二头肌、肱三头肌内侧头过度紧张，肱二头肌内侧沟变浅。因此，尺神经受到的摩擦力增大。

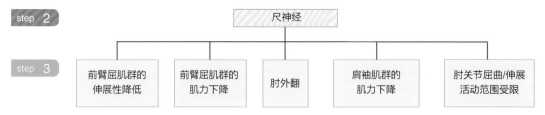

流程图 考虑尺神经为病因的流程图

（1）前臂屈肌群的伸展性降低

检查前臂屈肌群的伸展性，最重要的是触诊评估。另外，可测量不同体位下的关节活动范围以及肌肉牵伸前后的活动范围。腕关节和手指角度变化时的活动范围测定结果见表1.2.1。桡侧腕屈肌和尺侧腕屈肌分别起到桡偏和尺偏的作用，但桡偏活动范围小，很难从活动范围测量值中判断活动是否受限。因此，有必要询问被检查者牵伸感出现的部位。若能单独触诊前臂屈肌群，则可通过在伸展位压迫各肌肉，来评估疼痛和牵伸感是否变强。

表1.2.1　前臂屈肌群的活动范围测量

肌肉	前臂外旋	腕关节背伸	手指伸展	活动范围测量	判定
旋前圆肌	紧张	无变化	无变化	在腕关节掌屈、手指屈曲状态下比较左、右两侧存在前臂旋后的活动范围	腕关节掌屈、手指屈曲时，其他前臂屈肌群紧张度降低，左、右两侧存在差异说明旋前圆肌挛缩
桡侧腕屈肌和尺侧腕屈肌	紧张	紧张	无变化	手指屈曲时比较左、右两侧背伸的活动范围	手指屈曲时，指浅屈肌紧张度降低，腕关节背伸受桡侧腕屈肌和尺侧腕屈肌的影响。左、右两侧存在差异说明桡侧腕屈肌和尺侧腕屈肌挛缩
指浅屈肌	紧张	紧张	紧张	手指伸展和屈曲时比较左、右两侧的背伸角度	测量手指伸展和屈曲时背伸角度的差异。手指伸展时，指浅屈肌紧张，背伸角度受限。左、右两侧存在差异说明指浅屈肌挛缩

运动疗法的要点

投球导致前臂屈肌群的硬度变化情况因对象而异，因此最好通过仔细触诊、检查活动范围和确认末端感觉，来确认目标肌肉，然后实施牵伸和徒手治疗。

（2）前臂屈肌群的肌力下降

前臂屈肌群的肌力下降的主要原因是身体尚未完全发育成熟却对肌群过度使用，或外伤后缺少活动导致的失用性肌萎缩等。尺侧腕屈肌可使腕关节尺偏，旋前圆肌可使前臂旋前，指浅屈肌可使手指屈曲，因此不仅要检查腕关节的掌屈肌的肌力，还要单独检查这些肌肉，必要时进行肌力训练。肌力评估根据MMT进行。

前臂旋前肌进行强化训练时，腕关节会出现掌屈和尺偏，从而无法对目标肌肉进行充分训练。因此，必须注意腕关节的代偿动作。

（3）肘外翻

肘关节的生理性外翻与肱尺关节的形态有关。肱尺关节由肱骨滑车上存在的沟（滑车沟）与尺骨滑车切迹组成。肘关节处于伸展位时，肱骨滑车后面的中心沟嵌入滑车切迹而运动。肱骨滑车后面的中心沟从近端内侧向远端外侧走行。因此，尺骨也向外倾斜一定的角度，呈外翻位。

另外，儿童期肱骨外上髁骨折的畸形愈合也可引起肘外翻，尺神经受到牵伸会产生尺神经麻痹，称为迟发性尺神经麻痹。

肘外翻角度（肘角）正常为10°～15°，15°以上的情况称为肘外翻（图1.2.27）。

➡肘外翻
cubitus valgus

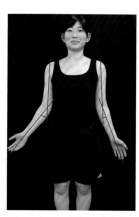

图1.2.27　肘外翻（右）

肘外翻是由骨的形态决定的，因此不可以通过物理治疗来改善。但是可以从肘外翻施加于肘部内侧的负荷增加中，找到引起肘外翻的前臂屈肌群和肩关节等部位的功能障碍，采用相对应的运动疗法进行治疗。

（4）肘关节屈曲/伸展活动范围受限（表1.2.2）

对于肘关节屈曲/伸展的活动范围，可以使用日本骨科学会、日本康复医学会规定的方法进行测量，末端感觉的评估非常重要。正常的肘关节末端感觉为骨性，屈曲时有软组织被牵伸的末端感觉，当肘关节前面有牵伸感时，可考虑位于其前面的肱肌和肱二头肌伸展性存在问题。肱二头肌是跨越肩关节和肘关节的双关节肌，因此，可以通过确认肩关节被动屈曲、前臂旋前状态下伸展活动范围是否扩大来探讨是否与肱二头肌相关。

另外，肘关节屈曲活动范围受限，对肱三头肌和其深层脂肪垫的挛缩影响很大。具体请参照后文相关内容。

表1.2.2　肘关节伸展活动范围的测定结果

病例	肩关节下垂前臂旋后	肩关节下垂前臂旋前	肩关节上举前臂旋后	解释
病例A	−15°	−15°	−15°	肱肌、关节囊挛缩
病例B	−15°	末端感觉减弱	−5°	肱二头肌挛缩

肱肌在肘关节的关节囊直上走行，通过旋前圆肌深层，附着于尺骨粗隆。桡动脉和正中神经也在此处走行，该部分是脂肪组织和疏松结缔组织较多的部分。用徒手治疗增大此处肌间的滑动性，可改善肘关节的伸展活动范围。

➡肱肌
brachialis m.

（5）肱二头肌、肱三头肌内侧头过度紧张

肱二头肌、肱三头肌内侧头过度紧张，需要通过触诊进行评估。肱二头肌是一个双关节肌，可使肩关节、肘关节屈曲。因此，通过触诊评估加上肩关节伸展时肘关节伸展角度的测量和末端感觉，可确认肱二头肌的紧张度。但除了触诊检查以外，还没有对肱二头肌或肱三头肌内侧头过度紧张引起尺神经卡压的鉴别检查，若考虑尺神经在肱二头肌、肱三头肌内侧头被卡压的可能性，可进行肱二头肌和肱三头肌的DTTT鉴别。

➡肱二头肌
biceps brachii m.

➡肱三头肌内侧头
medial head of triceps brachii m.

肱三头肌内侧头附着于鹰嘴和其附近的关节囊上。肘关节进行伸展运动时，肱三头肌内侧头收缩可使肘关节的后方关节囊提高，预防后方撞击。此时，肱三头肌内侧头和鹰嘴窝之间充满柔软的脂肪组织。这些脂肪组织的柔韧性降低可导致其后方发生撞击。因此，恢复其后方柔韧性的徒手疗法比较重要。

● 肱二头肌的DTTT

发病组织	肱二头肌
症状	肘关节内侧疼痛
方法	被检查者呈坐位，检查者一手把被检查者的肩胛骨固定于上回旋位，另一手握住被检查者的手掌，在其腕关节背伸、前臂旋前和肘关节伸展时使肩关节伸展[14]
判定	牵伸肱二头肌可减少肌肉紧张，肘内侧疼痛减轻可考虑由肱二头肌压迫尺神经导致
功能意义	肱二头肌内侧沟部尺神经受压，如果肱二头肌紧张度减轻，则症状减轻
注意点	牵伸导致疼痛增强时，在不产生疼痛的范围内进行牵伸，判断肌紧张减轻后疼痛是否减轻

● 肱三头肌内侧头的DTTT（图1.2.28）

发病组织	肱三头肌内侧头
症状	肘关节内侧疼痛
方法	被检查者呈坐位，肘关节屈曲。检查者手持被检查者的肱三头肌，使其向背侧近端伸展，此时肱三头肌的内侧头直接向外移动
判定	肱三头肌内侧头的牵伸可减少肌肉紧张，肘内侧疼痛减轻可能由肱三头肌内侧头压迫导致
功能意义	肱二头肌内侧沟部尺神经受压，肱三头肌内侧头紧张度减轻时症状减轻。肱三头肌内侧头收缩时向内侧移动，因此，直接牵伸可使肌腹向外侧移动，产生牵伸感
注意点	牵伸导致疼痛增强时，在不产生疼痛的范围内进行牵伸，判断肌紧张减弱后疼痛是否减轻

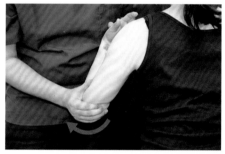

图1.2.28　肱三头肌内侧头受到压迫

2　肘部外侧疼痛

step1　怎样运动会导致疼痛：明确受力

关于施加于肘关节外侧的力，肘关节内翻时牵伸力增加，外翻时压缩力增加。另外，无论是牵伸力还是压缩力，都会因前臂的旋前/旋后而增加剪切力。另外，肘关节外侧有腕关节伸肌腱附着，因此，腕关节的背伸会导致伸肌腱附着部的牵伸力增加。

肘关节受到牵伸力时，可以考虑肘关节外侧前臂伸肌群或关节囊功能障碍。

肘关节受到压缩力时，可以考虑肱桡关节或滑膜皱襞出现问题。

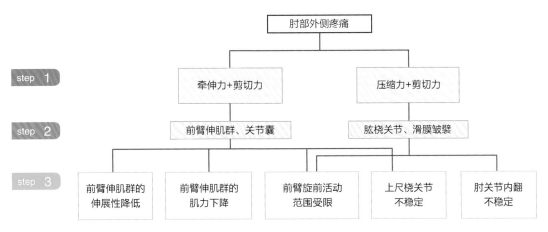

流程图 肘外侧疼痛的评估策略

step2 疼痛出现在哪些部位：解剖学评估

（1）前臂伸肌群、关节囊（图1.2.29）

桡侧腕长伸肌

起　　点：肱骨外上髁

止　　点：第2掌骨底背侧

支配神经：桡神经

作　　用：使肘关节伸展，腕关节背伸

桡侧腕短伸肌

起　　点：肱骨外上髁

止　　点：第3掌骨底背侧

支配神经：桡神经

作　　用：使肘关节伸展、腕关节背伸

指伸肌

起　　点：肱骨外上髁

止　　点：第2~5指中节和远节指骨底背侧

支配神经：桡神经

作　　用：使第2~5指的MP关节、PIP关节伸展，并使腕关节
　　　　　背伸、肘关节伸展

尺侧腕伸肌

起　　点：肱骨外上髁

止　　点：第5掌骨底背侧

支配神经：桡神经

作　　用：使肘关节伸展，使腕关节背伸、尺偏

→桡侧腕长伸肌
extensor carpi radialis longus m.

→桡侧腕短伸肌
extensor carpi radialis brevis m.

→指伸肌
extensor digitorum m.

→尺侧腕伸肌
extensor carpi ulnaris m.

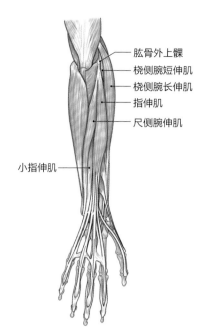

图1.2.29　前臂伸肌群
附着于肱骨外上髁的肌肉有桡侧腕短伸
肌、指伸肌和尺侧腕伸肌

肱骨外上髁
桡侧腕短伸肌
桡侧腕长伸肌
指伸肌
尺侧腕伸肌
小指伸肌

● 疼痛发生的解剖学原因

前臂伸肌群的主要作用是肘关节伸展、前臂旋后和腕关节背伸。特别是桡侧腕长伸肌和桡侧腕短伸肌，它们是腕关节背伸的主要作用肌。在网球的反手击球等动作中，腕关节通常需要固定于掌屈/背伸中立位。但是，技能较差的运动员，腕关节掌屈会产生较大的离心收缩[15]。可以认为，反复出现前臂伸肌群离心收缩会导致附着部变性。

前臂伸肌群中，桡侧腕短伸肌、指伸肌和尺侧腕伸肌具有共同肌腱。在共同肌腱中，桡侧腕短伸肌存在于最深层，且其肌腱纤维延伸至上方，与其他肌肉起始腱的腱性和肌性互相混合不同，桡侧腕短伸肌起始腱为单纯的腱性结构[16]。桡侧腕短伸肌产生较大张力，传递到附着部面积小的肌腱上，产生较强的牵伸力，从而导致疼痛。

另外，据Nimura等的报道，位于桡侧腕短伸肌起始腱深层的关节囊前壁厚度仅为3.3 mm左右，极其脆弱，但其后方与外旋肌筋膜汇合，厚度约为10.7 mm。关节囊前壁结构的脆弱性被认为是肱骨外上髁炎的病因之一[17,18]。

● 前臂伸肌群的触诊

①指伸肌的触诊（图1.2.30）

示指和小指存在固有伸肌，而中指和环指不存在。因此，被检查者将示指和小指保持在屈曲位，再将示指伸肌和小指伸肌的活动控制在最小活动范围内，检查者应能够触摸到指伸肌的肌腹。在示指和小指的MP、PIP和DIP关节保持屈曲的状态下，可以进行中指、环指的PIP关节和DIP关节的伸展运动。通过以上动作可触摸到腕关节附近伸肌腱的滑动，然后向近端触诊。在桡侧腕短伸肌的尺侧可以触摸到指伸肌。

②桡侧腕短伸肌的触诊（图1.2.31）

因桡侧腕短伸肌止点在第3掌骨底背侧，在被检查者腕关节做背伸运动时，在第3掌骨底背侧施加阻力，可触摸到其收缩。此时，为了尽可能减少指伸肌的活动，PIP和DIP关节保持屈曲。桡侧腕短伸肌肌腹夹在桡侧腕长伸肌的尺侧和指伸肌的桡侧之间。

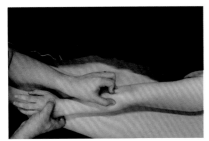 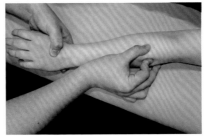

图1.2.30　指伸肌的触诊　　图1.2.31　桡侧腕短伸肌的触诊

● 前臂伸肌群试验

汤姆森试验（Thomsen test）（图1.2.32）

- 检查体位：被检查者肘关节伸展、手指屈曲。
- 操作：被检查者腕关节背伸，检查者在被检查者掌背侧向腕关节远端施加阻力。
- 判定：肘部外侧疼痛再现时即为阳性。
- 功能意义：由于桡侧腕短伸肌和指伸肌的收缩，附着部会受到牵伸力，进而产生疼痛。

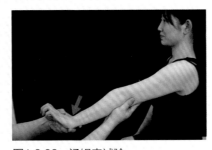

图1.2.32　汤姆森试验

- 注意点：此检查不能明确是桡侧腕短伸肌还是指伸肌有问题。另外，用视觉模拟评分法（visual analogue scale，VAS）或用NRS等评估疼痛程度，有助于判断治疗效果，因此要仔细记录。

抓椅试验（chair test）（图1.2.33）

- 检查体位：被检查者肘关节伸展、前臂旋前手扶椅子。
- 操作：被检查者在上述体位下，将椅子上举。
- 判定：肘部外侧疼痛再现时即为阳性。
- 功能意义：由于桡侧腕短伸肌收缩，附着部会受到牵伸力，从而产生疼痛。
- 注意点：与汤姆森氏试验相比，进行该试验时，被检查者需要一边指屈一边进行腕关节背伸，所以指伸肌不易收缩。因此，可以认为桡侧腕短伸肌的收缩占优势。另外，和汤姆森氏试验一样，使用VAS和NRS等评估疼痛程度，有助于判断治疗效果。被检查者不仅可以上举椅子，也可以上举其他重物，重量不同，疼痛的程度也不同。

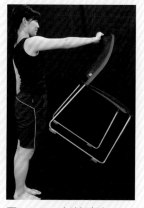

图1.2.33　抓椅试验

中指伸展试验（middle finger extension test）（图1.2.34）

- 检查体位：被检查者在肘关节伸展、前臂旋前、腕关节掌屈/背伸中立位状态下，伸展手指。
- 操作：被检查者保持检查体位，检查者向被检查者中指尖施加中指屈曲方向的力。
- 判定：肘部外侧疼痛再现时，即为阳性。
- 功能意义：指伸肌收缩，使其附着部位受到牵伸力，从而导致疼痛。

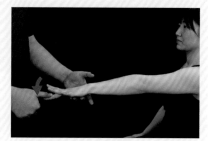

图1.2.34　中指伸展试验

- 注意点：和汤姆森氏试验一样，使用VAS和NRS等评估疼痛的程度有助于判断治疗效果。

● 怎样理解触诊和检查结果？

前臂伸肌群收缩引发疼痛时，可考虑桡侧腕短伸肌和指伸肌附着部变性。关于桡侧腕短伸肌附着部牵伸力增强的主要原因，可以考虑以下4个方面。

①前臂伸肌群的伸展性降低 ➡ step 3 p.96

由于前臂伸肌群的伸展性降低，肱骨外上髁附着部的牵伸力增加。因此，前臂伸肌群的肌紧张亢进或缩短被认为是引起肱骨外上髁炎的重要原因。

②前臂伸肌群的肌力下降 ➡ step 3 p.96

前臂伸肌群的肌力下降，进行同样的动作需要更强的肌肉张力。因此，肱骨外上髁要承受强大的牵伸力，这会引起肱骨外上髁炎。

③前臂旋前活动范围受限 ➡ step 3 p.98

前臂旋前活动范围受限的状态下，腕关节背伸运动会产生幅度更大的背伸和尺偏运动，导致前臂伸肌群的紧张度增强，引起肱骨外上髁炎。

④上尺桡关节不稳定 ➡ step 3 p.97

若上尺桡关节不稳定时，在进行前臂旋前/旋后运动时，桡骨会产生过度运动。桡骨的运动有时会压迫前臂伸肌群，有时会刺激肱桡关节滑膜囊。因此，需要检查上尺桡关节的稳定性。

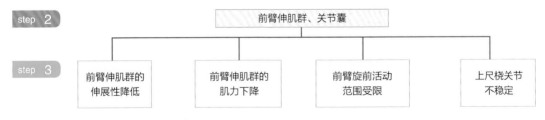

流程图　考虑前臂伸肌群为病因的流程图

（2）肱桡关节、滑膜皱襞

● 疼痛的解剖学原因

肱桡关节由肱骨小头和桡骨关节凹组成。肱骨小头相对于肱骨长轴前倾45°，因此肘关节屈曲时稳定性高，伸展时稳定性低（图1.2.35）。为了提高稳定性而存在滑膜皱襞。Tsuji等认为，桡骨环状韧带和关节囊的边界不明确，滑膜皱襞为桡骨环状韧带附近的关节囊隆起[19]。滑膜皱襞的厚度约为3 mm，宽度约为4 mm，呈半月形，位于肱桡关节的外后侧。外侧的滑膜皱襞在胎儿期不存在，后方的滑膜皱襞存在的概率也较低，后天对肱桡关节的刺激使皱襞肥厚[20-23]。日本骨科学会诊疗指南委员会的《肱骨外上髁炎诊疗指南》中记载[24]，障碍部位多在桡侧腕短伸肌的附着部，其中也有桡骨环状韧带断裂、狭窄，以及滑膜皱襞的炎症和关节内嵌入。另外，滑膜皱襞可导致关节内发生炎症性变化和纤维性变化[25]，且滑膜皱襞与肱桡关节的软骨损伤也相关[26]。新井等报道了肱桡关节后方的滑膜皱襞切除不充分遗留的症状，通过再次手术切除滑膜皱襞而使症状消除的病例[27]。

→滑膜皱襞
synovial folds

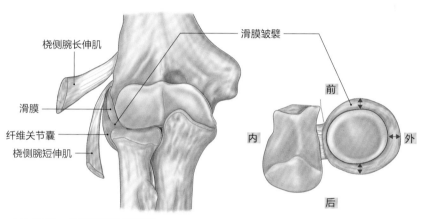

桡侧腕长伸肌　滑膜皱襞　滑膜　纤维关节囊　桡侧腕短伸肌　前　内　外　后

图1.2.35　肱桡关节外侧面观
肱桡关节有滑膜皱襞，后方组织非常厚

目前尚不清楚滑膜皱襞是提高肱桡关节稳定性的结构，还是肱桡关节受到刺激的副产物，但其已作为导致肘部外侧疼痛的关节内病变而为人所知。

部分肱骨小头关节软骨与软骨下骨一起剥落，成为关节内的游离体（剥脱性骨软骨炎）。病变多在肱骨小头顶点外侧。前臂屈肌群和内侧副韧带等作为投球等动作的内侧支持结构，一旦出现功能不全，就无法限制外翻。过度外翻会导致肱桡关节受到强烈的压缩力，产生软骨损伤。Mihata等在尸体的肱骨小头关节软骨外侧和中央做了20 mm的缺损，施加外翻力矩，结果表明，当肘关节屈曲60°和90°时，外侧缺损的肱桡关节接触面承压要比中央缺损的大[28]。

→剥脱性骨软骨炎
osteochondritis dissecans

因此，治疗策略同肘关节内侧疼痛导致的投球障碍一样，要减少肘关节的外翻压力。当发生肱骨小头关节软骨损伤障碍时，需要慎重地进行保守治疗。

● 肱桡关节、滑膜皱襞的触诊（图1.2.36）

在上臂外侧面可触摸到肱骨外上髁。在距其1横指处可触摸到圆形的桡骨头和肱桡关节。滑膜皱襞提高了该部位的适应性。

剥脱性骨软骨炎的多发部位在肱骨小头的顶点外侧。肱骨小头相对于肱骨长轴前倾45°，触诊肱骨小头时，肘关节伸展，检查者从前方可触摸到被检查者的肱桡关节。另外，使之屈曲90°以上，在被检查者的桡骨头后外侧也可触摸到肱桡关节。

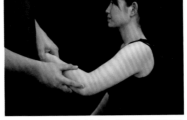
图1.2.36　肱桡关节和滑膜皱襞触诊

● 肱桡关节和滑膜皱襞的疼痛诱发试验

边缘撞击试验（fringe impingement test）（图1.2.37）

- 检查体位：被检查者肘关节屈曲、前臂旋前。
- 操作：被检查者前臂旋前时，检查者强制其进行肘关节伸展运动。
- 判定：肱桡关节出现疼痛即为阳性。
- 功能意义：功能意义尚未完全明确。笔者认为肘关节屈曲时，后外侧的滑膜皱襞不嵌入关节内，但肘关节伸展时，滑膜皱襞嵌入，肘关节才可进行伸展运动。另外，在尸体肘部的生物力学研究中，前臂旋前时肱桡关节后方的接触面承压比较集中[29]。因此，前臂旋前时肘关节伸展会引发疼痛。

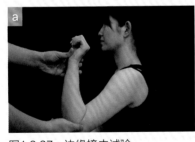
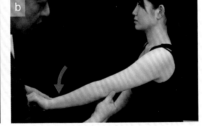
图1.2.37　边缘撞击试验

● 怎样理解触诊和检查结果？

边缘撞击试验引发疼痛时，可以考虑包括滑膜皱襞炎在内的关节内病变。在研究关节内注射等效果的同时，需要讨论以下2个要素。另外，需要检查稳定上尺桡关节前臂伸肌群的肌力。

①上尺桡关节不稳定 ➤ step 3 p.97

由于桡骨环状韧带受损可导致上尺桡关节不稳定，使对滑膜皱襞的机械刺激增强，此改变有可能导致疼痛。

②肘关节内翻不稳定 ➔ step 3 p.98

肘关节外侧副韧带附着于桡骨环状韧带。外侧副韧带受损会导致桡骨环状韧带不稳定，从而引起在解剖学上连续的滑膜皱襞也不稳定，有可能使其嵌入肘关节。

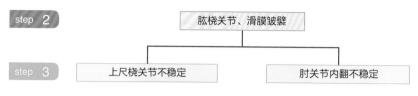

流程图　考虑肱桡关节、滑膜皱襞为病因的流程图

step3　导致疼痛的原因有哪些：运动学评估

（1）前臂伸肌群的伸展性降低

前臂伸肌群的触诊评估非常重要。比起前臂伸肌群缩短，前臂伸肌群过度紧张的情况更多。特别是当肘关节伸展时进行腕关节掌屈，手指屈曲引起的伸展运动所带来的牵伸感，对压痛的评估尤为重要。另外，作为定量评估，可使用关节活动范围（ROM）测量法。

运动疗法的要点

指伸肌和桡侧腕短伸肌通过腕关节背伸运动，将旋后肌的表层向外侧（桡侧）移动。笔者以肱骨外上髁炎时移动减少为例，通过徒手治疗改善前臂伸肌群和旋后肌之间的滑动性，使前臂伸肌群的伸展性提高。

（2）前臂伸肌群的肌力下降

要评估前臂伸肌群的肌力，仅靠MMT是不够的。情况越严重，疼痛越会导致肌力无法发挥。除了MMT之外，还需要进行前臂周径测量以及超声和MRI等影像学诊断。

运动疗法的要点

在进行指伸肌和桡侧腕短伸肌的肌力强化训练时，不要让前臂产生疼痛。特别是疼痛加重时，等长收缩和向心收缩也会导致疼痛。在此情况下，由于强化肌力比较困难，可以通过物理疗法强化肌力或静养，确认向心收缩不会产生疼痛后，结合附着部的负荷，通过向心收缩→等长收缩→离心收缩等方式来进行肌力强化训练。

小知识

向心收缩、等长收缩和离心收缩

向心收缩指肌肉的长度变短而发挥张力。

等长收缩指在肌肉长度不变的状态下发挥张力。

离心收缩指在肌肉长度变长的同时发挥张力。

● 前臂伸肌群的DTTT

前臂伸肌群的伸展性降低合并肌力下降的情况很多，因此难以辨别。进行DTTT评估各肌肉的伸展性，通过确认肌力和疼痛的变化，能进一步掌握病情。

● 桡侧腕短伸肌的DTTT

发病组织	桡侧腕短伸肌
症状	肘部外侧疼痛及腕关节背伸肌力下降
方法	被检查者呈坐位或仰卧位，肘关节伸展、前臂旋前。检查者在被检查者的前臂近端部将手指插入其桡侧腕短伸肌和桡侧腕长伸肌之间，一手在被检查者的腕关节远端施加阻力，在疼痛可控范围内让被检查者进行腕关节背伸、桡偏运动，诱导桡侧腕短伸肌的肌腹收缩并向外侧移动
判定	通过放松桡侧腕短伸肌改善压力，如果肌力增强，可以推测出肌力下降是疼痛导致的
功能意义	桡侧腕短伸肌收缩时，疼痛会使肌力下降。这种情况下可通过放松来减轻疼痛，增强肌力。如果是肌力下降，出现疼痛时即使放松桡侧腕短伸肌也不会使肌力增强
注意点	可辨别肌肉疼痛和关节内病变，但有无关节内病变以影像学检查为依据

（3）上尺桡关节不稳定

上尺桡关节由桡骨头的环状关节面和尺骨的桡切迹构成。桡骨头呈椭圆形，前后径比左右径长。因此，前臂旋前时桡骨头向外移动2 mm左右，桡骨头关节凹向外下方倾斜[30]。控制此运动的是桡骨环状韧带和方形韧带。桡骨环状韧带覆盖桡骨头环状关节面，和关节囊相连，表层为纤维层，深层为滑膜层。方形韧带是在尺切迹远端连接桡骨颈的薄纤维韧带，对稳定性的贡献不明显。桡骨环状韧带一旦损伤，对上臂旋前旋后运动时桡骨头运动的控制能力就会减弱。

由于尚无评估桡骨环状韧带稳定性的方法，本文介绍笔者临床使用的方法。被检查者前臂旋后，检查者一手握住被检查者的肘关节内侧，另一手握住被检查者的桡骨头。检查者的拇指放在被检查者的上尺桡关节，被检查者前臂做轻度旋前运动，检查者拇指用力将桡骨头向后外侧压迫（图1.2.38）。这时，判断桡骨头从尺骨离开的情况并对比左、右两侧。

→桡骨环状韧带
annular ligament of radius

→方形韧带
quadrate ligament

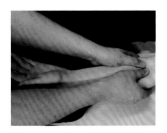

图1.2.38　上尺桡关节的触诊

旋后肌肌腱附着在桡骨环状韧带上。为了提高上尺桡关节的稳定性，需要促进旋后肌收缩。另外，还需要促进外旋肌群和旋前圆肌同时收缩。但是，肘关节的屈曲/伸展活动范围受限时，肱桡关节无法保持适当的力学对线，所以这个活动范围很重要。

（4）前臂旋前活动范围受限

前臂旋前的活动范围，由上、下尺桡关节的运动情况决定。在前臂旋前/旋后运动的ROM测量中，移动轴为手掌面，这同时也反映了肱桡关节的运动。因此，评估的上、下尺桡关节的活动范围有可能过大。笔者将前臂远端背面的尺骨头附近作为移动轴进行测量（图1.2.39）。其结果与以往的方法一样，再现性较高，旋前活动范围为73°～82.4°，旋后活动范围为82.4°～90°，接近Casting等报道的正常值[31,32]。根据以上结果，笔者在对前臂旋前/旋后活动范围进行测量的过程中，以前臂远端背面尺骨头附近作为移动轴。

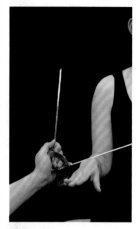

图1.2.39 前臂旋前/旋后活动范围的测量方法

前臂旋前/旋后运动的限制因素有上尺桡关节、前臂骨间膜和下尺桡关节。

这里仅对上尺桡关节进行介绍。上尺桡关节的旋前/旋后运动，桡骨产生名为旋转运动的轴回旋运动。但是，由于桡骨的前后径比左右径更长，上尺桡关节旋前时伴随桡骨2 mm左右的向外移动[29]。如果控制此移动的桡骨环状韧带的伸展性降低，就会限制桡骨向外侧移动。因此，前臂旋前运动时，要徒手进行上尺桡关节桡骨头分离，扩大旋前活动范围。

（5）肘关节内翻不稳定

肘关节内翻不稳定情况可以用内翻压力测试进行评估。对于肘内翻，外侧副韧带是主要的支持结构。外侧副韧带由肱骨外上髁向桡骨环状韧带下行。其纤维束向桡骨环状韧带的前方和后方延伸，止于尺骨近端外侧。外侧副韧带通过桡骨环状韧带的外侧部分之后，绕至后方，附着在尺骨外侧附近的纤维组织称为外侧尺侧副韧带。但在解剖并观察尸体后，多数报道称这个韧带只有存在的痕迹[33]。

➡外侧副韧带
lateral collateral ligament

➡尺侧副韧带
lateral ulnar collateral ligament

另外，在肘关节被动伸展的同时，桡骨和尺骨同时旋后，可使桡骨和尺骨相对于肱骨向后外侧半脱位。这种现象称作后外侧旋转不稳定（PLRI）症。可用O'Driscoll疼痛诱发试验（图1.2.40）来诱发其不稳定性。

➡后外侧旋转不稳定
postero-lateral rotatory instability, PLRI

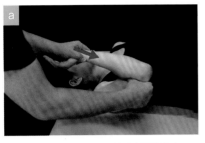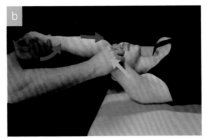

图1.2.40　O'Driscoll疼痛诱发试验
从前臂远端向肘关节施加轴向压力，肘关节屈曲内旋时增加内翻的同时进行肘关节的伸展和旋后运动

小知识

旋后肌和桡腕关节的稳定性

旋后肌的肌腱附着在环状韧带的外侧，伸肌群共同的起始腱从肱骨外上髁到环状韧带结合加强[32]。可以认为，外旋肌不仅与上尺桡关节有关，还与肱桡关节的稳定性密切相关。

运动疗法的要点

用肌肉活动制动外侧副韧带的不稳定比较困难，可考虑利用前臂伸肌群和肘肌制动，但不能期待满意的效果。也可考虑使用矫形器和肌内效贴等治疗方法。

参考文献

1) O'Driscoll SW，Jaloszynski R，Morrey BF，et al：Origin of the medial ulnar collateral ligament．J Hand Surg 17：164-168，1992.

2) 飛騨進：肘関節側副靭帯の機能解剖 外傷性肘関節拘縮の病態と治療に関連して．日本整形外科学会雑誌68：864-877，1994.

3) Fleisig GS，Andrews JR，Dillman CJ，et al：Kinetics of baseball pitching with implications about injury mechanisms．Am J Sports Med 23：233-239，1995.

4) Morrey BF，An KN：Articular and ligamentous contributions to the stability of the elbow joint．Am J Sports Med 11：315-319，1983.

5) Regan WD，Korinek SL，Morrey BF，et al：Biomechanical study of ligaments around the elbow joint．Clin Orthop Relat Res 271：170-179，1991.

6) O'Driscoll SW，Lawton RL，Smith AM：The "moving valgus stress test" for medial collateral ligament tears of the elbow．Am J Sports Med 33：231-239，2005.

7) An KN，Hui FC，Morrey BF，et al：Muscles across the elbow joint：a biomechanical analysis.J Biomech 14：659-669，1981.

8) Otoshi K，Kikuchi S，Shishido H，et al：The proximal origins of the

flexor-pronator muscles and their role in the dynamic stabilization of the elbow joint： an anatomical study．Surg Radiol Anat 36：289-294，2014.

9） Otoshi K，Kikuchi S，Shishido H，et al：Ultrasonographic assessment of the flexor pronator muscles as a dynamic stabilizer of the elbow against valgus force．Fukushima J Med Sci 60：123-128，2014.

10） 西尾泰彦，加藤貞利，三浪三千男：外・内側上顆炎　上腕骨内側上顆炎　その病態と手術療法．骨・関節・靭帯15：1025-1030，2002.

11） 田島克己，古町克郎，内村瑠璃子，他：肘部管症候群再手術例の検討．東日本整形災害外科学会雑誌23：58-62，2011.

12） 工藤陽平，橘滋國：肘部における絞扼性尺骨神経障害の解剖学的病態と手術方法の選択．末梢神経 20：219-220，2009.

13） Martínez MD，Cubas CL，Girbés EL：Ulnar Nerve Neurodynamic Test： Study of the Normal Sensory Response in Asymptomatic Individuals．J Orthop Sports Phys Ther 44：450-456，2014.

14） 林典雄（監），鵜飼建志（編著）：セラピストのための機能解剖学的ストレッチング　上肢．pp126-130，pp150-152，メジカルビュー社，2016.

15） Riek S，Chapman AE，Milner T：A simulation of muscle force and internal kinematics of extensor carpi radialis brevis during backhand tennis stroke： implications for injury．Clin Biomech（Bristol，Avon）14：477-483，1999.

16） Bunata RE，Brown DS，Capelo R：Anatomic factors related to the cause of tennis elbow．J Bone Joint Surg Am 89：1955-1963，2007.

17） Nimura A，Fujishiro H，Wakabayashi Y，et al：Joint capsule attachment to the extensor carpi radialis brevis origin： an anatomical study with possible implications regarding the etiology of lateral epicondylitis．J Hand Surg Am 39：219-225，2014.

18） 二村昭元，秋田恵一：難治性テニス肘はこうみる テニス肘の病態解剖学の所見から．臨床整形外科50：303-308，2015.

19） Tsuji H，Wada T，Oda T，et al：Arthroscopic，macroscopic，and microscopic anatomy of the synovial fold of the elbow joint in correlation with the common extensor origin．Arthroscopy 24：34-38，2008.

20） Isogai S，Murakami G，Wada T，et al：Which morphologies of synovial folds result from degeneration and/or aging of the radiohumeral joint： an anatomic study with cadavers and embryos．J Shoulder Elbow Surg 10：169-181，2001.

21） 中川広志，副島修，柳志津，他：上腕骨外側上顆炎に対する鏡視下手術のための解剖学的検討．日本肘関節学会雑誌15：75-77，2008.

22） 副島修：手・肘関節　鏡視下手術　上腕骨外側上顆炎の鏡視下手

術．整形外科62：782-786，2011.

23）室賀陽子，鈴木正孝，佐久間雅之，他：手術が必要であった肘滑膜ヒダ障害．臨床整形外科30：217-220，1995.

24）日本整形外科学会診療不ガイドライン委員会/上腕骨外側上顆炎ガイドライン策定委員会（編集）：上腕骨外側上顆炎診療ガイドライン．p15，南江堂，2006.

25）Ruch DS，Papadonikolakis A，Campolattaro RM：The posterolateral plica：a cause of refractory lateral elbow pain．J Shoulder Elbow Surg 15：367-370，2006.

26）田村雅尋，清水弘之，新井猛，他：腕橈関節の解剖学的検討-滑膜ヒダと橈骨頭の関与について．聖マリアンナ医科大学雑誌 40：115-127，2012.

27）新井猛：テニス肘難治化の病態としての滑膜ヒダ．臨床整形外科50：333-337，2015.

28）Mihata T，Quigley R，Robicheaux G，et al：Biomechanical characteristics of osteochondral defects of the humeral capitellum．Am J Sports Med 41：1909-1914，2013.

29）大渕聡已，高橋和久，山縣正庸，他：前腕回内回外運動時の腕橈関節の接触圧分布．日本臨床バイオメカニクス学会誌21：263-266，2000.

30）Kapandji IA（著），荻島秀男，嶋田智明（訳）：カパンディ関節の生理学Ⅰ上肢．pp100-131，医歯薬出版，1986.

31）Casting J，Santini JJ（著），井原秀俊（訳）：図解関節・運動器の機能解剖 上肢・脊柱編．pp45-51，協同医書出版社，1999.

32）磯貝哲：肘関節外側支持機構に関する解剖学的研究．整・災外46：197-202，2003.

33）関敦仁：肘関節外側側副靭帯の機能解剖-輪状靭帯の組織学的検討．臨床整形外科41：1261-1266，2006.

病例笔记②

病　例　40多岁，女性。

诊　断　右肱骨外上髁炎。

现病史　患者数月前拿重物时感觉肘关节外侧疼痛，之后疼痛逐渐加重，甚至打开塑料瓶或罐子的盖子时也感到疼痛。

一年前曾因肩关节周围炎住院，现在肩关节无疼痛但活动范围受限。

step1　怎样运动会导致疼痛：明确受力

- 疼痛的再现　进行腕关节背伸的抗阻运动时疼痛再现。另外，进行手指伸展的抗阻运动时疼痛也可再现。

→ 桡侧腕短伸肌或指伸肌附着部牵伸力引起疼痛。

step2　疼痛出现在哪些部位：解剖学评估

- 视诊、触诊　热感：（±），发红：（−），肿胀：（−）。
- 压痛所见　肱骨外上髁：（＋），肱桡关节：（−），桡骨头：（±）。
  桡侧腕短伸肌（＋），指伸肌：（＋）。
- 压力检查　汤姆森试验：（＋），抓椅试验：（＋），
  中指伸展试验：（＋），边缘撞击试验：（−）。

→ 有桡侧腕短伸肌、指伸肌附着部附近疼痛的可能性。

step3　导致疼痛的原因有哪些：运动学评估

- 不稳定性　上尺桡关节不稳定（＋）。
- 姿势　肱骨头前方偏位、肩胛骨前倾。
- 触诊　小圆肌、冈下肌压痛（＋）。
- 关节活动范围

关节活动		左侧	右侧（患侧）
腕关节掌屈		90°	70°
前臂旋前		85°	95°[*1]
肩关节屈曲		180°	150°
第3内旋		20°	−5°[*2]
腕关节	背伸	5	4[*1]
	掌屈	5	4
前臂旋前		5	4[*1]

- MMT

*1：「2.2肘部外侧疼痛」；　*2：「1.3肩部外侧疼痛」。

→ 由于患者既往有肩关节周围炎病史，肩关节活动范围受限，前臂出现过度旋前代偿，引起上尺桡关节不稳定。另外，由于前臂屈肌群肌力下降，前臂伸肌群通过过度收缩进行代偿。这会诱发前臂伸肌群过度紧张，增加附着部牵伸力。

临床运动疗法

①牵伸前臂伸肌群

伸展肘关节，使腕关节被动掌曲、手指屈曲（⇔）。

这时，桡侧腕短伸肌和指伸肌的肌腹直接向桡侧和背侧伸展（⇔）。

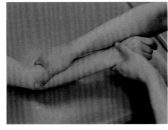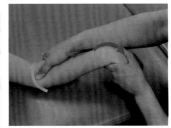

②放松小圆肌

肩关节屈曲90°，主动做肩关节外旋运动（⇔）。

这时，在腋下把小圆肌引导至腹侧（⇔）。

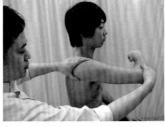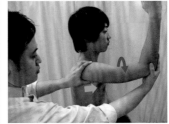

③强化前臂屈肌群的肌力

用弹力带做腕关节掌屈（⇔）抗阻运动。此时，为了引导腕骨向掌侧移动，可对腕部关节施以阻力。

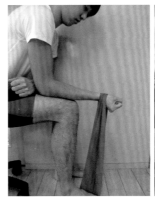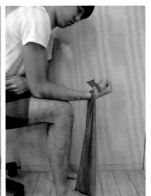

检查和治疗 现象 和 本质　放松桡侧腕短伸肌

桡侧腕短伸肌可使腕关节背伸，因此要促进腕关节的背伸运动（⇔）。桡侧腕短伸肌收缩时肌腹向外侧移动（⇔），因此，在治疗时应引导肌腹向外侧移动。肱骨外上髁炎患者的桡侧腕短伸肌向外侧移动幅度减少（田中，2016）。

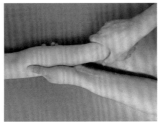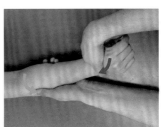

放松桡侧腕短伸肌

3 腕关节和手部

腕关节和手部的结构与功能

　　腕关节由桡骨和腕骨构成的桡腕关节以及腕骨之间构成的腕中关节构成（图1.3.1）。

　　手部的骨包括腕骨、掌骨和指骨（包括近节指骨、中节指骨和远节指骨）。

　　第2~5指（示指、中指、环指和小指）上的关节包括腕掌（CM）关节、掌指（MP）关节、近端指间（PIP）关节和远端指间（DIP）关节。与示指和中指相比，环指和小指的CM关节活动度更大，在手握紧时屈曲。另外，拇指的CM关节具有鞍状关节的结构特征。

　　桡骨与尺骨在近端和远端分别构成上、下尺桡关节，可使前臂进行旋前/旋后运动。

➡腕关节
wrist joint

➡腕中关节
mediocarpal joint

➡腕掌关节
carpometacarpal joint, CM joint

➡掌指关节
metacarpophalangeal joint,
MP joint

➡近端指间关节
proximal interphalangeal joint,
PIP joint

➡远端指间关节
distal interphalangeal joint,
DIP joint

➡上、下尺桡关节
proximal/distal radio-ulnar joint

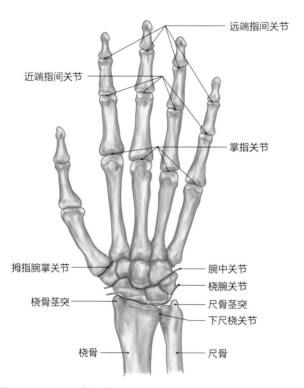

图1.3.1　手和手指关节
尺桡骨远端的8个腕骨构成桡腕关节和腕中关节。指骨相连构成指间关节

A. 手部容易出现的功能障碍

手部和腕关节位于上肢的远端，在更衣和做饭等日常动作中，肩部和肘部确定目标活动的位置，手部和腕关节以精细动作来完成目标操作。在某些体育比赛中，手部和腕关节主要进行击打动作。此外，按地站起和手扶扶手上楼梯等动作中，手部和腕关节还担负着支撑自身重量的作用。

手部和腕关节在日常生活中的使用频率很高，过度使用容易对关节和组织造成压力，导致关节炎和韧带组织肥厚等。如果受到较强的外力影响，骨和软组织受到损伤，还会导致疼痛、水肿、麻痹、活动范围受限和握力下降等功能障碍。

B. 腕关节和手部的稳定结构

骨的形态：由桡骨、尺骨和8个腕骨构成，具有较高的稳定性（图1.3.2）。

关节囊和韧带：支撑骨性结构的韧带较多，存在于桡侧、尺侧、掌侧和背侧（图1.3.3）。

三角纤维软骨复合体：腕关节尺侧的稳定结构。在腕关节旋前/旋后运动时维持下尺桡关节稳定性，承担来自桡腕关节的压力并进行分散[1-3]。

拇指CM关节：由第一掌骨和大多角骨构成的鞍状关节，由韧带支撑[4]。

C. 腕关节和手部的运动

在桡骨和尺骨的远端，与8个腕骨一起承担腕关节的运动。

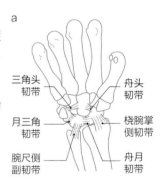

a

三角头韧带
舟头韧带
月三角韧带
桡腕掌侧韧带
腕尺侧副韧带
舟月韧带

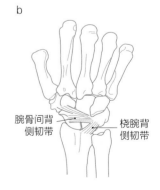

b

腕骨间背侧韧带
桡腕背侧韧带

图1.3.3 腕关节周围的韧带
a. 掌面观；b. 背面观。该部位骨性结构较多，需要通过韧带组织紧密结合起来，特别是腕骨间的韧带组织结合更牢固

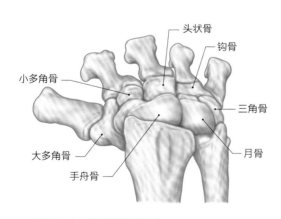

头状骨
钩骨
小多角骨
三角骨
大多角骨
月骨
手舟骨

图1.3.2 腕关节的骨形态

腕关节的运动由桡腕关节与腕中关节的运动复合而成。通过这两个关节的复合运动，可以进行背伸、掌屈以及尺偏、桡偏运动。

近年来，通过运动分析可知，在腕关节掌屈时，桡腕关节和腕中关节的运动比例约为1∶4，背伸时约为2∶1[5]。

另外，日常生活中腕关节的运动多伴随腕关节背伸、桡偏和掌屈、尺偏。如投掷飞镖运动，其中桡腕关节的运动最少，主要以腕中关节为中心进行运动[6]。此运动特征是进行手部康复训练时应考虑的重要动力学要素（图1.3.4）。

由桡骨和尺骨远端构成的下尺桡关节进行前臂的旋前/旋后运动时，手部大约能旋转180°，使前臂–手–手指进行复合且有效的运动成为可能，并以此来完成日常生活活动。

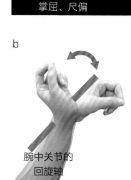

图1.3.4　投掷飞镖的过程
a.前面观；b.侧面观

1 手部麻木

流程图表示对手部麻木的评估策略。

本节主要介绍了肘关节远端的卡压性末梢神经障碍，并对各个step具体进行讲解。

另外，本节内容是在排除了脑和脊髓等中枢神经系统疾病、糖尿病等内科疾病以及臂丛神经功能障碍所致的麻木的前提下进行的讨论。

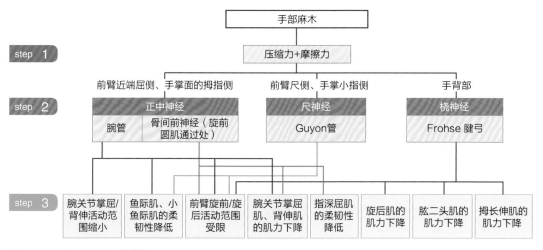

流程图　手部麻木的评估策略

step1　麻木出现在哪些部位：明确受力

前臂远端的手部发生麻木时，很可能是末梢神经中的正中神经、尺神经或桡神经的某一条出现了问题。末梢神经随着上肢的运动而滑动，无论哪条神经都会通过解剖学上的狭窄部位，在这一部位发生的滑动障碍容易造成麻木。

因此，此处有压缩力和伴随滑动产生的摩擦力2种受力。

前臂近端尺侧和手掌面的拇指侧出现症状时，可考虑正中神经受压或受到摩擦力。

前臂尺侧和手掌的小指侧出现症状时，可考虑尺神经受压或摩擦力。

手背部出现症状时，可考虑桡神经受压或受到摩擦力。

step2　卡压的部位在哪：解剖学评估

（1）正中神经（腕管）

● 麻木发生的解剖学原因

正中神经是从第6颈神经至第1胸神经发出的臂丛神经分支，一直分布到指尖。主要支配前臂掌侧至尺侧手指的运动和感觉。正中神经在腕关节处通过被称为腕管的纤维性骨性隧道（图1.3.5）。

→正中神经
median nerve

腕管顶部为屈肌支持带。南野等[7]解剖观察了10例屈肌支持带，这10例屈肌支持带全部附着在大多角骨与钩骨之间以及大多角骨与豌豆骨之间，其中2例还附着在手舟骨与豌豆骨之间。屈肌支持带正下方有正中神经，与4根指浅屈肌腱、指深屈肌腱及拇长屈肌腱相邻（图1.3.6）。据南野等[8,9]报道，通过超声短轴图像观察

→腕管
carpal tunnel

→屈肌支持带
transverse carpal ligament

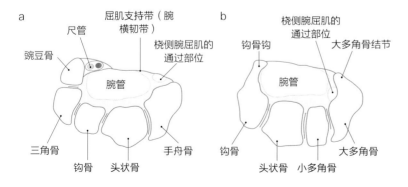

图1.3.5　腕管的近端和远端

a. 近端，由上壁的屈肌支持带，下壁的头状骨和钩骨，桡侧壁的手舟骨以及尺侧壁的豌豆骨构成；b. 远端，由下壁的小多角骨和头状骨，桡侧壁的大多角骨以及尺侧壁的钩骨构成

到腕关节和手指的运动使腕管内的正中神经产生运动，当腕关节和手指屈曲时，正中神经向掌侧及尺侧，也就是屈肌支持带移动，腕管综合征患者的表现更加明显。

➡腕管综合征
carpal tunnel syndrome, CTS

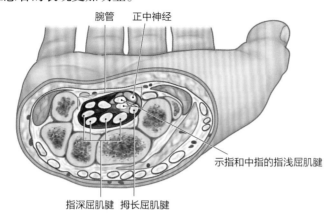

腕管　正中神经

示指和中指的指浅屈肌腱

指深屈肌腱　拇长屈肌腱

图1.3.6　腕管内通过的屈肌腱和正中神经的位置关系
腕管内屈肌支持带直下有正中神经、拇长屈肌腱以及指浅屈肌腱

腕管内有一定的压力。正常值为2.5 mmHg，而腕管综合征患者的为30 mmHg，腕关节掌屈时可达100 mmHg[10]。腕管综合征患者会在正中神经支配区域出现相应症状，但电生理学检查不显示异常。可以认为，在正中神经没有问题的情况下，有时也会发病[11-13]。

据内山[14]的观察，腕管综合征患者经常出现腕管内的屈肌腱鞘肿胀、正中神经肿大和屈肌支持带被拉向掌侧等。另外，女性发病较多，尤其在妊娠期和闭经后多发，有人指出这可能与激素失衡有关。一般来说，女性腕管的直径比男性小，这一特征也会导致腕管内压上升。

综上所述，屈肌腱和正中神经的摩擦，腕管直径和腕管内走行的肌腱肿胀以及神经肿大等腕管内容物的炎症、肿胀或关节病变，都可以诱发神经症状。

诱发腕管综合征的试验有很多种，基本上都是通过增强对腕管的压迫来诱发疼痛。具有代表性的为腕掌屈试验和正中神经的类Tinel征。

● 腕管综合征的疼痛诱发试验[15]

腕掌屈试验（Phalen test）（图1.3.7）和腕背伸试验（图1.3.8）

- 检查体位：进行腕掌屈试验时，被检查者双腕关节屈曲，手背对齐。进行腕背伸试验时，被检查者双腕关节背伸，合掌。

- 操作：嘱被检查者保持检查体位60秒。

- 判定：在正中神经分布区域出现症状即为阳性。

- 功能意义：腕关节保持掌屈位可使腕管内压上升，腕管部可对正中神经施加压力，腕管部正中神经受压就会引起麻木的症状。另外，在腕背伸试验中，通过将腕关节置于背伸位，正中神经向远端滑动，腕管部受到的摩擦力增强。

- 注意点：将腕掌屈试验与正中神经压迫试验（腕关节掌屈时从掌侧压迫屈肌支持带）结合使用，灵敏度为0.92，特异度为0.92[16]。

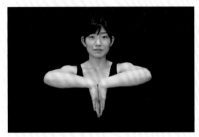
图1.3.7　腕掌屈试验

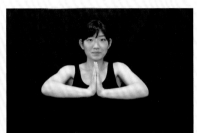
图1.3.8　腕背伸试验

正中神经的类Tinel征（图1.3.9）

- 检查体位：在治疗台等稳定的地方将被检查者的前臂置于旋后位。

- 操作：检查者从被检查者的手背握住其腕关节，用叩诊锤敲打豌豆骨与大多角骨之间。

- 判定：敲打导致正中神经分布区域出现症状即为阳性。

- 功能意义：通过敲打，直接刺激正中神经。腕管内压上升，正中神经受到压迫时，通过敲打刺激可引发神经症状。

- 注意点：此项检查灵敏度为0.27～0.75，特异度为0.41～1.0[15]。

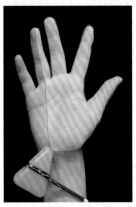
图1.3.9　正中神经的类Tinel征
正中神经支配区域为黄色部分

● 腕骨、屈肌支持带的触诊
①大多角骨、豌豆骨的触诊[17]（图1.3.10）
大多角骨与第1掌骨度构成拇指CM关节。触诊时，检查者首先

用手指夹住被检查者拇指掌骨底部和拇指掌骨干部，使CM关节屈曲/伸展。此时，如果可以确认正在运动的拇指掌骨与未运动的大多角骨的分界线，其近端为大多角骨。另外，触摸到舟状骨结节后用手指压迫其远端，在深部可以触摸到一个骨突，这就是大多角骨结节。

从腕关节掌侧用手指靠近小鱼际肌的近端，像画圆一样轻轻地下压，可以摸到一个骨性隆起，这就是豌豆骨。

②钩骨的触诊[17]（图1.3.11）

钩骨近端构成三角骨和腕中关节的一部分，远端构成环指、小指的CM关节。环指和小指的CM关节比示指和中指的具有更大的活动度。

触诊时，将手指放在被检查者小指掌骨底部附近，使小指掌骨被动伸展。确认活动的掌骨与固定的钩骨的分界线，该线近端为钩骨。

同时，用拇指触诊被检查者的豌豆骨，触摸的拇指朝向环指MP关节，在此状态下加压可触摸到深部骨突，此骨突为钩骨钩。

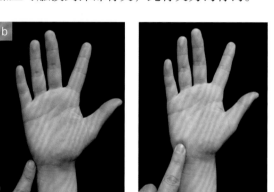

图1.3.10　腕骨的位置
a. 大多角骨结节的位置；b. 豌豆骨的位置

图1.3.11　钩骨的位置

③屈肌支持带的触诊（图1.3.12）

屈肌支持带近端以大多角骨结节和豌豆骨为标志，远端以大多角骨结节和钩骨钩为标志。将手指放在这两个标志的连线上，轻压被检查者的腕关节并使之轻轻背伸，就能确认屈肌支持带紧张。握住被检查者的桡侧和尺侧的标记，使附着部向远处拉开，就能确认屈肌支持带紧张度的变化。

● 怎样理解触诊和检查结果？

如果腕掌屈试验、正中神经的类Tinel征的结果为阳性，可考虑

大多角骨
trapezium bone

大多角骨结节
tubercle of trapezium bone

豌豆骨
pisiform bone

钩骨
hamate bone

钩骨钩
hook of hamate bone

猿掌
ape hand

腕管综合征。如果鱼际肌明显萎缩（猿掌）、正中神经的传导速度及MRI评估腕管有异常，即可确诊为腕管综合征。发病初期没有合适的运动疗法，可通过矫形器等保持局部稳定。

从运动学角度考虑，引起腕管压迫和摩擦的主要原因有以下4个。

①腕关节掌屈/背伸活动范围缩小 ⇒ step 3 p.121

据Ryu等[18]的报道，腕部日常生活的活动角度为腕关节屈曲40°、伸展40°、桡偏10°和尺偏30°。桡骨远端骨折和肌肉挛缩等引起活动范围受限时，前臂屈肌群和伸肌群的肌力下降，手指的屈肌群活动过度，可引起腕管内摩擦力增加。

②鱼际肌、小鱼际肌的柔韧性降低 ⇒ step 3 p.121

鱼际肌的拇短屈肌、拇短展肌和拇对掌肌，小鱼际肌的小指展肌、小指短屈肌和小指对掌肌均附着在屈肌支持带上[18]。屈肌支持带被推向掌侧导致腕管内压上升引起紧张的现象（掌侧突出），可通过MRI确认[14]。这些肌肉过度紧张，妨碍屈肌支持带的掌侧突出，可引起腕管内压上升。

③前臂旋前/旋后活动范围受限 ⇒ step 3 p.123

日常生活中，前臂远端的动作是由前臂、腕部和手指共同参与的复合运动。

前臂旋前/旋后活动范围受限，可由腕关节和肩关节的运动来代偿。前臂旋前/旋后活动范围受限时，腕关节掌屈/背伸代偿可导致前臂屈肌群过度活动，进而导致腕管内压上升。

④腕关节掌屈肌、背伸肌的肌力下降 ⇒ step 3 p.124

指浅屈肌、指深屈肌除了有使手指的屈曲作用之外，还有使腕关节掌屈的作用。如果其他腕关节屈肌的肌力减弱，指浅屈肌和指深屈肌就会进行代偿性活动，可伴随向屈肌腱滑动的摩擦力。

另外，手指进行高效抓持动作时，腕关节最好稍背伸，背伸肌的弱化会导致腕关节不稳定。由于MP关节、PIP关节和DIP关节充分屈曲，指浅屈肌、指深屈肌和手内在肌同时收缩，可以进行强有力的抓持动作，但腕关节由中立位稍掌屈时，MP关节不屈曲，PIP关节和DIP关节活动较多。这是因为进行握拳动作时，指浅屈肌、指深屈肌的活动处于优势。因此，握拳动作可能会增加腕管内的摩擦力。

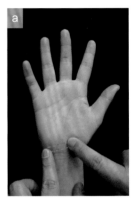
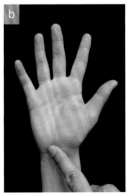

图1.3.12 屈肌支持带的位置
a. 附着部和走行示意图；
b. 实际的韧带位置

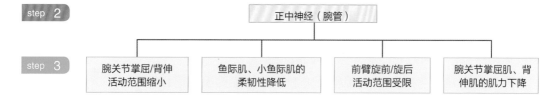

流程图　考虑正中神经（腕管）为病因的流程图

（2）正中神经（骨间前神经）

● 疼痛发生的解剖学原因

骨间前神经是正中神经在通过旋前圆肌时发出的分支，走行于指浅屈肌和指深屈肌之间，分布于拇长屈肌、指深屈肌（示指）和旋前方肌（图1.3.13）。

有报道称，在给重复动作较多或搬运重物的患者进行手术时，可看到其肱二头肌筋膜肥厚和旋前圆肌的炎症[19]。另外，指浅屈肌的起点为较宽的筋膜结构，肱二头肌筋膜在内的筋膜组织肥厚以及旋前圆肌紧张和柔韧性降低，被认为是使骨间前神经压缩力和摩擦力增加的主要原因之一。

产生骨间前神经麻痹的原因不明。可分为卡压性神经障碍和神经炎，神经炎在骨间前神经剥离术后可以出现"断裂"[20]。

前驱症状是肘关节和前臂出现疼痛，此后发生运动麻痹、拇指指间关节和示指DIP关节不能屈曲（图1.3.14）。

骨间前神经产生的麻痹只有运动麻痹，因此可以通过有无特征性的运动麻痹、电生理检查和MRI检查来进行评估。

● 骨间前神经麻痹的评估

OK试验（perfect O）（图1.3.15）

- 检查体位：在治疗台等稳定的地方，将被检查者的前臂置于中立位。
- 操作：嘱被检查者拇指和示指指尖部相对，呈OK手势。
- 判定：拇指指间关节和示指DIP关节屈曲不全，也就是出现泪滴征（图1.3.16）为阳性。
- 功能意义：骨间前神经支配拇长屈肌、示指指深屈肌和旋前方肌。这些肌肉功能不全会使指尖无法相对。
- 注意点：旋前方肌麻痹时，可由旋前圆肌代偿，所以很难发生前臂内旋不全。

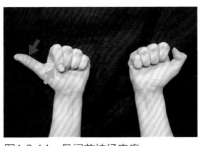

图1.3.14　骨间前神经麻痹
照片左侧是拇指指间关节（→）和示指
DIP关节（→）的屈曲不全

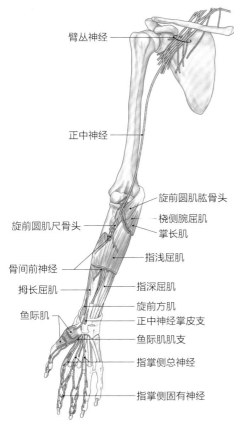

臂丛神经

正中神经

旋前圆肌肱骨头

旋前圆肌尺骨头

桡侧腕屈肌

掌长肌

骨间前神经

指浅屈肌

拇长屈肌

指深屈肌

旋前方肌

鱼际肌

正中神经掌皮支

鱼际肌肌支

指掌侧总神经

指掌侧固有神经

图1.3.13　骨间前神经

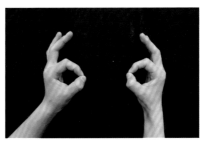

图1.3.15　OK试验

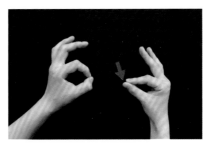

图1.3.16　泪滴征

● 前臂屈肌群的DTTT

　　旋前圆肌和指浅屈肌等前臂屈肌群对骨间前神经造成的压缩力和摩擦力可能会诱发相应的症状，因此评估这些肌肉的柔韧性很重要。对于前臂屈肌群单独的柔韧性评估，具体内容请参照本书中与肘关节相关的内容。

● 怎样理解触诊和检查结果？

　　如果通过泪滴征、电生理学检查和MRI检查等发现了神经病变，或根据手术所见，发现骨间前神经自体有断裂或压迫等，可确诊骨间前神经麻痹。

　　另一方面，虽然有运动障碍，但未见明显异常的情况也时有发生，医师也很难给出诊断。

　　由于搬运重物或手和前臂反复进行某个动作而发病的情况较

多，对骨间前神经的压迫和摩擦力增加也可能引发症状，其运动学原因有3个。

①前臂旋前/旋后活动范围受限 ▶ step 3 p.123

前臂旋前/旋后活动范围受限时，腕关节会进行代偿，这将引起前臂肌群的过度活动。前臂屈肌的过度活动会增加骨间前神经的压迫和摩擦。

②腕关节掌屈肌、背伸肌的肌力下降 ▶ step 3 p.124

骨间前神经走行于指浅屈肌和指深屈肌之间。如腕管综合征所述，腕关节掌屈/背伸肌力下降会使指浅屈肌和指深屈肌的活动处于优势，增加对骨间前神经的压迫和摩擦。

③指深屈肌的柔韧性降低 ▶ step 3 p.124

骨间前神经麻痹的主要原因之一为指浅屈肌筋膜肥厚导致骨间前神经受到压迫。另一方面，骨间前神经的深层有指深屈肌。指深屈肌的柔韧性降低会导致骨间前神经受到的压力和摩擦力增大。

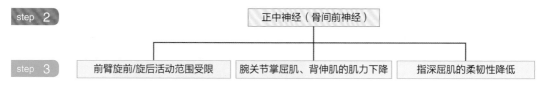

流程图　考虑骨间前神经为病因的流程图

（3）尺神经（Guyon管）

● 麻木发生的解剖学原因

尺神经是由第8颈神经和第1胸神经分支出下神经干，并由内侧神经束分布至指尖的末梢神经。主要负责前臂至手指尺侧的运动和感觉。

➡尺神经
ulnar nerve

➡尺管
ulnar tunnel

Guyon管是从腕掌侧韧带的近端到钩骨钩部，由下方的屈肌支持带，上方的腕掌侧韧带，尺侧的豌豆骨和豆钩韧带，以及桡侧的钩骨钩组成的隧道样结构（图1.3.17）。村濑等[21]在大体观察尺管解剖研究中发现，可能发生卡压的部位有豆钩韧带部，小指短屈肌附近的纤维性拱门，以及小指展肌和小指短屈肌断裂的肌肉。

尺神经在尺管水平的豌豆骨附近分为两支。浅支在向掌短肌分出运动支后，形成小指和环指尺侧1/2的感觉支。深支分布于除鱼际肌和桡侧2条蚓状肌以外的全部手内在肌。发生卡压性神经障碍时，根据卡压部位不同而呈现不同的症状。卡压部位依据Gross等[22]的分类标准分为三个区域（图1.3.18，表1.3.1）。另外，在日本也使用津下、山河的分类标准[23]（表1.3.2）。

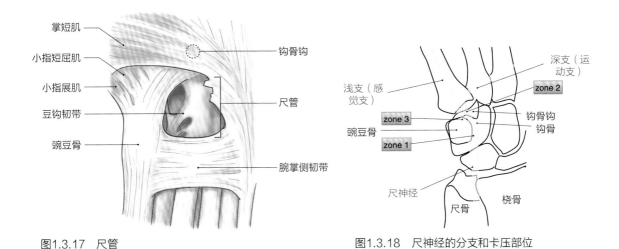

图1.3.17 尺管

图1.3.18 尺神经的分支和卡压部位

表1.3.1 Gross等的分类：Guyon管的卡压部位（部分改变）

类型	卡压部位	症状	常见情况
zone 1	分支前的浅支和深支	尺神经支配的全部手内在肌萎缩，肌力下降 小鱼际肌、环指和小指感觉障碍	钩骨骨折
zone 2	分支后的深支	尺神经支配的全部手内在肌萎缩，肌力下降	钩骨骨折
zone 3	分支后的浅支	小鱼际肌、环指和小指感觉障碍，掌短肌运动障碍	尺动脉血栓和动脉瘤

表1.3.2 津下、山河的分类：Guyon管的卡压部位

类型	障碍部位	障碍神经	频率（%）
Ⅰ型	尺神经中枢	感觉支和运动支	61.7
Ⅱ型	尺管部	只有感觉支	6.4
Ⅲ型	小鱼际肌分支中枢	只有运动支	12.8
Ⅳ型	小鱼际肌分支末梢	小鱼际肌支以外的运动支	19.1

　　尺管综合征发生的概率没有腕管综合征和肘管综合征高。据报道，发生尺管综合征的主要原因为腱鞘囊肿或外伤，以及出现腱索和肌肉断裂等形成压迫[24]。另外也有报道称，使用腋杖、钳子和自行车刹车等也可导致相应症状[24]。压迫尺管是引起症状的关键。

　　尺神经障碍的诱发试验为测定小指展肌的神经传导速度，结合CT和MRI检查进行评估。另外也可用判断有无尺神经麻痹的试验进行评估。

● 尺管综合征的症状诱发试验

尺神经的类Tinel征（图1.3.19）

- 检查体位：在治疗台等稳定的地方，将被检查者的前臂置于旋后位。
- 操作：检查者从被检查者的手背方向把持其腕关节，用叩诊锤叩击尺管。
- 判定：叩击引起尺神经支配领域出现症状即为阳性。
- 功能意义：叩击可直接给予尺神经刺激，导致尺管内压上升。尺神经受压时，叩击引起的刺激诱发神经症状。
- 注意点：仅有运动支障碍时，结果为阴性。

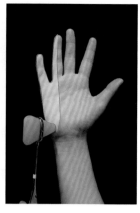

图1.3.19　尺神经的类tinel征
尺神经支配区域用黄色标记

拇示指捏夹试验（Froment test）（图1.3.20）

- 检查体位：将被检查者的前臂放置在治疗台等稳定的地方，嘱被检查者仅用两手的拇指和示指捏住纸。
- 操作：检查者指示被检查者两手牵拉抓着的纸。
- 判定：拇指指间关节屈曲（拇长屈肌代偿）即为阳性。
- 功能意义：双手大力度牵拉纸需要拇指内收肌发挥肌力，当尺神经麻痹时，肌肉用力困难，正中神经支配区域的拇长屈肌和示指的指深屈肌会产生代偿。

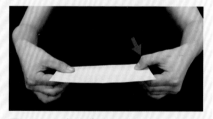

图1.3.20　拇示指捏夹试验

瓦滕贝格征（Wartenberg sign）（图1.3.21）

- 检查体位：在治疗台等稳定的地方，将被检查者的前臂置于旋前位。
- 操作：检查者嘱被检查者内收/外展小指。
- 判定：内收困难即为阳性。
- 功能意义：小指内收这个动作由第四骨间掌侧肌进行，尺神经麻痹时，骨间掌侧肌功能丧失导致内收困难。

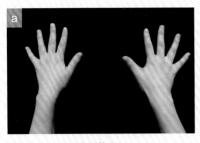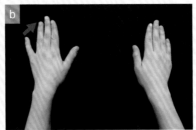

图1.3.21　瓦滕贝格征

a.手指外展位；b.小指不能内收即为阳性（箭头）

掌短肌征（palmaris brevis sign）（图1.3.22）

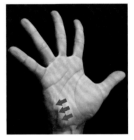

- 检查体位：在治疗台等稳定的地方，将被检查者的前臂置于旋后位。

- 操作：检查者指示被检查者外展小指。

- 判定：能观察到掌短肌的强烈收缩（皱纹变深）则为阳性。

- 功能意义：在zone 2（表1.3.1）中所有深支都受到损伤，小鱼际肌萎缩时，小指外展可增强掌短肌的收缩。

图1.3.22　掌短肌征

- 注意点：有时正常人也会出现以上现象，需要结合其他检查综合判断。

● 尺管的触诊（图1.3.23）

首先触摸到被检查者的豌豆骨，然后以钩骨钩为标志，从豌豆骨向桡侧，从钩骨钩向近端各画一条线，其交叉点即为尺管近端。

● 怎样理解触诊和检查结果？

检查或试验结果为阳性时，可考虑尺管综合征。如果有腱鞘囊肿及腱索等明显的占位性病变则不适用运动疗法。

除上述引起Guyon管压力上升的原因之外，还可以考虑以下2个运动学因素。

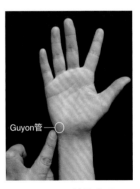

①鱼际肌、小鱼际肌的柔韧性降低 step 3 p.121

小鱼际肌附着于屈肌支持带、钩骨钩和豌豆骨上，这些是尺管的构成要素。整个小鱼际肌的柔韧性下降及肌紧张时，有压迫腕掌侧韧带或屈肌支持带的可能。

Guyon管

图1.3.23　尺管的位置

②前臂旋前/旋后活动范围受限 step 3 p.123

在做旋转螺丝刀或打开收音机等动作时，前臂的旋前和腕关节掌屈、尺偏动作较多，在这种状况下，如果前臂的旋前活动范围受限，腕关节尺偏和掌屈的动作范围会变大，握住手柄的部分会使小鱼际肌受到更大的压迫，导致尺管压力上升。

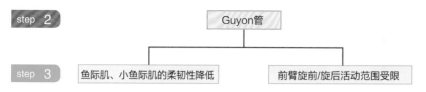

流程图　考虑尺管为病因的流程图

（4）桡神经（骨间后神经）

● 麻木发生的解剖学原因

桡神经是从$C_5 \sim T_1$分支出上、中、下神经干，再从后神经束分布到手背的末梢神经。主要负责上臂后面、前臂和手指背部的运动和感觉。桡神经在旋后肌的近端分为桡神经浅支和桡神经深支，深支（又称骨间后神经）从旋后肌的入口（Frohse腱弓）向远端走行，穿过旋后肌向指伸肌、拇长伸肌、拇短伸肌和小指伸肌方向走行（图1.3.24）。

➡桡神经
radial nerve

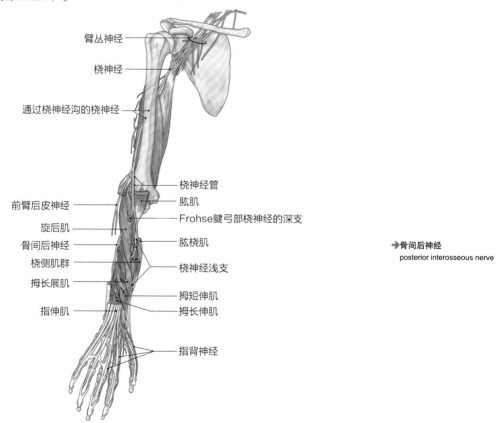

图1.3.24　骨间后神经

➡骨间后神经
posterior interosseous nerve

有一些骨间前神经麻痹病例在手术中没有明显的卡压状况。骨间后神经麻痹的卡压部位有Frohse腱弓、旋后肌的出口、桡侧腕短伸肌和肱骨小头[19,25,26]。

骨间后神经麻痹的代表性症状是垂腕，肌电图检查可检查到骨间后神经区域的肌肉用力情况。

骨间后神经麻痹诱发试验（图1.3.25）

- 检查体位：被检查者在治疗台等稳定的地方将前臂置于旋前位，前臂放在治疗台远处，腕关节以远部分伸出治疗台。
- 操作：检查者嘱被检查者从拇指到小指进行手指伸展运动。并且指示被检查者进行腕关节背伸运动。
- 判定：腕关节可以背伸但手指不能伸展时即为阳性。
- 功能意义：Frohse腱弓或旋后肌出口等狭窄导致骨间后神经受压，出现运动麻痹的症状。
- 注意点：DIP关节和PIP关节可以通过正中神经和尺神经支配的骨间肌的收缩来伸展。观察MP关节的伸展是否充分。

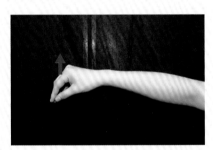

图1.3.25　骨间后神经麻痹诱发试验

● 旋后肌的触诊[17]（图1.3.26）

→旋后肌
supinator m.

旋后肌	
起　　点：	肱骨外上髁、尺骨旋后肌嵴、外侧副韧带和桡骨环状韧带
止　　点：	桡骨上部的前面
支配神经：	桡神经
作　　用：	使前臂旋后、肘关节伸展

为了抑制具有前臂旋后作用的伸肌群活动，将腕关节置于最大背伸位。反复做前臂旋后运动，可触摸到起始于肱骨外上髁和尺骨旋后肌嵴上的肌纤维。

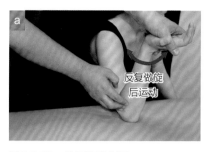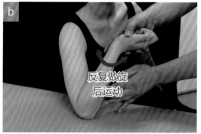

图1.3.26　旋后肌的触诊

a. 触诊肱骨外上髁；b. 触诊尺骨旋后肌嵴

● 怎样理解触诊和检查结果？

肌电图和MRI检查以及骨间后神经麻痹诱发试验为阳性时，则可能存在骨间后神经麻痹。需要手术治疗时，不要运用运动疗法。

引起骨间后神经卡压的运动学因素，有以下4点。

①前臂旋前/旋后活动范围受限 → step 3 p.123

前臂旋前可致旋后肌伸展。如果限制了前臂旋前的活动范围，旋后肌本身的伸展性会降低，缺乏柔韧性。对卡压部位的压迫也会增加。另外，以腕关节掌屈代偿前臂旋前活动范围受限时，桡侧腕短伸肌的起止部位被牵拉。在这种状态下重复肌肉收缩的动作可能会使骨间后神经的摩擦力和压迫增加。

②旋后肌的肌力下降 → step 3 p.124

反复进行旋前/旋后动作或腕关节背伸动作，会引起旋后肌和桡侧腕短伸肌过度紧张，而使Frohse腱弓和桡侧腕短伸肌筋膜处的压力增加，这有可能导致骨间后神经的卡压。在旋后肌自身肌力下降时，旋前/旋后动作本身也会产生压力，导致肌肉紧张。

③肱二头肌的肌力下降 → step 3 p.124

肱二头肌是前臂旋后的主动肌，具有旋后肌3倍大的生理学横截面积。当肱二头肌的肌力下降时，旋后肌和前臂伸肌群代偿产生张力，引起肌肉紧张亢进，导致骨间后神经周围的压力上升。

④拇长伸肌的肌力下降 → step 3 p.124

用螺丝刀拧紧螺丝的动作，以前臂旋后动作为主。这时拇长伸肌、旋后肌和肱二头肌发挥较大的作用。当拇长伸肌的肌力下降和功能不全由旋后肌代偿时，骨间后神经周围的压力有可能上升。

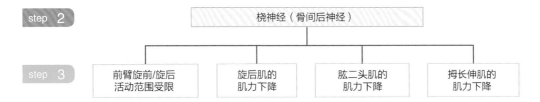

流程图　考虑桡神经为病因的流程图

step3　导致麻木的原因有哪些：运动学评估

（1）腕关节掌屈/背伸活动范围缩小

腕关节掌屈/背伸是桡腕关节和腕中关节的复合运动。一般来说，腕关节的活动范围是按照日本骨科学会和日本康复医学会规定的活动范围为基准进行测量的。但是，这个方法不能明确活动范围受限是由桡腕关节还是腕中关节导致的。

关于这个问题，可以用投掷飞镖运动进行评估。据Moritomo等[6]报道，单独的腕中关节运动是连结桡偏背伸位和掌屈尺偏位的运动。

投掷飞镖运动（图1.3.27）是前臂旋前45°状态下腕关节桡偏背伸、掌屈尺偏的运动。

虽然有关于投掷飞镖运动数值化的报道[27]，但由于报道较少且测量需要使用特定设备，所以不便普及。

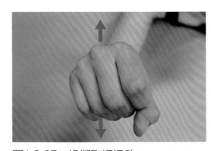

图1.3.27　投掷飞镖运动

评估时，被检查者前臂旋前45°，检查者固定被检查者的前臂，嘱其左、右手分别进行投掷飞镖运动，观察患侧的动作。另外，可以通过被动操作来评估左、右上肢末端的感觉差异。投掷飞镖运动受限较严重时，可着重考虑腕中关节的运动受限。

（2）鱼际肌、小鱼际肌的柔韧性降低

鱼际肌、小鱼际肌由不跨关节附着的手内在肌和跨关节的手外在肌构成。

鱼际肌的手内在肌由拇短屈肌、拇短展肌、拇收肌和拇对掌肌构成，小鱼际肌的手内在肌由小指展肌、小指对掌肌、小指短屈肌和掌短肌构成。其中，屈肌支持带上有拇收肌以外的肌肉附着。

评估这些肌肉的柔韧性时，触诊很重要。为了排除手外在肌的影响，腕关节取掌屈位。通过分离肌肉的起点和止点来确认肌肉是否紧张。

另一方面，尚无检查可以判断鱼际肌、小鱼际肌的柔韧性降低可使腕管压力增加。因此，笔者考虑到鱼际肌、小鱼际肌的柔韧性降低，腕管内压有上升的可能性，可使用以下的DTTT进行判定。

● 鱼际肌的DTTT

发病组织	拇短屈肌、拇短展肌和拇对掌肌
对象症状	正中神经支配区域麻痹
方法[28)]	拇短屈肌（图1.3.28）： 被检查者腕关节取掌屈位，放松腕关节掌屈肌群。固定第2、3掌骨，牵伸拇指CM关节和MP关节 拇短展肌（图1.3.29）： 被检查者腕关节取掌屈位，放松腕关节掌屈肌群。拇指CM关节掌侧内收，拇指MP关节伸展 拇对掌肌（图1.3.30）： 被检查者腕关节取掌屈位，放松腕关节掌屈肌群。握住拇指掌骨，拇指CM关节进行桡侧外展、伸展和旋前
判定	通过牵伸放松，鱼际肌麻木程度减弱，可考虑为鱼际肌肌紧张引起屈肌支持带向背侧拉伸受限，导致腕管内压上升
功能意义	鱼际肌压迫腕管时，紧张度减轻可以缓解症状
注意点	牵伸时，腕关节过度掌屈会压迫腕管，因此取轻度掌屈位

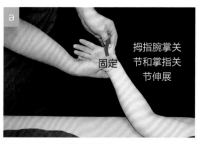
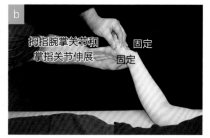

图1.3.28　拇短屈肌的DTTT
a. 手掌面；b. 侧面握住近节指骨进行CM关节和MP关节的伸展操作

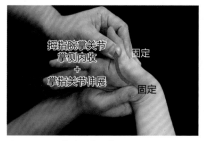
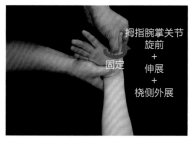

图1.3.29　拇短展肌的DTTT　　　图1.3.30　拇对掌肌的DTTT

● 小鱼际肌的DTTT

发病组织	小指短屈肌、小指展肌和小指对掌肌
对象症状	尺神经支配区域麻痹
方法[28]	小指短屈肌（图1.3.31）： 被检查者腕关节固定于屈曲位，小指MP关节伸展 小指展肌（图1.3.32）： 检查者从远端固定被检查者的豌豆骨，被检查者的小指MP关节内收和伸展 小指对掌肌（图1.3.33）： 被检查者小指CM关节在伸展和外展的同时，第五掌骨旋前
判定	通过牵伸放松小鱼际肌麻木程度减弱，可考虑小鱼际肌紧张引起屈肌支持带向掌侧的拉伸受限，导致腕管内压上升
功能意义	小鱼际肌压迫腕管时，紧张程度减弱可以缓解症状
注意点	过度屈曲可压迫腕管，拉伸小指短屈肌时要取腕关节轻度屈曲位。操作小指展肌时注意不要直接压迫腕管

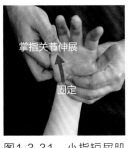

图1.3.31 小指短屈肌的DTTT

图1.3.32 小指展肌的DTTT

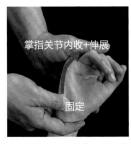

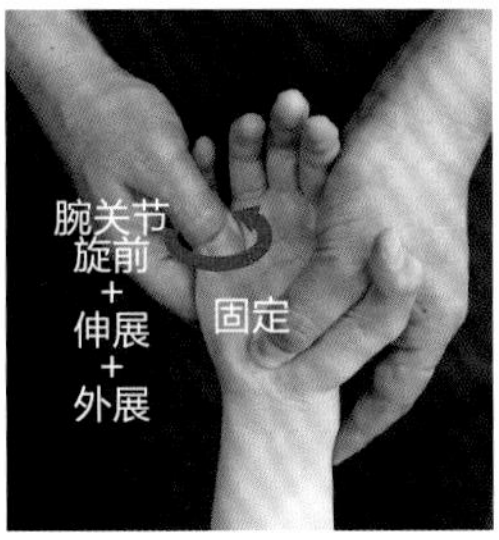

图1.3.33 小指对掌肌的DTTT

（3）前臂旋前/旋后活动范围受限

前臂旋前/旋后活动范围的测量请参照表1.2.1。

运动疗法的要点

前臂旋前/旋后运动的受限因素包括上尺桡关节因素、前臂骨间膜因素和下尺桡关节因素。这里对下尺桡关节因素进行讲解。

前臂做旋前/旋后运动时，下尺桡关节的桡骨在尺骨头周围像车的雨刷一样运动。这种运动由前臂骨间膜及掌侧和背侧的尺桡韧带制动[29]。尺桡韧带在手掌和背部各有两条，分为浅支和深支，附着部位也不相同（表1.3.3）。旋后时掌侧浅支和背侧深支紧张，旋前时背侧浅支和掌侧深支紧张（图1.3.34）。

表1.3.3 尺桡韧带的结构

分支	附着部位	变化
浅支	附着于尺骨茎突	背侧浅支内旋时紧张
		掌侧浅支外旋时紧张
深支	附着于尺骨小窝	背侧深支外旋时紧张
		掌侧深支内旋时紧张

前臂旋前/旋后活动范围受限时，首先拉伸前臂屈肌群和伸肌群。进行下尺桡关节徒手操作时，固定尺侧，活动桡侧。

➡背侧浅支
dorsal superficial limb, DSL

➡掌侧浅支
palmar superficial limb, PSL

➡背侧深支
dorsal deep limb, DDL

➡掌侧深支
palmar deep limb, PDL

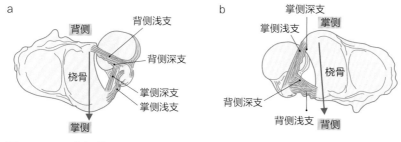

图1.3.34　尺桡韧带
a.旋前时背侧浅支和掌侧深支紧张；b.旋后时背侧深支和掌侧浅支紧张

（4）腕关节掌屈肌、背伸肌的肌力下降

在前臂屈肌群中，不参与手指运动的是桡侧腕屈肌和尺侧腕屈肌，在前臂伸肌群，则有桡侧腕长伸肌。

单独评估这些肌肉的肌力有困难。但在评估肌力时，诱导其运动方向接近肌肉的起点和止点，对运动施加阻力，可以在一定程度上评估各肌肉的肌力。

运动疗法的要点

进行肌力强化训练时，腕关节掌屈/背伸的等张收缩，会使腕管内压发生变化。因此，最好使用等长收缩训练强化肌力。

（5）指深屈肌的柔韧性降低

指深屈肌是附着在前臂骨间膜上的前臂深层肌。指深屈肌分成四条肌腱，很难单独进行运动。评估时，前臂旋后（使前臂骨间膜紧张）且腕关节背伸，从MP关节到DIP关节进行示指到小指的伸展运动，以确认是否存在末端感觉和疼痛。

运动疗法的要点

在进行牵伸时，从腕关节到DIP关节的伸展都很重要，但过于重视伸展会使各个关节进行最大范围的伸展，从而增加关节受力。因此可以整体上一点一点地伸展，以减少关节的负担。

（6）旋后肌、肱二头肌、拇长伸肌的肌力下降

在评估各旋后肌群时，对每块肌肉的触诊很重要，应记录抗阻运动引起的肌肉膨隆和硬度变化。

另外，检查体位也需要注意。肱二头肌在肘关节屈曲90°时能

➡旋后肌
supinator m.

➡肱二头肌
biceps brachii m.

➡拇长伸肌
extensor pollicis longus m.

有效产生旋后扭矩[4]）。收缩的力度越强，速度越快，越容易产生肌肉活动。旋后肌不受肘关节角度影响而产生肌肉活动，前臂旋前位时做旋后运动最有效。另外，前臂在较轻负荷下做旋后运动时，肱二头肌不活动，旋后肌做轻微旋前。为了进一步减弱肱二头肌的张力，可在肘关节屈曲90°以上时进行评估。肱二头肌在肘关节屈曲90°且前臂处于旋前旋后中立位时进行强度大速度快的收缩，以便进行评估。

拇长伸肌和另外两块肌肉不同，拇长伸肌跨越腕关节附着在拇指近节指骨上。因此，应在阻力加在拇指指间关节上，肘关节屈曲90°以上，前臂呈旋后位，且其他肌肉张力减弱的状态下进行评估。

运动疗法的要点

增强肌力可能会使肌肉紧张度增加。运动时不需要增加负荷强化肌力，而仅使运动伴有肌肉收缩，可以从能抵抗重力开始，逐步进行训练。

2 腕关节尺侧疼痛

本节对各个step分别进行讲解，但是step3重复的项目较多。

step1　怎样运动会导致疼痛：明确受力

导致腕关节尺侧疼痛的力大致分为压缩力、牵引力和摩擦力。

腕关节尺偏会增加尺侧的压缩力，腕关节屈曲和伸展、前臂的旋前/旋后会产生剪切力，桡偏会产生牵伸力。

在压缩力、剪切力和牵引力共同导致疼痛的情况下，可考虑三角纤维软骨复合体和下尺桡关节存在问题。

腕关节由骨、韧带和肌腱构成，肌腱的成分比例较高，伴随关节的运动，肌腱容易受到摩擦刺激。腕关节进行桡偏/尺偏运动时，会增加尺侧的摩擦力。

摩擦力导致疼痛时，可以认为是由尺侧腕伸肌腱引起的。

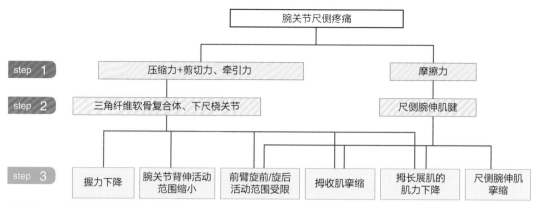

流程图　腕关节尺侧疼痛的评估策略

step2　疼痛出现在哪些部位：解剖学评估

（1）三角纤维软骨复合体和下尺桡关节

● 疼痛发生的解剖学原因

三角纤维软骨复合体（TFCC）存在于桡骨、月骨和三角骨尺侧之间，由三角纤维软骨、尺桡韧带、半月板类似体、尺月韧带和尺三角韧带构成[1,2,30-33]。关于TFCC的形态，堀井[2]认为，TFCC是在桡侧基部呈半圆形，中央呈薄双面凹透镜形的纤维性软骨，Palmar认为，在此基础上，包括周边组织在内统称为TFCC。中村等[34-36]认为TFCC由远端部（吊床结构）、近端部（尺桡韧带）和尺侧部（由尺侧腕伸肌腱鞘和尺侧关节囊构成的功能性尺侧副韧带）3个组件构成（图1.3.35）。构成TFCC的组织都由尺神经支配[37]。尺桡韧带存在于掌侧和背侧，向尺侧分为4条纤维（图1.3.34）。堀井[2]将TFCC的功能分为维持下尺桡关节稳定性，支撑桡腕关节尺侧，以及传导和缓冲尺侧力这3种。TFCC有助于在旋前/旋后运动中维持桡骨和尺骨的稳定性，在保持桡腕关节可动性的同时给予坚定的支持。

下尺桡关节由桡骨远端的尺切迹和尺骨头构成。与上尺桡关节一起参与前臂的旋前/旋后运动。下尺桡关节的稳定结构除了TFCC外，还有前臂骨间膜和旋前方肌。将这些结构全部切开后下尺桡关节容易脱臼[38]。在固定尺骨头时进行前臂旋前/旋后运动更容易脱臼（图1.3.36）。桡骨关节面在尺骨头周围旋转并平移才能进行旋前/旋后运动。伴随这个运动，掌侧和背侧尺桡韧带的紧张度发生变化（表1.3.3，图1.3.34）。下尺桡关节脱臼是由包括

→三角纤维软骨复合体
triangular fibrocartilage complex,
TFCC

→尺桡韧带
radio-ulnar ligament

→下尺桡关节
distal radio-ulnar joint

尺桡韧带在内的TFCC受破坏导致的[39]。

　　TFCC和下尺桡关节的疼痛诱发试验是通过对尺侧施加压缩力和剪切力而诱发疼痛。另外，X线片的评估也很重要。

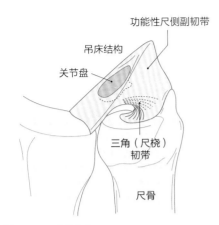

图1.3.35　TFCC
TFCC有缓冲腕关节尺侧轴压和向腕关节传导力的作用。腕部所受轴压的20%由关节盘承担

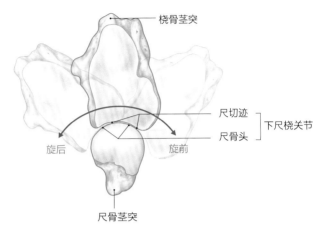

图1.3.36　下尺桡关节
桡骨在尺骨头周围旋转并平移才能产生前臂的旋前、旋后运动

● TFCC和下尺桡关节的疼痛诱发试验

TFCC压力测试（ulnocarpal stress test）[40]（图1.3.37）

- 检查体位：检查者一手握住被检查者的肘部，另一只手握住被检查者的手掌。使其腕关节保持在尺偏位。

- 操作：被检查者腕关节保持最大尺偏位，检查者给被检查者尺侧施加轴向压力。再嘱被检查者前臂做被动旋前/旋后运动。

- 判定：出现腕关节尺侧疼痛为阳性。

- 功能意义：TFCC和下尺桡关节损伤或者不稳定，此时再受到轴向力和回旋力，尺侧会产生疼痛。

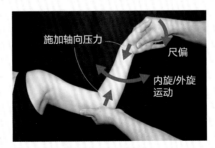

图1.3.37　TFCC压力测试

尺骨小窝征（fovea sign）[41]（图1.3.38）

- 检查体位：被检查者将肘部放置在治疗台等安稳的地方，前臂保持中立位。

- 操作：检查者将手指放在被检查者的尺骨茎突和尺侧腕屈肌腱之间，从掌侧施加压力。
- 判定：出现压迫部位疼痛为阳性。
- 功能意义：尺骨茎突和尺侧腕屈肌之间，豌豆骨的近端有尺骨小凹部（fovea）。尺骨小凹部或尺三角韧带有损伤时，压迫可使之产生疼痛。

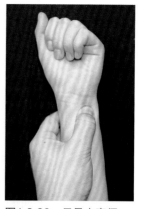

图1.3.38　尺骨小窝征

plus variance（variant）[42,43]

- 检查体位：肩关节外展0°，肘关节屈曲90°，前臂旋前旋后0°，进行腕部X线检查。
- 检查方法：在正位片中测量桡骨尺侧关节面和尺骨关节面的高度差。
- 判定：±1 mm为零高度差，+2 mm以上为正高度差，−2 mm以下为负高度差。
- 功能意义：出现正高度差时疼痛的原因多在TFCC，适合做尺骨缩短手术。出现负高度差时可考虑尺侧腕伸肌和尺侧腕屈肌腱鞘炎引起的疼痛。
- 注意点：由于X线片的拍摄方法不同，容易产生高度差的变化，所以统一拍摄方法很重要。

● 怎样理解触诊和检查结果？

压力测试结果为阳性，经MRI检查和关节镜观察确认损伤时，可确定TFCC损伤。TFCC损伤和下尺桡关节不稳定时，运动疗法无效。即使是手术修复或保守治疗，也需要用矫形器保持3个月的静养，这有助于改善疼痛。

对TFCC施加机械刺激的运动学因素有以下5个。

①前臂旋前、旋后活动范围受限 step 3 p.123

临床上没有特别的症状和诱因而出现前臂旋前/旋后活动范围受限的病例并不少见。伏案工作和做家务等导致前臂屈肌和伸肌的肌肉疲劳逐渐加剧，在不知不觉中以肩关节内收/外展、腕关节掌屈/背伸和桡偏/尺偏等代偿前臂内旋。另外，在高尔夫挥杆等运动中，在握杆的状态下，需要前臂旋前/旋后，桡偏/尺偏运动，因此在内旋受限的情况下，TFCC很容易产生压缩力、剪切力和牵引力。

②握力下降 ➤ step 3 p.132

长时间进行网球比赛或持续的棒球练习，握力会逐渐下降。另外，在网球的正手挥拍和反手挥拍动作中，动作本身也会对TFCC造成压迫[44]。

握力下降会导致腕关节的稳定性变弱，发生腕关节掌屈/背伸+桡偏/尺偏代偿，使TFCC和下尺桡关节的压力增大。要仔细观察疼痛和非疼痛时的形态差异等。

③拇收肌挛缩 ➤ step 3 p.132

④拇长展肌的肌力下降 ➤ step 3 p.132

山内等[44]认为，在网球运动中，当TFCC损伤时，在握力下降或尺侧不稳定的病例中，握球拍的代偿动作是手掌鱼际肌受压和腕关节桡偏。尺侧腕屈肌或尺侧腕伸肌的功能减退以及腕关节尺侧的动态不稳定容易导致握力下降。这种现象不局限于网球运动中，在日常的抓握动作中，我们也倾向于多用拇指、示指和中指来抓握。在尺侧动态不稳定或握力低下的情况下，为了保持抓握功能，会将拇指紧贴在手掌上，此时拇指内收引起CM关节掌侧内收和MP关节屈曲增强。拇收肌过度活动引起肌肉紧张，逐渐导致肌肉挛缩，并使拮抗肌拇长展肌的功能减退。

由于拇收肌过度活动，腕关节的桡偏占优势，TFCC产生牵引力。另一方面，拇长展肌是桡偏肌，对尺偏制动。这块肌肉的功能减退会导致尺偏时的制动作用降低，增强对TFCC的压力。

⑤腕关节背伸活动范围缩小 ➤ step 3 p.121

腕关节背伸活动范围减小时，尺偏和旋前活动范围可代偿性增大。起身或方向盘操作等动作施加轴向压力会导致疼痛。

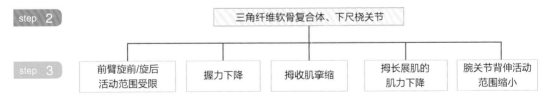

流程图　考虑三角纤维软骨复合体、下尺桡关节为病因的流程图

（2）尺侧腕伸肌腱

● 尺侧发生疼痛的解剖学原因

尺侧腕伸肌
起　　点：肱骨外上髁，尺骨后上部

> 止　　点：小指的掌骨底背侧
> 支配神经：桡神经
> 作　　用：使腕关节尺偏、肘关节伸展

尺侧腕伸肌起于肱骨外上髁和尺骨后方，止于小指掌骨底背侧。尺侧腕伸肌腱构成TFCC的一部分，作为尺侧的支撑结构发挥作用。另外，尺侧腕伸肌腱通过尺骨远端的尺骨沟，该部分有一个宽约1.5 ~ 2 cm的腱鞘（tendon sheath）[45]（图1.3.39），被认为是稳定尺骨远端的肌腱。腱鞘容易受到摩擦，故进行旋后运动时，尺侧腕伸肌腱受到摩擦力。

尺侧腕伸肌的疼痛诱发试验，有以下2个。

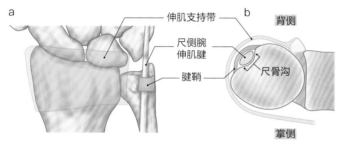

图1.3.39　尺侧腕伸肌的腱鞘
a. 背侧面；b. 尺骨的横断面

● 尺侧腕伸肌（ECU）疼痛诱发试验

尺侧腕伸肌协同试验（ECU synergy test）[46]（图1.3.40）

- 检查体位：被检查者将肘部放在治疗台等稳定的地方，肘关节屈曲90°，腕关节中立位，手指伸展。
- 操作：检查者握住被检查者的拇指、示指和中指，嘱被检查者前臂最大程度旋后。被检查者向拇指外展的方向进行抗阻运动。
- 判定：腕关节尺侧沿着尺侧腕伸肌腱出现疼痛即为阳性。
- 功能意义：前臂旋后位做拇指外展运动时小指也会伸直，向腕关节尺侧方向用力。这个运动本身会促进尺侧腕伸肌的活动，在尺侧腕伸肌腱鞘有炎症的情况下，尺侧腕伸肌腱从尺侧腕伸肌腱沟向半脱位方向浮起，出现疼痛（→）。

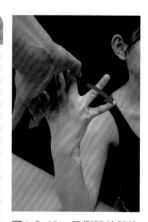

图1.3.40　尺侧腕伸肌协同试验

腕旋后试验（carpal supination test）[47]（图1.3.41）

- 检查体位：被检查者将肘部放在治疗台等稳定的地方，肘关节屈曲90°，前臂旋后位，手指伸展。
- 操作：检查者握住被检查者的示指至小指，被检查者手部被动做外旋旋后动作。
- 判定：腕关节尺侧沿着尺侧腕伸肌腱出现疼痛即为阳性。
- 功能意义：尺侧腕伸肌侧的手指至手掌根部一起旋后，尺侧腕伸肌会受到牵伸，肌腱紧张增强，对腱鞘的摩擦力增大。尺侧腕伸肌腱出现炎症时，尺侧疼痛（→）。

图1.3.41　腕旋后试验

● 怎样理解触诊和检查结果？

以上检查结果为阳性时，可考虑尺侧腕伸肌腱炎。炎症严重时不适合用运动疗法进行治疗。可以通过使用矫形器让患部得到充分休息。

从运动学的角度考虑，使尺侧腕伸肌腱机械刺激增加的主要原因，除了上述的TFCC因素之外，还可以考虑以下4个因素。

①前臂旋前/旋后活动范围受限 ➤ step 3 p.123

为了代偿前臂旋前/旋后活动范围受限，进行活动时会强制腕关节尺偏，导致尺侧腕伸肌的摩擦力增大。

②拇收肌挛缩 ➤ step 3 p.132

在拇收肌挛缩的情况下，进行活动时腕关节的桡偏角度会变大，导致尺侧腕伸肌的摩擦力增大。

③拇长展肌的肌力下降 ➤ step 3 p.132

拇长展肌的肌力下降会使尺偏动作的制动力下降，导致腕关节尺侧的摩擦力增大。

④尺侧腕伸肌挛缩 ➤ step 3 p.133

在尺侧腕伸肌挛缩状态下的尺偏和旋后动作，会增加尺侧腕伸肌腱和腱鞘之间的摩擦力。

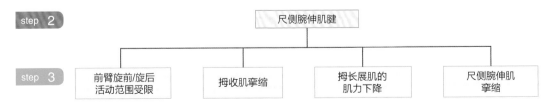

流程图　考虑尺侧腕伸肌腱为病因的流程图

（1）前臂旋前/旋后活动范围受限

（2）握力下降

需要评估左右手握力的差异。一般来说，利手比非利手的握力大。测量时，把握宽调整到示指PIP关节90°。另外，示指至环指、中指至小指分开测量，分别观察左右手之间的差异，以评估握力是桡侧有优势还是尺侧有优势。

运动疗法的要点

长期使用矫形器会导致握力下降。握力在腕关节背伸30°左右时最大[3]。把毛巾卷成筒状，使前臂呈旋前/旋后中立位，从腕关节稍微掌屈位到背伸20°～30°的范围内做拧毛巾等动作。起初先把毛巾卷成粗筒，随着握力的改善慢慢将毛巾卷变细。

（3）拇收肌挛缩

目前还没有检查能够说明拇收肌对腕关节尺侧的疼痛是否有影响，可以进行拇收肌DTTT，观察拇收肌伸展性的变化，然后确认疼痛的变化（图1.3.42）。

● 拇收肌的DTTT

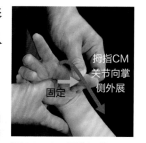

图1.3.42　拇收肌的DTTT

发病组织	拇收肌
对象症状	腕关节尺侧疼痛
方法[26]	被检查者腕关节呈掌屈位，放松腕关节掌屈肌群，使拇指CM关节向掌侧外展，检查者进行拇收肌的牵伸。
判定	通过牵伸可使拇收肌放松，如果做抓取等容易产生疼痛的动作时疼痛减轻，考虑是拇收肌紧张引起的尺侧疼痛。
功能意义	由于拇收肌的挛缩在抓握动作中尺侧受到压缩力，通过改善拇收肌的柔韧性，可以减轻尺侧疼痛。

（4）拇长展肌的肌力下降

拇长展肌是控制拇指桡侧外展、掌侧外展的主动肌，止点在拇指掌骨底。拇长伸肌也用于拇指的桡侧外展。为了促进拇长展肌的活动时，可使拇指指间关节屈曲；相反，为了抑制拇长展肌活动，可在拇长伸肌张力减弱的状态下，进行拇指桡侧外展运动。

　　拇长展肌是控制拇指CM关节运动的肌肉。拇指CM关节为鞍状关节，结构不稳定。关节运动训练会增加CM关节的负担，所以最好结合CM关节运动方向进行训练，或者进行等长收缩训练。

（5）尺侧腕伸肌挛缩

　　没有试验可以评估尺侧腕伸肌伸展性是否降低。可以用DTTT获得肌肉伸展性的变化之后再确认疼痛的变化（图1.3.43）。

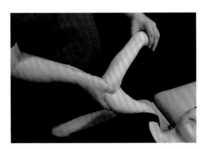

图1.3.43　尺侧腕伸肌的DTTT

● 尺侧腕伸肌的DTTT

发病组织	尺侧腕伸肌
对象症状	腕关节尺侧疼痛
方法[26]	被检查者肘关节呈屈曲位，检查者从被检查者肱骨远端固定其肩关节，并使肩关节处于内旋位。被检查者前臂旋后，腕关节桡偏的同时稍微掌屈
判定	通过牵伸可使尺侧腕伸肌放松，如果尺侧疼痛减轻，可考虑为尺侧腕伸肌挛缩引起的尺侧疼痛
功能意义	尺侧腕伸肌腱处于紧张状态时伸肌支持带内压上升，摩擦力增大。通过改善尺侧腕伸肌肌腹的柔韧性可以改善肌腱的紧张度
注意点	因牵伸导致症状强烈时，在不产生疼痛的范围内直接牵伸肌腹，确认紧张改善时是否还会导致疼痛

（6）腕关节背伸活动范围缩小

病例笔记③

病　例　40多岁，女性。

诊　断　创伤性肌腱滑膜炎。

现病史　患者于1年前开始出现腕关节桡侧反复疼痛。患者在工厂里做甄别零件的工作，经常使用手。一到旺季就会出现疼痛，并逐渐加重。出现疼痛时，患者采用了冷疗、尽量避免使用等方法，最近疼痛出现频繁。患者不希望静脉注射治疗，选择采用矫形器减轻疼痛，但仍感觉不适，拇指活动不利。

step1　怎样运动会导致疼痛：明确受力

- 疼痛的再现　握住拇指，强迫腕关节尺偏，可以再现腕关节桡侧的疼痛。另外，强迫患者进行拇指桡侧外展运动，也可以再现疼痛。

　　　　　　　➤　腕关节桡侧的摩擦力增加导致的疼痛。

step2　疼痛出现在哪些部位：解剖学评估

- 压痛所见　伸肌腱第一区间：（＋），拇长展肌：（＋），拇短伸肌：（＋）。
- 压力检查　握拇尺偏试验：（＋），桡偏外展试验：（＋）。

　　　　　　　➤　可能是伸肌支持带第一区间导致的疼痛。

step3　导致疼痛的原因有哪些：运动学评估

- 压痛所见　上、下尺桡关节压痛（＋）。
- 关节活动范围

部位	功能	患侧	健侧
前臂	旋前	60°	90°
	旋后	70°	90°
腕关节	掌屈	60°	80°
	背伸	70°	80°

　　　　　　　➤　前臂旋前/旋后、腕关节掌屈/背伸的活动范围受限时，通过腕关节尺偏、拇指掌侧内收来代偿，从而导致拇长展肌、拇短伸肌的过度使用，进而导致伸肌腱第一区间的摩擦力增加。

①改善前臂旋前/旋后活动范围

a.牵伸桡骨环状韧带（后述）；

b.改善锻炼下尺桡关节旋前/旋后活动范围：

将尺骨诱导于背侧（⇔），桡骨旋前（⇔）

②改善腕关节活动范围

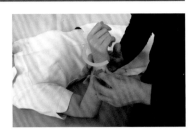

掌屈时，进行腕关节桡偏-掌屈反向投掷运动，诱导月骨掌侧回旋（→）。

③牵伸拇长展肌、拇短伸肌

疼痛缓解后，慢慢地进行牵伸。

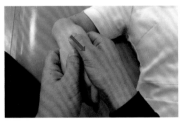

拇长展肌：肘关节屈曲，前臂旋前，从腕关节尺偏到拇指CM关节尺侧内收（→）进行牵伸。

拇短伸肌：从前臂中立位开始到稍微旋前位、腕关节尺偏、拇指CM关节对掌位，MP关节屈曲进行牵伸。

为了不给第一区间部增加摩擦力，需握住近端部位，使肌腹向远处滑动。

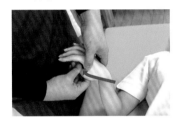
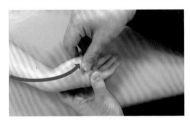

检查和治疗 现象 和 本质　斜方肌功能不全

几乎从上肢肘部到远端的动作，都可以说是前臂、手、手指的复合运动。在腕关节周围疼痛的病例中，不仅有桡骨茎突狭窄性腱鞘炎患者，也有不少潜在的前臂旋前受限患者。腕关节周围肌腱导致的疼痛大多是过度使用引起的。在尺桡关节处软组织存在挛缩的情况下仍使用手被认为是诱发症状的原因。前臂旋前受限的原因多是桡骨环状韧带的伸展性降低。在对腱鞘炎患者进行运动疗法时，考虑到桡骨环状韧带的柔韧性降低可引起旋后肌群挛缩，可以通过牵伸桡骨环状韧带，评估前臂旋前受限和腱性疼痛如何变化。

在被检查者肩关节处于内外旋中立位、轻度外展位，肘关节处于屈曲位、前臂内旋位时握住其上臂和前臂远端。检查者用右手拇指一边将被检查者的桡骨头向背侧压迫，一边将上臂远端向床的方向压迫固定（⇔）。然后向肘关节屈曲、内翻方向移动（⇔），牵伸桡骨环状韧带。检查者上臂固定侧的示指可感受到桡骨环状韧带的牵伸感。

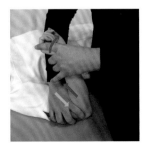

3 | 腕关节桡侧疼痛

step1　怎样运动会导致疼痛：明确受力

将导致腕关节桡侧疼痛的力进行分类，可以大致分为摩擦力和压缩力。

腕关节尺偏时，腕关节桡侧的软组织受到牵伸力。腕关节背侧有伸肌支持带，可分为6个区间。其中位于最桡侧的是第一区间，其中有拇长展肌和拇短伸肌通过。尺偏时这两条肌的肌腱和第一区间会产生强烈的摩擦力。

➤伸肌支持带
extensor retinaculum

因此，由此摩擦力导致疼痛时，可认为是拇长展肌或拇短伸肌出现了问题。

在用拇指、示指和中指等进行的捏取动作、夹持动作，以及拇指和小指进行的对指动作中，CM关节在诱导运动方向的同时，也承担着稳定掌骨的任务，此时CM关节受到压缩力。

➤拇长展肌
abductor pollicis longus m.

➤拇短伸肌
extensor pollicis brevis m.

拇指CM关节是鞍状关节，具有较大的活动度，但其关节面不稳定。拇指CM关节日常使用频率非常高，在使用中经常受到压缩力。当桡侧发生疼痛时，可以认为是关节面上受到了压缩力。

因此，由压缩力导致疼痛时，可以认为是拇指CM关节出现了问题。

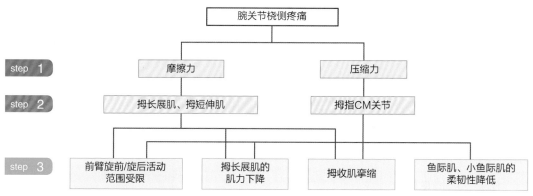

流程图　腕关节桡侧疼痛的评估策略

（1）拇长展肌和拇短伸肌

拇长展肌

起　　点：尺骨干背侧（旋后肌嵴的远端、拇长伸肌的近端），前臂骨间膜，桡骨干背侧

止　　点：拇指掌骨底掌侧

支配神经：桡神经

作　　用：拇指CM关节桡侧外展，掌侧外展，前臂旋后，腕关节掌屈、桡偏

拇短伸肌

起　　点：桡骨干背侧远端1/3，前臂骨间膜

止　　点：拇指近节指骨底背侧

支配神经：桡神经

作　　用：拇指CM关节桡侧外展，拇指MP关节伸展，辅助腕关节背伸

● **疼痛发生的解剖学原因**

拇长展肌、拇短伸肌位于伸肌支持带的第一区间。二者在桡骨干至腕关节的最桡侧走行。二者在腕关节进行尺偏动作时受到牵伸，摩擦力增加。另外，拇长展肌用于拇指CM关节的桡侧外展和掌侧外展，拇短伸肌用于拇指CM关节的桡侧外展和MP关节的伸展，做与之相反的动作时则会使其受到牵伸。

在使用螺丝刀和电动工具、编织、操作电脑键盘、进行伴随握把的运动（网球、高尔夫）等时，拇指需要做"握"的动作，此时这些肌肉经常受到摩擦力、牵伸力。握把+桡偏/尺偏这样的动作可以增强肌肉与第一区间的摩擦力，引起疼痛。

● **拇长展肌、拇短伸肌的疼痛诱发试验**

代表性的拇长展肌、拇短伸肌疼痛诱发试验有以下3个。

握拇尺偏试验（Eichhoff test）[48]（图1.3.44）

- 检查体位：将被检查者的肘部置于治疗台等稳定的地方。前臂中立位，握拳，拇指被其他各指盖住。
- 操作：检查者指示被检查者紧握拇指，并使腕关节被动尺偏。

- 判定：第一区间周围的腕关节桡侧部位出现疼痛即为阳性。
- 功能意义：被动屈曲拇指MP关节，CM关节固定于掌侧内收方向时，拇长展肌、拇短伸肌受到牵伸。再加上被动使腕关节尺偏，两条肌腱的紧张度更高。
- 注意点：虽然是疼痛诱发试验，但有时会出现尖锐的疼痛。要注意进行被动尺偏动作时应避免增加患者疼痛。
- 这个测试常被作为握拳尺偏试验（Finkelstein test）在一些书籍中介绍，但两者是不一样的[45]。原著对握拇尺偏试验进行了说明。

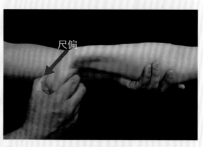

图1.3.44　握拇尺偏试验

桡偏外展试验（Brunelli test）[49]（图1.3.45）

- 检查体位：将被检查者的肘部置于治疗台等稳定的地方，前臂中立，拇指桡侧外展。
- 操作：检查者指示被检查者在拇指桡侧外展的状态下，使腕关节桡偏。
- 判定：第一区间出现疼痛即为阳性。
- 功能意义：本测试通过使拇长展肌、拇短伸肌收缩，在提高肌腱紧张度的状态下再桡偏，肌腱因受到摩擦诱发疼痛。

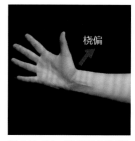

图1.3.45　桡偏外展试验

- 注意点：与握拇尺偏试验一样会出现尖锐的疼痛，所以要注意避免增加患者疼痛。

握拳尺偏试验（Finkelstein test）[50]（图1.3.46）

- 检查体位：将被检查者的肘部置于治疗台等稳定的地方，前臂处于中立位。
- 操作：检查者握住被检查者的拇指，使腕关节被动尺偏。
- 判定：第一区间出现疼痛即为阳性。

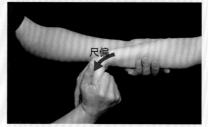

图1.3.46　握拳尺偏试验

- 功能意义：此测试与握拇尺偏试验相比，拇指的MP关节屈曲较少，因此考虑拇短伸肌腱的紧张度可能会稍低。

- 注意点：注意避免尖锐的疼痛，如果试验结果为阴性，也可以和握拇尺偏试验一起测试。

● 怎样理解触诊和检查结果？

如果这些检查结果为阳性，有可能是桡骨茎突狭窄性腱鞘炎（德凯尔万综合征，de Quervain syndrome）。炎症期不适合用运动疗法进行治疗，通过矫形器制动非常重要。炎症期过后疼痛缓解时，可慢慢改善拇长展肌、拇短伸肌的柔韧性，日常生活中有用手方法不当等情况出现时，需进行用手方法的指导。

从运动学的角度考虑，第一区间摩擦力和牵伸力增加的主要原因有以下3点。

①前臂旋前/旋后活动范围受限 ➡ step 3 p.123

收银员、会计等经常使用前臂和拇指者，前臂的肌肉紧张度逐渐增加，有时会不自觉地发生前臂旋前/旋后受限。前臂旋前/旋后受限时，机体用腕关节的尺偏、掌屈以及拇指的内收来代偿，因此对第一区间的摩擦力增加。

②拇长展肌的肌力下降 ➡ step 3 p.132

③拇收肌挛缩 ➡ step 3 p.132

拇指与示指、中指的捏柄、握持动作，拇收肌会因肌肉紧张度增加而缩短，同时其拮抗肌拇长展肌的功能也会降低。拇长展肌有桡偏作用，肌肉功能减退时，对尺偏的制动作用降低。拇短伸肌也有桡偏作用和对尺偏的制动作用，会代偿拇长展肌的功能。另外，即使拇长展肌的肌力下降，它在桡偏和尺偏时也需要有肌肉活动，此时第一区间会产生较强的摩擦力。

> **小知识**
>
> 桡骨茎突狭窄性腱鞘炎（德凯尔万综合征）
>
> 有伸展、外展拇指作用的拇长展肌和拇短伸肌，通过腕关节背侧称为"第一区间"的狭窄通道时，受到摩擦力而诱发腱鞘炎。

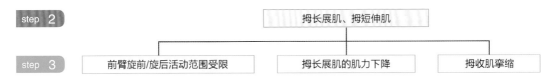

流程图　考虑拇长展肌、拇短伸肌为病因的流程图

（2）拇指CM关节

● 疼痛发生的解剖学原因

拇指CM关节是由大多角骨和第一掌骨底关节面构成的鞍状关

节，具有较大的活动范围，是拇指自由活动的基础（图1.3.47）。第一掌骨在关节面上一边回旋一边运动，可以进行屈曲、伸展、外展、对掌等三维复杂运动。

今枝[51,52]详细研究了构成CM关节的韧带的解剖学功能，掌握了5条主要韧带，并报道了其附着部和在哪个方向上运动会产生紧张（图1.3.48）。其中，前斜韧带（AOL）对拇指掌骨的背侧半脱位起制动作用，对CM关节的稳定性贡献最大。

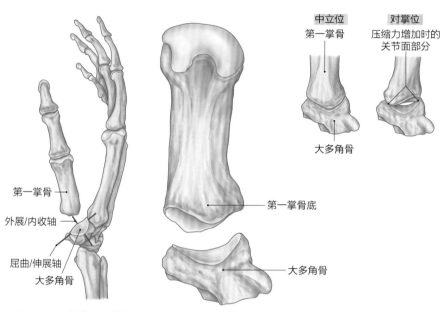

图1.3.47　拇指CM关节

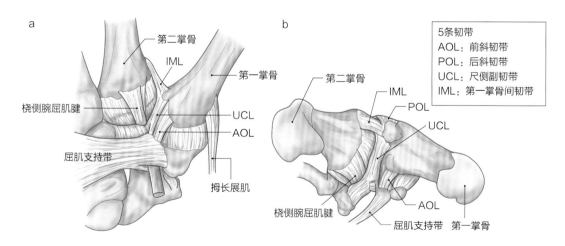

图1.3.48　构成CM关节的韧带
a. 掌侧面；b. 远端侧面

对拇指伸展方向的压力增加了AOL的牵伸力和对拇指CM关节的压力，会导致疼痛。

南野等[4]用人体标本对4条韧带的成分分别进行研究，得出手背桡侧韧带（dorsoradial ligament，DRL）的伸展率最高，是主要的稳定器（primary stabilizer），这和其他研究者的观点不一致。

● 拇指CM关节疼痛诱发试验

拇指CM关节的疼痛诱发试验有3个。

研磨试验[53]（图1.3.49）

- 检查体位：将被检查者的肘部置于治疗台等稳定的地方。
- 操作：检查者握住被检查者的拇指掌骨，一边向拇指CM关节施加轴向压力，一边旋转掌骨。
- 判定：拇指CM关节出现疼痛即为阳性。
- 功能意义：此试验在拇指CM关节发生变性时，轴压和旋转压力使关节内压上升，导致疼痛。
- 注意点：此试验灵敏度不高。

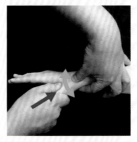

图1.3.49　研磨试验

分离试验[54]（图1.3.50）

- 检查体位：将被检查者的肘部置于治疗台等稳定的地方。
- 操作：检查者握住被检查者的拇指掌骨，一边牵引拇指CM关节，一边旋转掌骨。
- 判定：拇指CM关节出现疼痛即为阳性。
- 功能意义：此试验在拇指CM关节发生变性时，由于牵引力和旋转压力牵伸了关节囊和韧带，导致疼痛。
- 注意点：此测试灵敏度不高。

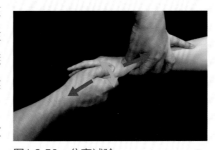

图1.3.50　分离试验

- 检查体位：使被检查者前臂旋前，将手掌置于治疗台等稳定的地方，拇指CM关节内收。
- 操作：检查者捏住被检查者的拇指尖部，在拇指处于最大内收位时在垂直方向上对手掌面施力，使之强制伸展。
- 判定：拇指CM关节掌侧出现疼痛即为阳性。
- 功能意义：此试验通过强制牵伸使AOL受到牵伸力，导致疼痛。

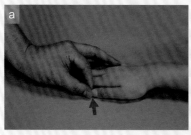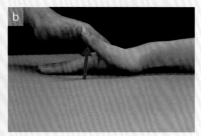

图1.3.51　拇指伸展内收试验
a. 起始体位（CM关节内收位）；b. 拇指呈最大内收位并强制伸展位

● 怎样理解触诊和检查结果？

除徒手检查外，如果X线片显示拇指CM关节发生病变，也应考虑为拇指CM关节病。拇指CM关节不稳定或处于疼痛期时，不适合用运动疗法。此时可使用矫形器固定3个月，这对稳固拇指CM关节很重要。

另外，从运动学的角度考虑，对拇指CM关节产生压缩力的主要原因有以下4个。

①前臂旋前/旋后活动范围受限 ➡ step 3 p.123

前臂旋前受限可通过拇指CM关节的掌侧内收/外展和桡侧外展代偿，但对拇指CM关节的压缩力增大。

②拇长展肌的肌力下降 ➡ step 3 p.132

③拇收肌挛缩 ➡ step 3 p.132

拇长展肌的肌力下降，则拇指掌侧外展力下降。为了代偿，拇收肌过度活动，对拇指CM关节的压缩力增大。

④鱼际肌、小鱼际肌的柔韧性降低 ➡ step 3 p.121

手在放松状态下，手掌面凹陷。手上有近端横弓、远端横弓、纵弓3个弓状结构。由于鱼际肌、小鱼际肌紧张等原因，柔韧性下降，横弓会抬高，拇指容易内收。拇指CM关节可以限制桡侧外展，拇指MP关节通过过度伸展来代偿，导致拇指CM关节的不稳定性增大，压缩力增加。

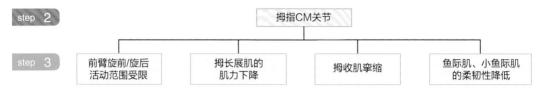

流程图　考虑拇指CM关节为病因的流程图

step 3　导致疼痛的原因有哪些：运动学评估

（1）前臂旋前/旋后活动范围受限
（2）拇长展肌的肌力下降
（3）拇收肌挛缩
（4）鱼际肌、小鱼际肌的柔韧性降低

鱼际肌、小鱼际肌的柔韧性降低，可以用DTTT鉴别。

横弓抬高的原因不是顶部的掌骨抬高，而是由于拇指侧和小指侧的柔韧性下降而相对抬高。需要用DTTT来确认是否改善横弓。

参考文献

1）　安部幸雄，冨永康弘：手関節鏡によるTFCC損傷の診断と治療．整形・災害外科53：327-332，2010.

2）　堀井恵美子：TFCCの解剖と機能．医学のあゆみ159：837-839，1991.

3）　Donald A．Neumann（著）．嶋田智明，有馬慶美（監訳）：カラー版　筋骨格系のキネシオロジー　原著第2版，pp232，247，261，医歯薬出版，2012.

4）　南野光彦，Steren F Viegas，澤泉卓哉，他：第1手根中手関節靭帯の3次元運動解析．日本手外科学会雑誌25：22-26，2008.

5）　多田薫，菅沼省吾，瀬川武司，他：手関節掌背屈運動時における「手関節リズム」の提唱．日本手外科学会雑誌29：10-14，2012.

6）　Moritomo H，Apergis EP，Herzberg G，et al：2007 IFSSH committee report of wrist biomechanics committee：biomechanics of the so-called dart-throwing motion of the wrist．J Hand Surg Am 32：1447-1453，2007.

7） 南野光彦，澤泉卓哉，高井信朗：横手根靭帯の3次元解析による解剖学的研究．日本手外科学会雑誌29：6-9，2012.

8） 南野光彦，小寺訓江，友利裕二，他：超音波短軸像による正中神経の手根管内ての移動の検討　手根管開放術前後の比較．日本手外科学会雑誌32：52-54，2015.

9） 南野光彦，澤泉卓哉，小寺訓江，他：超音波短軸像における正中神経の手根管内での移動について　健常者での手関節肢位変化および手指運動による検討．日本手外科学会雑誌29：15-18，2012.

10） Gelberman RH，Hergenroeder PT，Hargens AR，et al：The carpal tunnel syndrome．A study of carpal canal pressures．J Bone Joint Surg Am 63：380-383，1981.

11） Mackinnon SE：Pathophysiology of nerve compression．Hand Clin 18：231-241，2002.

12） Padua L，Padua R，Aprile I，et al：Carpal tunnel syndrome：relationship between clinical and patient-oriented assessment．Clin Orthop Relat Res 395：128-134，2002.

13） Wright SA，Liggett N：Nerve conduction studies as a routine diagnostic aid in carpal tunnel syndrome．Rheumatology（Oxford）42：602-603，2003.

14） 内山茂晴：手根管症候群のMRI診断のポイント．Orthopaedics 19：78-82，2006.

15） Joshua Cleland（著），柳澤健，赤坂清和（監訳）：エビデンスに基づく整形外科徒手検査法．pp481-483，486-497，エルゼビア・ジャパン，2007.

16） Keith MW，Masear V，Amadio PC，et al：Treatment of carpal tunnel syndrome．JAAOS 17：397-405，2009.

17） 林典雄（著），青木隆明（監）：運動療法のための機能解剖学的触診技術　上肢．pp80，93，99，257，メジカルビュー社，2011.

18） Ryu JY，Cooney WP 3rd，Askew LJ，et al：Functional ranges of motion of the wrist joint．J Hand Surg Am 16：409-419，1991.

19） 櫛田学，角光宏，今村宏太郎，他：非外傷性前骨間神経麻痺，後骨間神経麻痺の治療経験．日本手外科学会雑誌16：518-521，1999.

20） 山本真一，田尻康人，三上容司，他：特発性前骨間神経麻痺の手術適応．日本手外科学会雑誌 26：76-78，2010.

21） 村瀬政信，中野隆，金丸みき，他：Guyon管における尺骨神経の絞扼に関する解剖学的因子の検討．理学療法学 34：341，2007.

22） Gross MS，Gelberman RH：The anatomy of the distal ulnar tunnel．Clin Orthop Relat Res 196：238-247，1985.

23） 松元征徳：尺骨神経管症候群の3例．整形外科と災害外科 42：1206-1211，1993.

24） 今井富裕：尺骨神経管症候群．臨床神経生理学43：183-188，2015.

25） 阿部友和，中野隆，林満彦：後骨間神経麻痺の原因に関する局所解剖学的検討—Frohseのアーケードと短橈側手根伸筋，周辺血管の形態を中心に．理学療法学 32：250，2005.

26）高瀬勝己：後骨間神経麻痺の検討．日手会誌13：793-797，1996.

27）土肥義浩，粕渕賢志，山口史哲，他：橈骨遠位端骨折術後のダーツスロー・モーション　手関節動態X線との比較．日本手外科学会雑誌29：505-509，2013.

28）林典雄（監），鵜飼建志（編著）：セラピストのための機能解剖学的ストレッチング　上肢．pp179-183，200-207，217-237，メジカルビュー社，2016.

29）森友寿夫：掌側進入による直視下TFCC縫合術と尺骨手根骨靭帯修復術．整形・災害外科53：333-339，2010.

30）Kauer JM：The articular disc of the hand．Acta Anat（Basel）93：590-605，1975.

31）Palmer AK，Werner FW：Biomechanics of the distal radioulnar joint．Clin Orthop Relat Res 187：26-35，1984.

32）Tsai PC，Paksima N：The distal radioulnar joint．Bull NYU Hosp Jt Dis 67：90-96，2009.

33）Lewis OJ，Hamshere RJ，Bucknill TM：The anatomy of the wrist joint．J Anat 106：539-552，1970.

34）Nakamura T，Yabe Y，Horiuchi Y：Functional anatomy of the triangular fibrocartilage complex．J Hand Surg Br 21：581-586，1996.

35）中村俊康：背側進入による直視下TFCC縫合術とTFCC再建術．整形・災害外科53：341-347，2010.

36）中村俊康：手関節三角線維軟骨複合体（TFCC）損傷における画像診断．MB Orthop 19：57-62，2006.

37）Shigemitsu T，Tobe M，Mizutani K，et al：Innervation of the triangular fibrocartilage complex of the human wrist：quantitative immunohistochemical study．Anat Sci Int 82：127-132，2007.

38）木原仁，Short WH，Werner FW，他：遠位橈尺関節の安定性機構について．日本手外科学会雑誌11：6-8，1994.

39）渡辺健太郎，室捷之，中村蓼吾：遠位橈尺関節の支持機構破綻に関する臨床的検討 関節造影および関節鏡所見を中心に．日本手外科学会雑誌11：10-14，1994.

40）Nakamura R，Horii E，Imaeda T，et al：The ulnocarpal stress test in the diagnosis of ulnar-sided wrist pain．J Hand Surg Br 22：719-723，1997.

41）Tay SC，Tomita K，Berger RA：The "ulnar fovea sign" for defining ulnar wrist pain：an analysis of sensitivity and specificity．J Hand Surg Am 32：438-444，2007.

42）水関隆也，梶谷典正，横田和典，他：TFCC損傷/尺骨突き上げ症候群に対する尺骨短縮術の成績．日本手外科学会雑誌19：225-228，2002.

43）坪川直人，吉津孝衛：手の外科における単純X線写真—肢位と読影．Orthopaedics 19：1-10，2006.

44）山内仁，大工谷新一：TFCC損傷に対する理学療法　テニスにおけるグリップ動作を中心に．関西理学療法6：59-64，2006.

45）Maffulli N，Renstrom P，Leadbetter WB（Eds.）：Tendon injuries：basic science and clinical medicine．Springer，pp142-146，2005.

46）Ruland RT，Hogan CJ：The ECU synergy test：an aid to diagnose ECU tendonitis．J Hand Surg Am 33：1777-1782，2008.

47）Kataoka T，Moritomo H，Omori S，et el：Pressure and tendon strain in the sixth extensor compartment of the wrist during simulated provocative maneuvers for diagnosing extensor carpi ulnaris tendinitis．J Orthop Sci 20：993-998，2015.

48）後藤佳子，薄井正道，石崎仁英，他：de Quervain病に対する疼痛誘発テスト．日本手外科学会雑誌28：76-79，2011.

49）Brunelli G：Finkelstein's versus Brunelli's test in De Quervain tenosynovitis．Chir Main 22：43-45，2003.

50）Finkelstein H：Stenosing tendovaginitis at the radial styloid process．J Bone Joint Surg Am 12：509-540，1930.

51）今枝敏彦：大菱形中手骨関節（TMC）の靭帯解剖．日本手外科学会雑誌10：704-707，1993.

52）今枝敏彦：大菱形中手骨関節（TMC）構成靭帯の機能．日本手外科学会雑誌10：708-710，1993.

53）Shuler MS，Luria S，Trumble TE：Basal joint arthritis of the thumb．J Am Acad Orthop Surg 16：418-423，2008.

54）Eaton RG，Floyd WE 3rd：Thumb metacarpophalangeal capsulodesis：an adjunct procedure to basal joint arthroplasty for collapse deformity of the first ray．J Hand Surg Am 13：449-453，1988.

55）蔡栄浩，佐々木勲：母指CM関節に対する母指内転伸展テストの有用性　注射施行例の検討．日本手外科学会雑誌30：992-994，2014.

第 2 章

躯干

脊柱总论

脊柱的结构和功能

A. 构成脊柱的骨和脊柱的形态

脊柱由7块颈椎、12块胸椎、5块腰椎、5块骶椎和3～4块尾椎构成。骶椎在30岁之前融合，尾椎在25～30岁融合。

● **生理弯曲**

脊柱存在4个生理弯曲（图2.0.1），即颈椎前凸、胸椎后凸、腰椎前凸、骶骨后凸并呈S形曲线[1]。生理弯曲与重力和活动量有很大的关系。

胎生期和新生儿期由于不能采取抗重力体位，脊柱整体呈C形弯曲。可以抬头以后，脊柱长轴方向受重力影响，开始形成S形弯曲。在走路、跑步和上举重物等活动量增大的学童期结束时[2]，S形生理弯曲完全形成[3]。

生理弯曲可以缓解地面对人体的冲击，减轻对头部的震动，在活动量大时是不可或缺的。相反，如果活动量较少时就不需要生理弯曲。随着年龄的增加，活动量减少，在重力的影响下，胸椎后凸增大，腰椎前凸减小。

生理弯曲的变化也会给静止、动态时的姿势和平衡能力带来影响，所以需要对脊柱力学对线（图2.0.2）进行评估。

➡颈椎
cervical vertebrae

➡胸椎
thoracic vertebrae

➡腰椎
lumbar vertebrae

➡骶椎
sacral vertebrae

➡尾椎
coccyx vertebrae

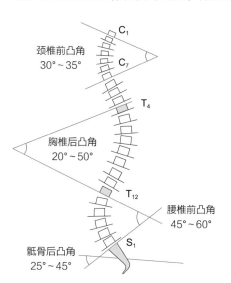

图2.0.1　脊柱的生理弯曲

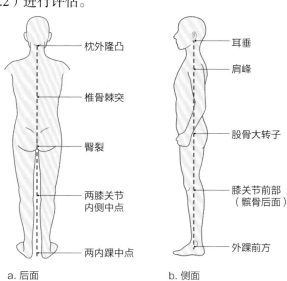

图2.0.2　评估力学对线时必要的标志

● 各椎体的特征（图2.0.3~2.0.6）

- 颈椎：颈椎是支撑头部重量的椎体，椎体较胸椎和腰椎小，椎孔较宽。第3~7颈椎椎体的外侧缘有称为椎体钩的骨性突起，椎体钩与其上位椎体下部的两侧唇缘构成Luschka关节（钩椎关节）。另外，颈椎有前结节和后结节包围的横突孔，内有椎动脉通过。左右椎动脉进入大脑后汇合为基底动脉，供给脑部血液。为了确保对大脑的血液供应，椎骨包围着椎动脉起保护作用。

- 胸椎：椎体从上到下逐渐变大。另外，棘突从第5胸椎开始方向发生改变，朝向后下方。胸椎存在肋凹，与肋骨形成关节。

- 腰椎：为了支撑上半身重量，腰椎椎体较大，棘突为较短的长方形，上关节突后方有短的乳突，附着有多裂肌[4]。

➡椎体钩
uncinate process

➡横突孔
transverse foramen

➡椎动脉
vertebral artery

➡肋凹
costal facet

➡乳突
mammillary process

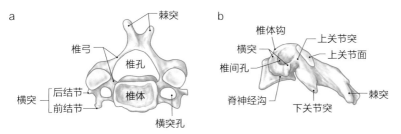

图2.0.3 颈椎的结构
a. 上面观；b. 侧面观

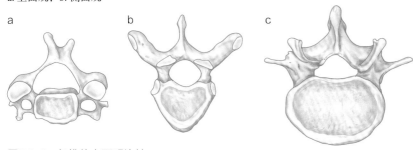

图2.0.4 各椎体上面观比较
a. 第4颈椎；b. 第6胸椎；c. 第4腰椎

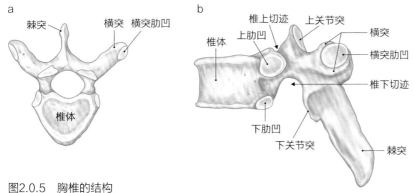

图2.0.5 胸椎的结构
a. 胸椎上面观；b. 胸椎侧面观

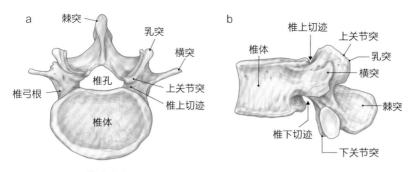

图2.0.6　腰椎的结构

a. 腰椎上面观；b. 腰椎侧面观

B. 脊柱的关节

脊柱由包括椎间盘在内的关节突关节连接椎骨而形成。

关节突关节是由上位椎骨的下关节突和下位椎骨的上关节突组成的平面关节，是典型的解剖学关节（滑膜关节），由关节软骨、滑膜和关节囊构成。

➡关节突关节
zygapophysial joints

包括椎间盘在内的关节突关节，是由纤维软骨联合构成的功能关节，没有正式的关节名称。

胸椎部有肋头关节和肋横突关节，两者合称为肋椎关节（图2.0.7）。

➡肋头关节
joint of head of rib

➡肋横突关节
costotransverse joint

➡肋椎关节
costovertebral joints

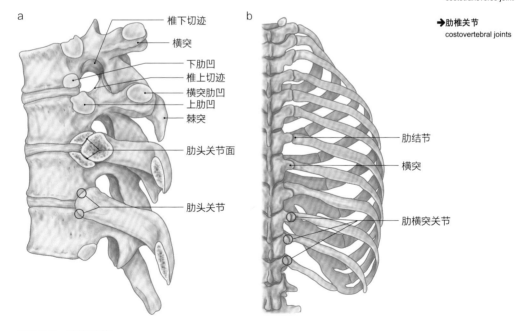

图2.0.7　肋椎关节

a. 侧面观；b. 后面观

● 关节突关节（图2.0.8）

关节突关节相对于上关节突的矢状面如果向水平方向倾斜，椎体向前方滑动，如果向垂直方向倾斜，可抑制轴向回旋。

颈椎关节面（寰枢关节除外）与水平面大约呈45°夹角。由颈椎依次向下到胸椎，关节面越来越向垂直方向倾斜[5]。腰椎的关节面与矢状面平行，上关节面稍微向内侧，下关节面稍外向侧方倾斜。

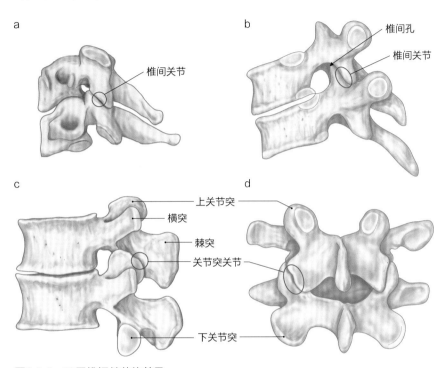

图2.0.8　不同椎间关节的差异
a. 第5～6颈椎侧面观；b. 第3～4胸椎侧面观；c. 腰椎侧面观；d. 第1～2腰椎后面观

● 椎间盘

椎间盘由髓核和包围髓核的纤维环、椎体终板构成。组织结构主要由胶原蛋白、蛋白质和水构成，因此容易产生退行性变性。特别是髓核，随着蛋白聚糖的减少，水分的保持越来越困难。另外，纤维环内胶原蛋白纤维的排列方向不是垂直的，而是倾斜的，邻接层朝向相反方向。排列10～20层可构成椎间盘。因此，椎间盘能够抵抗牵引、剪切和旋转的力量（图2.0.9）[4]。

椎间盘的功能是支撑体重和辅助脊椎间的活动。支撑体重时椎间盘有垫子的作用，可减缓冲击。辅助脊椎间的活动是指椎间盘面对屈曲/伸展、侧屈、旋转运动所产生的压缩力时，有柔软变形的功能。

➔椎间盘
intervertebral disk

➔髓核
nucleus pulposus

➔纤维环
anulus fibrous

➔椎体终板
end plate

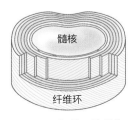

图2.0.9　纤维环的结构层

● 肋头关节和肋横突关节

肋头关节由肋头的关节面、相邻两胸椎椎体的肋凹组成。肋横突关节由肋结节关节面和胸椎横突肋凹构成。上位肋骨在前面与胸骨形成关节，因此缺乏可动性。肋横突关节中的横突肋凹呈凹状而肋结节关节面呈凸状，所以可以维持关节的稳定性。

下位肋骨在前面未与胸骨形成关节，因此和上位肋骨相比，下位肋骨具有可动性。横突关节的关节面平坦，肋结节关节面呈凸状。由于形状不同，上位肋骨的可动性受胸椎运动的影响，而下位肋骨自由度高，可动性好，容易受肌肉和韧带等的影响[6]。

C. 脊柱的韧带（图2.0.10）

脊柱的韧带有黄韧带、前纵韧带、后纵韧带、棘上韧带、棘间韧带和横突间韧带。黄韧带可限制脊柱整体的屈曲，从而避免过度前屈而起保护椎间盘的作用。前纵韧带和后纵韧带分别附着在椎体的前缘和后缘，并进入椎间盘起加固作用。前纵韧带可限制颈椎和腰椎的过度前凸，黄韧带和后纵韧带有保护脊髓的作用。棘上韧带在颈部被称为项韧带[4]。

➜**黄韧带**
ligamenta flava

➜**前纵韧带**
anterior longitudinal ligament

➜**后纵韧带**
posterior longitudinal ligament

➜**项韧带**
nuchal ligament

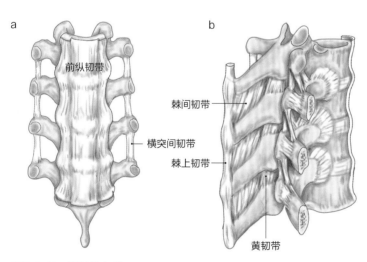

图2.0.10　脊柱的韧带
a. 前面观；b. 后外侧面观

D. 脊髓神经和椎间孔

椎管及椎间孔由椎骨的椎体、椎弓、关节突关节、椎间盘、后纵韧带和黄韧带构成。在颈椎，Luschka关节（钩椎关节）相当于椎间孔的前壁[7]。

➜**脊神经**
spinal nerve

➜**前根**
ventral root

➜**后根**
dorsal root

脊神经由8对颈神经、12对胸神经、5对腰神经、5对骶神经和1对尾神经组成。从脊髓前角发出前根，后角发出后根，合成一条脊神经，并通过椎间孔从椎管穿出来。然后，脊神经分为4支：前支、后支、脊膜支、交通支，前支经过反复复杂的分支和汇合形成神经丛。后支只分布在躯干的背侧，一般后支没有前支发达[8]。

一直到第7颈神经（C_7），脊神经和下位椎体的编号都相同［例如，第6颈神经（C_6）从第5颈椎和第6颈椎之间穿出］。第8颈神经（C_8）从第7颈椎和第1胸椎之间穿出，因此，第1胸神经（T_1）以下的脊神经与上位椎体编号相同［例如，第6胸神经（T_6）从第6胸椎和第7胸椎之间穿出］（图2.0.11）。

通常脊髓的尾端在第1、第2腰椎的椎间孔附近，其下形成马尾延伸到椎间孔。

→神经根
nerve root

→前支
anterior ramus

→后支
posterior ramus

→神经丛
plexus

→马尾
cauda equina

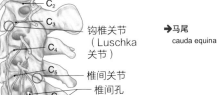

钩椎关节
（Luschka关节）

椎间关节
椎间孔
棘突
椎体

图2.0.11　颈椎和颈神经

参考文献

1） 竹井仁：体幹の骨・関節の解剖学的理解のポイント．理学療法23：1343-1350，2006.

2） 渡曽公治：二足直立の基礎知識．脊椎脊髄26：624-631，2013.

3） 工藤慎太郎：運動療法の「なぜ？」がわかる超音波解剖．pp6-16，医学書院，2014.

4） Donald A．Neumann（著），嶋田智明，平田総一郎（監訳）：筋骨格系のキネシオロジー．pp266-367，医歯薬出版，2005.

5） Kirpalani D，Mitra R：Cervical facet joint dysfunction: a review．Arch Phys Med Rehabil 89：770-774，2008.

6） 田中創，城内若菜，梅田泰光：高齢者の胸郭の機能障害と理学療法．理学療法32：624-639，2015.

7） 中野隆，颯田季央，鳥居亮，他：マスターの要点　機能解剖学 末梢神経系の機能解剖（3）．理学療法24：382-392，2007.

8） 中野隆：マスターの要点　機能解剖学 末梢神経系の機能解剖（1）．理学療法23：1542-1555，2006.

颈部

颈部的结构和功能

颈部大致包含3种关节：寰枕关节、寰枢关节复合体（图2.1.1）和第2~7颈椎的椎间关节。各椎体之间有缓冲负荷的椎间盘。

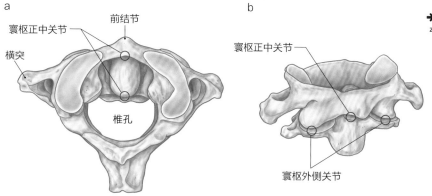

图2.1.1 寰枢关节复合体
a. 上面观；b. 上前面观

A. 颈部容易发生的功能障碍

颈部是脊柱中活动范围最大的部位。头部有听觉、视觉、嗅觉、味觉和平衡觉等感受器，颈部有助于头部的位置控制[1]。

在有巨大冲击力作用于人体的运动中，以及随着年龄的增加而产生的变形和变性中，颈部容易产生功能障碍。另外，姿势不良等原因也可导致颈部局部的麻木或疼痛。

B. 颈部的稳定结构

● 静态稳定结构

- 骨的形态：颈椎椎体外侧的钩椎关节因承受头部的负荷，容易发生椎间盘变性和骨刺形成[2]。

- 韧带：随着年龄的增加，颈部韧带可发生骨化和肥厚。另外，颈部有强韧的翼状韧带，它起自齿突尖两侧，向外上方止于枕髁内侧面粗糙部。翼状韧带可限制寰椎和头部的回旋[3]。

- 椎间盘：颈椎椎间盘的髓核量比腰椎少，颈椎椎间盘突出发生率比腰椎低[2]。

➔寰枕关节
atlanto-occipital joint

➔寰枢关节复合体
atlanto-axial joint complex

➔关节突关节
zygapophysial joints

➔钩椎关节
uncovertebral joint

➔翼状韧带
alar ligaments

● 动态稳定结构（图2.1.2）

- 颈部背固有肌：头夹肌、颈夹肌和颈髂肋肌构成外侧肌群，棘间肌、棘肌、回旋长肌、回旋短肌、多裂肌、头半棘肌、头长肌、颈长肌和颈半棘肌构成内侧肌群。外侧肌群参与颈椎的运动，内侧肌群维持颈椎的稳定。外侧肌群受脊神经后支的外侧支或前支支配，内侧肌群受脊神经后支支配。

- 颈屈肌群：胸锁乳突肌、斜角肌群、颈长肌和头长肌等椎前肌群。

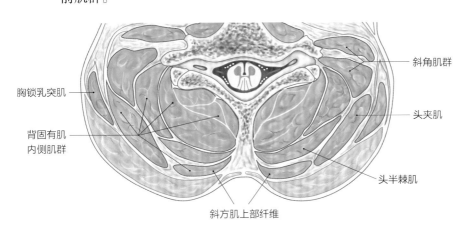

胸锁乳突肌

背固有肌内侧肌群

斜方肌上部纤维

斜角肌群

头夹肌

头半棘肌

图2.1.2　颈部（C_2水平）的动态稳定结构

C. 颈部的运动学

颈椎的关节活动范围较大，可控制头部的位置。颈椎可做左右旋转、侧屈、屈曲和伸展运动，因此可以向上方、下方、侧方和后方转动[4]。

- 寰枕关节：有左、右两个关节面，寰椎的上关节面是凹面的，可做屈曲和伸展动作，也可做轻微的侧屈动作。

- 寰枢关节：由寰枢正中关节和寰枢外侧关节组成。寰枢关节的主要运动是在枢椎关节上进行寰椎的回旋运动，颈部的旋转运动基本由寰枢关节完成。

- 颈椎关节突关节：与水平面约呈45°夹角，可进行屈曲、伸展、侧屈和旋转运动。

颈部的耦合运动（coupling motion）在上位颈椎（枕骨、寰椎和枢椎）中旋转时伴随着对侧的侧屈，在中位和下位颈椎中旋转时伴随同侧的侧屈[5]。

小知识

耦合运动（coupling motion）

耦合运动指两个一组产生的自动复合运动。主要发生在旋转动作中，颈胸椎向回旋方向同侧侧屈，腰椎向回旋方向对侧侧屈。

1 颈部疼痛

step1　怎样运动会导致疼痛：明确受力

在颈部进行伸展运动时，颈部后方组织受到的压缩力增加，前方组织受到的牵伸力增加。相反，在颈部进行屈曲运动时，颈部前方组织受到的压缩力增加，后方组织受到的牵伸力增加。另外，当伸展运动达到最大程度时，棘突之间互相冲突，此时对棘突的压缩力增加。椎间关节在伸展和侧屈时受到的压缩力和剪切力均增加。

椎间关节多受压缩力，肌肉多因力学对线不良受到牵伸力。

因此，如果是由于受到压缩力和剪切力而产生的疼痛，可考虑为椎间关节的问题。如果是由于受到牵伸力和压缩力而产生的疼痛，首先应考虑为颈部肌肉的功能障碍。

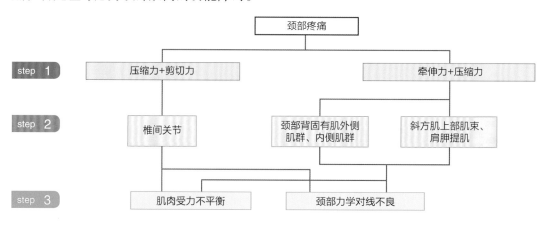

流程图　颈部疼痛的评估策略

step2　疼痛出现在哪些部位：解剖学评估

（1）椎间关节（图2.1.3）

● 疼痛发生的解剖学原因

中位和下位颈椎的椎间关节向水平面倾斜约45°。因此，颈部在进行屈曲/伸展运动时，上位颈椎向下位颈椎椎间关节面的前方滑动（屈曲）或者是后方滑动（伸展）。而在侧屈时，椎间关节面向患侧滑动且伴随着旋转。在这些运动中，如果椎间关节受到过度的压缩力，就会导致椎间关节损伤，产生疼痛。

➡关节突关节
zygapophyseal joint

各椎间关节被纤维性关节囊覆盖，其中有滑膜、关节软骨以及脂肪细胞构成的各种组织。Kallakuri等在关节囊内发现了蛋白质、P物质和降钙素基因相关肽，这些物质可能与椎间关节疼痛有关[6]。

● 颈部疼痛诱发测试

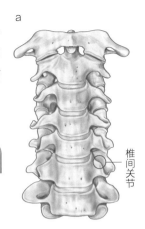

a

椎间孔挤压试验（Spurling test）（图2.1.4）

- 检查体位：被检查者取坐位。
- 把持部位：检查者把手放在被检查者的头顶部。
- 诱导运动：颈部伸展、向患侧旋转、垂直压迫。
- 判定：旋转侧的症状再现即为阳性。
- 功能意义：颈椎的伸展、旋转动作同时进行时，椎间孔变窄，可诱发神经根症状。
- 注意点：本检查是诱导神经症状的检查方法，如果只出现颈部疼痛，判断为阴性。但因椎间关节也受到压缩力，如果只出现颈部疼痛，则可考虑为椎间关节障碍。如果只在伸展时出现症状，则可考虑为椎管狭窄。

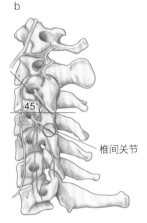

b

图2.1.3 颈椎的椎间关节

a.前面观；b.侧面观

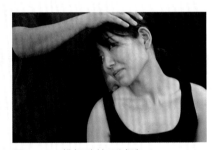

图2.1.4 椎间孔挤压试验

（2）颈部背固有肌外侧肌群

头夹肌

起　　点：第4颈椎~第3胸椎棘突

止　　点：上项线的外侧，乳突

支配神经：颈神经后支的外侧支

作　　用：头部伸展（一侧收缩时，同侧侧屈和同侧旋转）

颈夹肌

起　　点：第3~6胸椎棘突

止　　点：第1、2颈椎横突

支配神经：颈神经后支的外侧支

作　　用：颈部伸展（一侧收缩时，同侧侧屈和同侧旋转）

➡头夹肌
splenius capitis m.

➡颈夹肌
splenius cervicis m.

● **疼痛发生的解剖学原因**

背外侧肌群包括头夹肌、颈夹肌和颈髂肋肌。髂肋肌附着在肋骨和横突上，由于肋骨的退化，附着在肋骨上的颈部肌肉不发达。与此相反，横突内侧的肌群则很发达[7]。

外侧肌群由脊神经后支的外侧支或前支支配，参与颈椎的运动。内侧肌群对于维持颈椎的前凸非常重要。当内侧肌群的紧张度降低，不能维持颈椎的前凸时，则要通过静态稳定结构来增强颈椎的稳定性，或者通过加强外侧肌群的紧张度来增强颈椎的稳定性。肌肉紧张产生痉挛可导致的头部重量增加或颈部疼痛[8]。另外，肌肉在紧张状态下对颈部伸展方向施加的压缩力也会导致疼痛。

● **头夹肌的触诊（图2.1.5）**

头夹肌是位于颈部和背部的板状肌，起点被斜方肌和菱形肌群覆盖，在斜方肌上部纤维的止点和胸锁乳突肌之间可触摸到。头夹肌位于乳突和C$_4$棘突连线的中间。头夹肌和颈夹肌的边缘在起点处并不明确[9]。头夹肌与胸锁乳突肌一起可做颈部的旋转动作，通过头部伸展和同侧旋转，可导致压缩力增加。

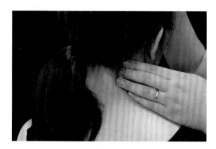

图2.1.5　头夹肌的触诊

（3）颈部背固有肌内侧肌群

> **头半棘肌**
>
> 起　　点：第3颈椎～第6胸椎横突
> 止　　点：枕骨上项线和下项线之间
> 支配神经：脊神经后支的外侧支、内侧支
> 作　　用：头部、颈椎、胸椎伸展（一侧收缩时同侧侧屈、对侧旋转）
>
> **颈半棘肌**
>
> 起　　点：第1～6胸椎横突
> 止　　点：第2～7颈椎棘突
> 支配神经：脊神经后支的内侧支
> 作　　用：头部、颈椎、胸椎伸展（一侧收缩时同侧侧屈、对侧旋转）

➡头半棘肌
semispinalis capitis m.

➡颈半棘肌
semispinalis cervicis m.

● **疼痛发生的解剖学原因（图2.1.6）**

背固有肌内侧肌群包括棘间肌、棘肌、回旋长肌、回旋短肌、多裂肌、颈半棘肌和头半棘肌，受脊神经后支支配。在颈部，半棘肌占大半[7]。

半棘肌在维持颈椎前凸中非常重要。例如，在头部前伸的姿势中，半棘肌的张力会增加。颈部的伸展运动会导致内侧肌群和外侧肌群的张力增加。

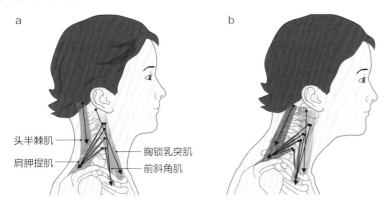

a

b

头半棘肌

肩胛提肌

胸锁乳突肌

前斜角肌

图2.1.6　姿势比较

a. 理想的姿势；b. 慢性头前伸姿势

● **半棘肌的触诊**

颈部的半棘肌分为头半棘肌和颈半棘肌。颈半棘肌位于头半棘肌的深层。头半棘肌和颈半棘肌的肌间隙中存在大量疏松结缔组织和脂肪，同时还有血管走行。当头半棘肌和颈半棘肌硬化压迫血管时，可导致肩部酸痛和头痛等[7]。

半棘肌的表层有头夹肌和斜方肌上部肌束走行，所以触诊半棘肌时要考虑这些肌肉的存在，以免受到其干扰。另外，半棘肌的深层有多裂肌、回旋长肌和回旋短肌走行。

（4）斜方肌上部肌束、肩胛提肌

> 斜方肌上部肌束
>
> 起　　点：枕外隆凸，项韧带
>
> 止　　点：锁骨外侧1/3上缘
>
> 支配神经：副神经，颈神经
>
> 作　　用：肩胛骨上提，肩胛骨上回旋
>
> 肩胛提肌
>
> 起　　点：第1～4颈椎横突

<small>**小知识**

疏松结缔组织

　　疏松结缔组织指稀疏不规则排列的结缔组织，由胶原纤维、弹性纤维、多糖类、结缔组织组成。遍布全身，以皮下为主。</small>

> 止　　　点：肩胛骨上角
>
> 支配神经：颈神经，肩胛背神经
>
> 作　　　用：肩胛骨上提

● 疼痛发生的解剖学原因

斜方肌由上、中、下3个肌束组成。上部肌束可以使肩胛带上提和肩胛骨上回旋。另外，由斜方肌上部肌束和胸锁乳突肌的锁骨胸骨端构成的区域称为颈后三角，其中走行的副神经支配斜方肌。同时斜方肌也受第2~4颈神经支配，因此斜方肌受双重神经支配[7]。

肩胛提肌始于第1~4颈椎横突，附着在肩胛骨上角，作用是使肩胛带上提和肩胛骨下回旋。纵向细长的肩胛提肌将后颈部分为内侧和外侧。分布于斜方肌内的副神经、颈神经和颈横动脉浅支，从肩胛提肌外侧通过。而肩胛提肌内侧有通向菱形肌的肩胛背神经和颈横动脉深支通过。因此，肩胛提肌及其内外两侧都是血液循环容易变差的部位[7]。

斜方肌上部肌束和肩胛提肌，容易由于力学对线不良等产生痉挛。在这种状态下，上提肩胛骨和向同侧侧屈、旋转动作可使肩胛带受到压缩力，容易产生疼痛。

● 斜方肌上部肌束的触诊

斜方肌上部肌束的触诊：将手指放在锁骨外侧1/3的部位，然后从那里向枕外隆凸外侧移动2横指。斜方肌上部肌束在最表层，呈三角形。

● 肩胛提肌的触诊

肩胛提肌的触诊可在颈部前后径的中央进行。随着肩胛提肌向头侧走行，逐渐被胸锁乳突肌覆盖。另外，由于肩胛提肌的腹侧有斜角肌群走行，背侧有斜方肌走行，所以有压痛时，需要考虑与这些肌肉的位置关系。

● 怎样理解触诊和检查结果？

从以上的检查结果来看，大致有椎间关节产生的疼痛和肌肉产生的疼痛。也有部分患者由于两种原因相互关联，症状更加复杂。例如，椎间关节产生的疼痛可导致背固有肌内侧肌群的痉挛，从而使内侧肌肉产生疼痛。无论是椎间关节产生的疼痛还是肌肉产生的疼痛，都要找到这些组织负荷增强的力学原因。而这个力学原因有：①肌肉受力不平衡；②颈部力学对线不良。

➡斜方肌
trapezius m.

➡颈后三角
posterior triangle

➡肩胛提肌
levator scapulae m.

①肌肉受力不平衡 → step 3 p.161

肌肉受力不平衡是指主动肌和拮抗肌、主动肌和协同肌的生理关系失去平衡的状态。例如，当主动肌的肌力下降时，如果颈部伸肌和屈肌同时过度收缩，会导致伸肌和屈肌过度紧张。另外，当主动肌的肌力下降时，会通过协同肌过度活动来代偿。在临床上，大多数颈部屈肌肌力下降时由颈部伸肌群代偿，颈部伸肌肌力下降时由肩胛带肌肉代偿。

②颈部力学对线不良 → step 3 p.163

首先，下颌前突是颈部力学对线不良的一种姿势（图2.1.7）。下颌前突会使颈椎的生理前凸增强。在颈椎前凸增强状态下，一旦颈椎伸展，就会导致位于后方的椎间关节承受的压缩力和剪切力增加。另外，保持颈部前凸的内侧肌群处于挛缩状态，张力下降。这些原因会导致肌肉受力不平衡，颈部为了支撑起头部外侧肌群而过度用力，导致颈部的紧张。

直颈时，颈部前凸减少，此时为了支持头部，颈部屈肌和伸肌同时收缩，导致颈部肌肉过度紧张。

此外，溜肩、耸肩等肩胛带的力学对线不良也会引起颈部力学对线不良，从而出现各种问题。

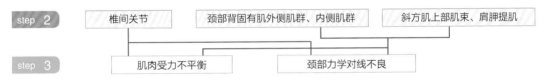

流程图　考虑椎间关节、颈部背固有肌、斜方肌上部肌束、肩胛提肌为病因的流程图

step3　**导致疼痛的原因有哪些：运动学评估**

由上可知，在考虑颈部出现压缩力的原因时，需要考虑肌肉受力不平衡和颈部力学对线不良的影响。

（1）肌肉受力不平衡

颈椎为了支撑头部的一定重量，存在肌肉、韧带和椎间盘等支持结构[10]，但仅有肌肉可以保持头部的随意姿势。例如，如果没有椎前肌群（头前直肌、头外侧直肌、头长肌、颈长肌、舌骨下肌群和舌骨上肌群的总称）、颈部背固有肌内侧肌群等深部肌肉的协调，就无法维持颈椎的前凸。一旦肌肉间的平衡状态被破坏（不平衡），胸锁乳突肌、颈部背固有肌外侧肌群和肩胛提肌等比较大的肌肉就要负责维持颈椎的稳定。因此，对椎前肌群和背固有肌的肌力评估很重要。颈部肌力评估可通过MMT进行。

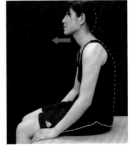

图2.1.7　下颌前突力学对线

头部屈曲的肌力检查（图2.1.8）

- 体位：仰卧位
- 操作：被检查者收下颌时，检查者施以阻力。
- 判定：结果可分以下6个等级。

   5级：最大限度的阻力；

   4级：中等程度的阻力；

   3级：无阻力但可以进行收下颌动作；

   2级：能在部分可动区间内活动；

   1级：不能活动但有肌肉收缩；

   0级：无肌肉收缩。

- 注意点：注意头部不要离开检查台。如果肌力下降较严重可考虑是中枢神经系统障碍，需要注意鉴别。

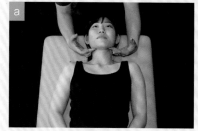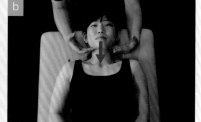

图2.1.8 头部屈曲的肌力检查

● 颈部背固有肌内侧肌群的DTTT（图2.1.9）

颈部伸肌群的肌力很难通过MMT评估，特别是颈部伸展导致疼痛的病例，因为临床上很难对伸展运动施加阻力。另外，在颈椎前凸增加的病例中，头夹肌的肌肉紧张可能是由背固有肌内侧肌群，特别是半棘肌的肌力下降导致的。但是，目前还没有单独测量内侧肌群和外侧肌群肌力的方法。因此，笔者使用颈部背固有肌内侧肌群收缩的DTTT，观察疼痛的变化，研究对内侧肌群肌肉的影响。

发病组织	颈部背固有肌内侧肌群
对象	颈部力学对线不良
方法	在调整颈部力学对线的状态下，将毛巾等放在被检查者颈部后方，在这种状态下进行头部的伸展运动，维持颈部的稳定
判定	如果疼痛有所改善，椎前肌群的肌力没有问题，则认为原因是颈部背固有肌内侧肌群的肌力下降
功能意义	颈部背固有肌内侧肌群是维持颈部力学对线的重要肌肉。为了调整力学对线，需同时收缩颈部的屈肌和伸肌，以确认训练前后疼痛和力学对线的变化

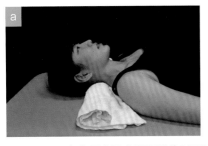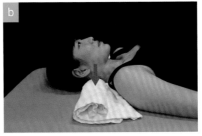

图2.1.9 颈部背固有肌内侧肌群的DTTT

a. 结合颈部前凸放置毛巾；b. 头部用力挤压毛巾，促进颈部伸肌和屈肌同时收缩

（2）颈部力学对线不良

经常出现的颈部力学对线不良的情况有：①头部前伸；②直颈；③溜肩；④耸肩。以下列出了每种情况下力学对线的特征。

①头部前伸

下巴向前突出的姿势；从侧面观察时，耳的位置在肩峰前方。幼儿时，枕部的位置大多位于脊柱后方。这种姿势呈现头部伸展和颈椎屈曲的力学对线。此时由于颈部前凸增强，颈部背固有肌内侧肌群的肌力下降，背固有肌外侧肌群、斜方肌和胸锁乳突肌的肌肉紧张亢进。

②直颈

正常颈椎呈以C_4、C_5为顶点的弧形前凸曲线，颈椎的力学对线呈直线时称为直颈，正确的评估应该由X线片来判断。还有后凸、S形（上位颈椎前凸、下位颈椎后凸）和反S形（上位颈椎后凸、下位颈椎前凸）等[4]情况，由于颈椎曲度减少，支持头部的颈部肌肉紧张亢进。

③溜肩（图2.1.10a）

呈现锁骨下抑，肩胛骨外展、下回旋，胸椎屈曲和上肋骨下抑位。多见于偏瘦型成年女性。溜肩时因不能抵抗重力，上肢和肩胛带被向下牵引[8]。这种姿势会导致颈部肌肉萎缩变硬，尤其是斜方肌上部肌束和肩胛提肌，以及斜方肌中部肌束、下部肌束、菱形肌的肌力下降。这些肌肉的检查方法可以参照肩胛胸壁关节的稳定性降低的相关介绍（p.21）。

④耸肩（图2.1.10b）

锁骨上提，肩胛骨上回旋、内收，胸椎伸展和上位肋骨上提位。多见于肌肉发达的男性。与溜肩不同，为了对抗上肢和肩胛带向下的重力，斜方肌上部、肩胛提肌和胸锁乳突肌呈现过度紧张状态[8]。

> **运动疗法的要点**
>
> 结合力学对线评估和解剖学评估，进行保持合理力学对线的
> 拉伸和训练是很重要的。

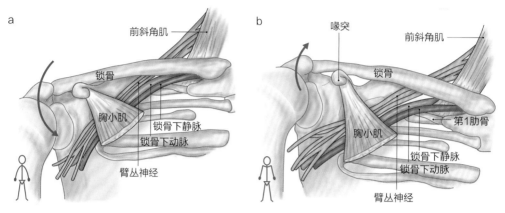

图2.1.10　溜肩和耸肩
a. 溜肩；b. 耸肩

2　颈部产生的麻木

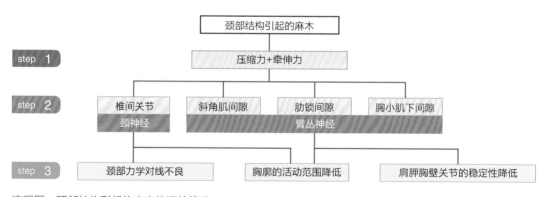

流程图　颈部结构引起的麻木的评估策略

step1　麻木出现在哪些部位：明确受力

颈部结构引起的麻木多为压缩力和牵伸力所致。因此，首先要
明确麻木部位，由此推测卡压部位。

例如，锁骨上部、肩胛骨周围和上肢等部位麻木，卡压的神经
是不同的。因此，需要详细询问患者的麻木部位。主要的卡压神经
和麻木发生的部位详见表2.1.1。

表 2.1.1　卡压部位和麻木发生部位

卡压部位	麻木发生部位
颈丛（第1～4颈神经）	枕部、耳后、颈前、颈侧、锁骨上
第5、6颈神经	上臂外侧、前臂外侧
第6～8颈神经	第2～4指掌背侧
第8颈神经、第1胸神经	上臂内侧、前臂内侧
臂丛斜角肌间隙	肩胛骨周围、上肢
臂丛肋锁间隙	上肢
臂丛胸小肌下间隙	上肢

step2　卡压的部位在哪：解剖学评估

　　颈神经从各自的椎间孔穿出后，分支为较粗的前支和较细的后支。前支通过椎动脉后方，然后通过颈椎横突前结节和后结节之间的神经沟，从横突的前端出来。

➡颈神经
cervical nerves

　　臂丛神经由C_5～T_1 5根脊神经的前支组成，C_5～C_6形成上干、C_7形成中干、C_8～T_1形成下干（图2.1.11）。上、中神经干在上臂的屈侧外侧（外侧神经束）走行，下神经干在上臂的屈侧内侧（内侧神经束）走行。三条神经干在腋动脉附近结合，形成后神经束，向伸侧走行。

➡臂丛
brachial plexus

　　臂丛神经在上肢的走行路径通过的易卡压部位有斜角肌间隙、肋锁间隙和胸小肌下间隙，这些易卡压部位可由于压缩力和牵伸力而出现麻木症状，称为胸廓出口综合征（TOS）。

➡胸廓出口综合征
thoracic outlet syndrome, TOS

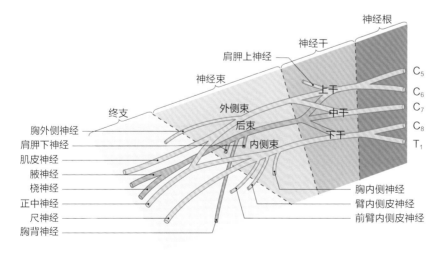

图2.1.11　臂丛神经的结构
引自［坂井建雄（著）：標準解剖学. p 280，医学書院，2017］

（1）颈神经

● 麻木发生的解剖学原因

由于颈神经的神经根受到压缩力而产生麻木的情况称为颈椎神经根病变，与颈椎病和颈椎椎间关节病不同。颈椎神经根病变多以神经根支配区域的根性疼痛和感觉异常为主要症状，很少出现运动麻痹。另外，神经根从脊髓分支到椎间孔时最容易受到损伤[11]。

颈椎有生理性前凸，椎体后方的椎间孔（图2.1.12）在颈部屈曲时变宽，伸展时变窄。例如，椎体后外侧有骨刺时，在向左或右侧做较大幅度的旋转动作时，颈椎过度伸展，颈神经根会受到压缩力。

吉田认为，不仅要考虑椎间孔横截面积，上椎体后缘和下关节突前缘、下椎体的椎体钩和上关节突前缘的位置关系也很重要。上关节突可影响椎体后缘向前突出的骨形态，上关节突和椎体钩之间的最短距离会影响椎间孔的横截面积[11]。可以认为，上关节突位于椎体前方时，由上关节突、椎体钩和椎弓构成的骨性椎间孔长度增加，通过的神经根受到压缩力的可能性升高。

C_4、C_5和C_6的上关节突前缘多位于椎体后缘前方，通过C_3/C_4、C_4/C_5和C_5/C_6椎间孔的神经根，因通过椎间关节附近，容易受到椎体钩、上关节突骨刺和脱出椎间盘的影响。C_5、C_6和C_7处的神经根为了形成臂丛神经而变粗，当椎间孔狭窄时，则容易受到机械压迫[11]。

● 神经症状诱发试验

为了辨别症状是否来自颈神经，可使用椎间孔挤压试验。

（2）臂丛神经卡压引起的疾病：TOS

● 麻木发生的解剖学原因

臂丛的卡压位有3个。

第1个是斜角肌间隙，由前壁的前斜角肌、后壁的中斜角肌和底面的第1肋骨构成（图2.1.13）。$C_5 \sim T_1$的神经根出椎间孔后，形成臂丛神经，穿斜角肌间隙与锁骨下动脉一起向外下方倾斜走行。斜角肌过度紧张等情况会使斜角肌间隙变窄，导致臂丛神经压力增大，这称为斜角肌综合征。另外，前斜角肌附着于颈椎横突的前结节上，中斜角肌附着于后结节上，中间有臂丛神经通过。由于溜肩等对线不良，第1肋骨下移时，前、中斜角肌也会受到牵引力，三角形隧道的上角会变得更加尖锐，而对臂丛神经产生压迫。另外，由于颈肋在斜角肌间隙，也可能给臂丛神经带来压迫。

➔颈椎神经根病变
cervical radiculopathy

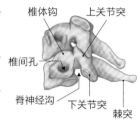

图2.1.12　脊椎的椎间孔

➔斜角肌间隙
scalene space

➔斜角肌综合征
scalenus syndrome

➔颈肋
cervical rib

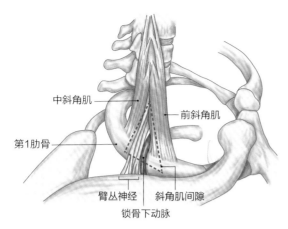

中斜角肌

前斜角肌

第1肋骨

臂丛神经　斜角肌间隙

锁骨下动脉

图2.1.13　斜角肌间隙

　　第2个是肋锁间隙，是由上面的锁骨和底面的第1肋骨构成的骨性管道（图2.1.14），其间有臂丛神经、锁骨下动脉和锁骨下静脉通过。锁骨下移或肋骨上提时，肋锁间隙变窄，造成臂丛神经压力增大的情况，称为肋锁综合征。另外，锁骨和肋骨之间有锁骨下肌，此肌肉的紧张会导致锁骨下移，也会给臂丛神经带来压力。

　　第3个是胸小肌下间隙，由上面的胸小肌、下面的喙锁韧带构成（图2.1.15）。臂丛神经、锁骨下动脉和锁骨下静脉在胸小肌的深层走行。因此，上肢上举时，臂丛神经、锁骨下动脉和锁骨下静脉以胸小肌下间隙为支点改变为向上方走行。这时臂丛神经、锁骨下动脉和锁骨下静脉因受到牵引力，出现过度外展综合征。

　　片冈[12]把由臂丛神经的压迫导致麻木的病例和由牵伸力导致麻木的病例分别称为压迫型和牵伸型，既受压迫又受牵伸力的病例

➡肋锁间隙
costoclavicular space

➡肋锁综合征
costoclavicular syndrome

➡胸小肌下间隙
subpectoral space

➡过度外展综合征
hyperabduction syndrome

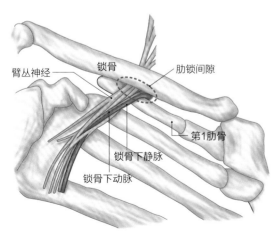

臂丛神经　锁骨　肋锁间隙

第1肋骨

锁骨下静脉

锁骨下动脉

图2.1.14　肋锁间隙

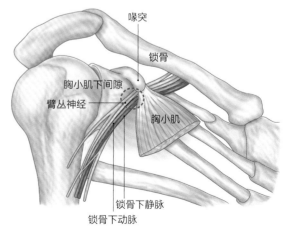

喙突

锁骨

胸小肌下间隙

臂丛神经

胸小肌

锁骨下静脉

锁骨下动脉

图2.1.15　胸小肌下间隙

称为混合型。发生率分别为：压迫型18.7%，牵伸型6.1%，混合型
75.4%。评估时要注意大多数病例是既被斜角肌间隙压迫，又被胸
小肌下间隙牵伸所致，存在多个部位卡压。

● 前、中斜角肌的触诊（图2.1.16）

前斜角肌

起　　点：第3~6颈椎横突的前结节

止　　点：第1肋骨的前斜角肌结节

支配神经：颈神经前支

作　　用：提高肋骨、扩大胸廓（吸气）。肋骨固定后，屈
　　　　　曲颈部、一侧收缩引起颈部同侧侧屈

中斜角肌

起　　点：第2~7颈椎横突的后结节

止　　点：第1肋骨的锁骨下动脉沟后方隆起（也有止于第
　　　　　2、第3肋骨的情况）

支配神经：颈神经前支

作　　用：提高肋骨、扩大胸廓（吸气）。肋骨固定后，屈
　　　　　曲颈部、一侧收缩引起颈部同侧侧屈

➡前斜角肌
anterior scalene m.

➡中斜角肌
middle scalene m.

在锁骨上窝，胸锁乳突肌
锁骨的胸骨端后缘向外约1横指
处，排列着前斜角肌和中斜角
肌。在锁骨上窝时，前斜角肌和
中斜角肌之间有1小指的距离，
到近端后，中斜角肌位于前斜角
肌的后方，二者紧密接触。二者
都可以在深吸气时触摸到。

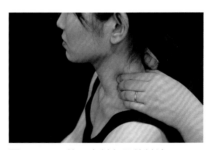

图2.1.16　前、中斜角肌的触诊

● 神经症状诱发试验

斜角肌压迫试验（Adson test）[13]（图2.1.17）

- 检查体位：被检查者坐位，上肢下垂。
- 触摸部位：触摸桡动脉。
- 诱导运动：被检查者头部向触摸侧旋转，抬起下颌，在
  深吸气状态下屏住呼吸。
- 判定：如果患侧上肢出现桡动脉的脉搏消失或减弱的症

状即为阳性。

- 功能意义：通过缩小前斜角肌、中斜角肌和第1肋骨构成的管道，触摸锁骨下动脉和臂丛神经受压的斜角肌间隙是否存在脉搏。
- 注意点：灵敏度低，TOS病例的阳性率明显较低。但特异度高，阳性时可以高度考虑TOS。

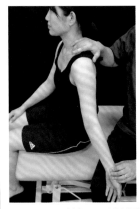

图2.1.17　斜角肌压迫试验

锁骨上叩击试验（Morley test）[14]（图2.1.18）

- 检查体位：被检查者坐位，上肢下垂。
- 触摸部位：检查者用拇指压迫被检查者锁骨上窝内的臂丛神经。
- 判定：出现局部压痛，末梢放射痛即为阳性。
- 功能意义：观察锁骨上窝部臂丛神经的Tinel sign，作为神经刺激测试，对卡压部位臂丛神经的敏感状态进行评估，这对斜角肌间隙的臂丛神经压迫型TOS尤其重要。
- 注意点：对臂丛神经牵伸型TOS的评估，最有效的指征是在斜角肌三角部有压痛和放射痛。

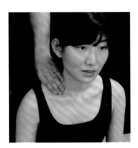

图2.1.18　锁骨上叩击试验

● 锁骨下肌的触诊（图2.1.19）

锁骨下肌

起　　点：第1肋骨和第1肋软骨交界附近的前上面
止　　点：锁骨下动脉沟
支配神经：锁骨下肌神经
作　　用：把锁骨拉向下方和末梢方向

➜锁骨下肌
subclavius m.

　　手指放在锁骨外侧1/3处，向锁骨后方按压，使锁骨下移。后下方膨隆的为锁骨下肌。锁骨上窝下方有臂丛神经和锁骨下动脉走行，且还是胸大肌附着部，所以触诊时要多加注意。

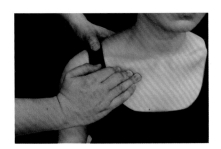

图2.1.19　锁骨下肌的触诊

● 前、中斜角肌的神经症状诱发试验

- 检查体位：被检查者坐位，两肩关节保持在90°外展外旋位，肘关节屈曲90°。肘关节稍微向胸后方拉。
- 诱导运动：缓慢进行3分钟手指屈伸运动。
- 判定：在3分钟的测试中，患侧上肢出现疲劳感和沉重感，产生手部麻木和疼痛者为阳性。试验中被检查者的疲劳感和痛苦程度较轻者为正常。
- 功能意义：本试验可反映臂丛神经在肋锁间隙中的刺激状态，本试验中症状出现时，桡动脉可以触摸到（牵伸型）或不能触摸到（压缩型），此表现可以作为区分压迫型或牵伸型的方法。另外，胸小肌下间隙卡压时也可能出现阳性，需要结合症状、压痛所见一起进行鉴别。
- 注意点：有报道称本试验假阳性率高，检查时间由3分钟缩短至90秒可提升特异度[14]。

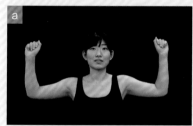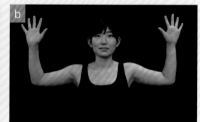

图2.1.20 上臂缺血试验

- 检查体位：被检查者坐位，挺胸（肩关节轻度伸展），收下颌。检查者站在被检查者的后方。
- 触摸部位：触摸桡动脉。
- 诱导运动：两肩向后下方牵引。
- 判定：桡动脉搏动消失或减弱即为阳性。
- 功能意义：该试验是观察肋锁间隙的锁骨下动脉压力的脉搏试验。调查表明，在检测症状的再现性和有无增减时，灵敏度高达92%。
- 注意事项：仅可对脉搏的减弱、消失进行评估，即使结果是阴性也不能否定TOS，还要结合症状的再现性和是否恶化进行评估。

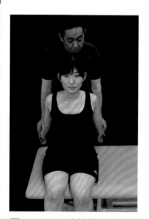

图2.1.21 肋锁挤压试验

● 胸小肌的触诊（图2.1.22）

→胸小肌
pectoralis minor m.

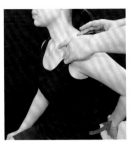

> 胸小肌
>
> 起　　点：第3～5肋骨前面
> 止　　点：肩胛骨喙突
> 支配神经：胸内侧神经，胸外侧神经
> 作　　用：将喙突拉向前下方

图2.1.22　胸小肌的触诊

胸小肌，起自第3～5肋骨前面，附着在肩胛骨喙突上，表层覆有胸大肌。触诊胸小肌时，被检查者取坐位，肩关节伸展、内收和内旋位进行上抬上肢。这时，把手指放在肩胛骨喙突内侧末端，可以触摸到收缩的胸小肌。

● 怎样理解触诊和检查结果？

根据以上检查结果，可以判断哪个部位对哪条神经施加了机械压力。神经问题很少能用物理治疗的方法解决。因此，需要注意以下运动学因素，以减轻对神经的压力。

①颈部力学对线不良　→ step 3　p.163

发生颈神经导致的疼痛时，需要评估颈部的力学对线。特别是颈部前凸增加时的力学对线，会使椎间孔变窄，导致问题的发生。

②胸廓的活动范围降低　→ step 3　p.172

构成臂丛神经卡压部位的斜角肌和胸小肌附着在胸廓，二者均为强制吸气活动的肌肉。这些肌肉的挛缩和肌肉紧张，会减小胸廓的活动范围。因此，评估胸廓的活动范围很重要。

③肩胛胸壁关节的稳定性降低　→ step 3　p.21

与臂丛神经受到的牵伸力与溜肩（图2.1.10a）的力学对线不良有关。溜肩发生时，肩胛胸壁关节稳定性降低的情况较多，因此对提高肩胛胸壁关节稳定性的肩胛胸廓间肌群的肌力进行评估很重要。

> **小知识**
>
> 强制吸气
>
> 　即强制进行吸气。强制吸气时，除了参与平静吸气时的膈肌和肋间外肌，胸锁乳突肌、斜角肌群等也辅助参与。

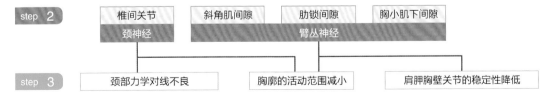

step 2	椎间关节	斜角肌间隙	肋锁间隙	胸小肌下间隙
	颈神经	臂丛神经		
step 3	颈部力学对线不良	胸廓的活动范围减小	肩胛胸壁关节的稳定性降低	

流程图　考虑颈神经和臂丛神经为病因的流程图

综上所述，颈部产生麻木的运动学原因可以考虑以下3个方面。

（1）颈部力学对线不良

（2）胸廓的活动范围降低

胸廓由胸椎和12对肋骨组成，结构呈扩展性。另外，肩胛骨在背面形成肩胛胸壁关节，胸廓在肩胛骨的对线评估中也很重要。

胸廓与呼吸运动的关系密切。吸气时，在上位肋骨可见前后径扩大。在下位肋骨，由于膈肌的作用可见横径扩大，由于伴随着胸骨运动，还可见前后径扩大（图2.1.23）。在最下位肋骨，可见横径扩大伴随后方运动[15]。

这种胸廓运动，对于合并呼吸系统疾病的患者的判定来说是个问题，无法判断胸廓活动范围减小是否仅因运动系统疾病而导致。考虑到重力下的躯干运动，上半身的重心是由头部和胸廓的位置关系决定的，头部没有可动性，因此，用颈部和胸廓的协调运动（表2.1.2）来控制上半身的重心。

➡前后径扩大
pump-handle motion

➡横径扩大
bucket-handle motion

➡横径扩大伴随后方运动
caliper motion

小知识

上半身的重心
上半身的重心在胸骨剑突（第7～9胸椎）处。

表 2.1.2　颈部和胸廓的协调运动

动作	颈部和胸廓的协调运动
颈椎屈曲	胸椎后凸增大，上下肋骨间隙变窄，胸廓下降
颈椎伸展	胸椎后凸减少，上下肋骨间隙扩大，胸廓上提
颈椎旋转	上位胸椎也向同侧旋转

胸廓的柔韧性降低时，胸廓的活动范围减小，会引起颈椎和腰椎的活动范围异常，颈部背固有肌内侧肌群的肌力下降，以及颈部背固有肌外侧肌群、斜方肌上部肌束、肩胛提肌和胸锁乳突肌的肌肉紧张。

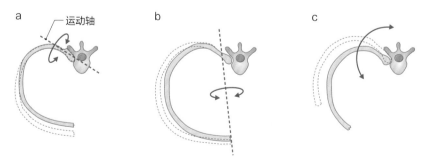

图2.1.23　呼吸时的胸廓运动
a.上位肋骨；b.下位肋骨；c.最下位肋骨

胸廓活动范围的评估（图2.1.24）

- 体位：仰卧位、侧卧位或坐位。
- 操作：检查者用手掌轻轻地触摸被检查者的胸廓。注意不要对被检查者的胸廓施加压力，对安静呼吸和深呼吸时的胸廓活动范围进行评估。按图2.1.24所示的区域进行评估。
- 判定：观察呼气、吸气运动开始于哪个区域，运动至什么程度，左右有无差别，平静状态下和深呼吸时有无差别。
- 注意点：呼吸系统疾病也可导致胸廓的活动范围减小，因此应对姿势（胸廓后凸角增大，不能保持躯干屈曲位到伸展位等）和肌肉紧张度同时进行评估。

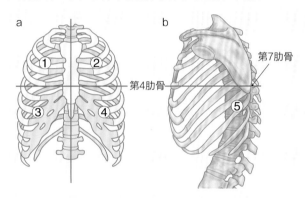

图2.1.24　胸廓活动范围的评估

（3）肩胛胸壁关节的稳定性降低

参考文献

1） Lee SH，Terzopoulos D：Heads Up! Biomechanical Modeling and Neuromuscular Control of the Neck．ACM Transactions on Graphics 25：1188-1198，2006.

2） 佐藤友紀：頸椎機能解剖に基づいた病態と徒手理学療法．理学療法学39：301-304，2012.

3） Donald A.Neumann（著），嶋田智明，平田総一郎（監訳）：筋骨格系のキネシオロジー．pp267-341，医歯薬出版，2005.

4） 木村慎二：骨関節X線像のみかた　脊椎（頸椎）．J Clin Rehabil 19：264-270，2010.

5） 竹井仁：体幹の骨・関節の解剖学的理解のポイント．理学療法 23：1343-1350，2006.

6） Kallakuri S，Singh A，Chen C，et al：Demonstration of substance P，calcitonin gene-related peptide，and protein gene product 9.5 containing nerve fibers in human cervical facet joint capsules．Spine 29：1182-1186，2004.

7） 佐藤達夫：頸部の筋の解剖　特に神経支配との関連について．理学療法ジャーナル49：383-392，2015.

8） 工藤慎太郎：運動器疾患の「なぜ？」がわかる臨床解剖学．pp1-11，医学書院，2012.

9） 河上敬介，磯貝香（編）：骨格筋の形と触察法　改訂第2版．大峰閣，p51-75，2015.

10） 金子操：脊柱変形とADL．理学療法ジャーナル39：625-632，2005.

11） 吉田泰雄：頸椎椎間孔と神経根の形態学的測定．昭和医学会雑誌68：44-54，2008.

12） 片岡泰文：胸郭出口症候群の病態―腕神経叢造影を用いて．日整会誌68：357-366，1994.

13） 進藤重雄：Adsonテスト．脊椎脊髄28：284-285，2015.

14） 唐杉樹，井手淳二：胸郭出口症候群の理学所見　Edenテスト，Morleyテスト，Roosテスト．脊椎脊髄28：286-289，2015.

15） 金尾顕郎，中根征也：呼吸器疾患患者の胸郭の機能障害と理学療法．理学療法32：640-648，2015.

胸腰部

胸腰部的结构和功能

胸腰部的脊柱由相邻椎骨之间的下关节突和上关节突形成的椎间关节与包括椎间盘在内的椎体间的关节连接构成。前者是典型的解剖学关节（滑膜关节），具有关节软骨（透明软骨）、滑膜和关节囊。后者是由纤维软骨结合构成的功能关节，没有正式的关节名称。

另外，胸椎部有肋头关节和肋横突关节，两者合起来称为肋椎关节（图2.2.1）。

A. 胸腰部容易发生的功能障碍

胸腰部椎体的共同作用是保护脊神经和确保胸腰部在三个运动轴上有较大的可动性。脊柱和椎体要承担与之相反的作用力，因此，维持脊柱和椎体间的稳定性是必要的。但是，只有骨和韧带无法获得充分的稳定性[1,2]。在胸椎部，前方胸廓的重量决定了胸椎屈曲方向。在腰椎部，由于骶骨的倾斜度和躯干的重量，经常产生向前下方滑动的力。

因此，胸腰部的肌肉和筋膜十分重要，从事搬运重物工作的人容易承担过度负荷。另外，由于年龄和运动等因素导致的持续性姿势不良、脊柱力学对线不良，会引起椎间关节和椎间盘的变性，从而导致疼痛。

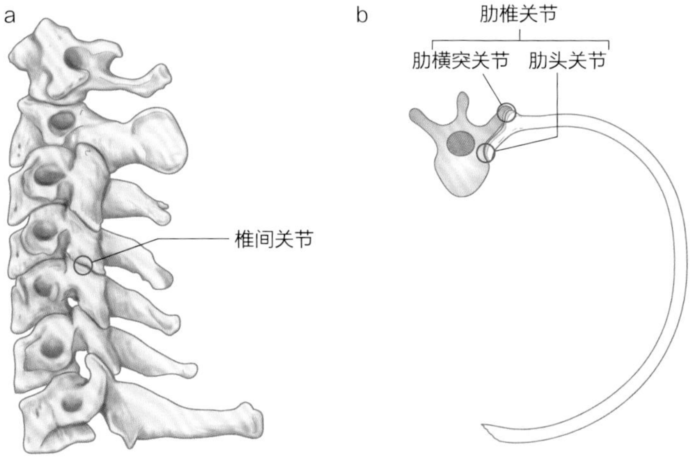

➡ 椎间关节
zygapophysial joints

➡ 肋头关节
joint of head of rib

➡ 肋横突关节
costotransverse joint

➡ 肋椎关节
costovertebral joints

图2.2.1 椎间关节和肋椎关节
a. 椎间关节（侧面图）；b. 肋椎关节（上面图）

B. 胸腰部的稳定结构

● **静态稳定结构**

- 骨形态：上关节突的矢状面倾斜，增强了椎体向前方滑动和轴向旋转的制动效果（图2.2.2）。

- 椎间盘：由髓核和纤维环构成，与椎体间的运动和支撑体重有关。

- 关节囊、韧带：关节囊、腹侧黄韧带和背侧多裂肌纤维性结合在一起。前纵韧带、后纵韧带与椎间盘纤维环相结合，对维持脊柱的稳定性起到一定的作用（图2.2.3）。

● **动态稳定结构**

- 背固有肌内侧肌群的结构：填补椎体棘突和横突间隙的肌肉有回旋长肌、回旋短肌、多裂肌和半棘肌，其纤维朝外下方走行。如果把脊柱比作帆船上支撑帆的支柱，背固有肌内侧群就是稳定支柱的支索[3]（图2.2.4）。

- 腰方肌：起于髂嵴，止于第12肋骨和第1~4腰椎的肋突。左、右腰方肌收缩可压缩腰椎，对维持胸腰部稳定性有很大的作用[4]。

C. 胸腰部的运动

胸腰部的运动是由解剖学关节椎间关节产生的。椎间关节的关节面非常平坦，其关节运动的特征是只有滑动运动。躯干进行屈曲运动时，椎体相对于上关节突和下关节突做滑动运动，因此椎体间空隙会背侧变宽，前侧变窄，同时椎间盘会发生前侧凹陷、背侧凸起。椎间盘柔软变形代替旋转运动，可以使胸腰部的运动顺畅（图2.2.5）。

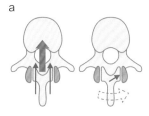
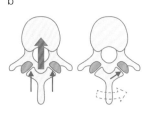
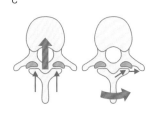

图2.2.2 上关节突倾斜对椎体滑动和轴向旋转的影响
a. 和矢状面平行。对上位椎体前方移动的阻力最小，对旋转的阻力最大；b. 和矢状面呈45°角。上位椎体的前方移动、旋转受限；c. 和矢状面垂直。对上位椎体前方移动的阻力最大，对旋转的阻力最小

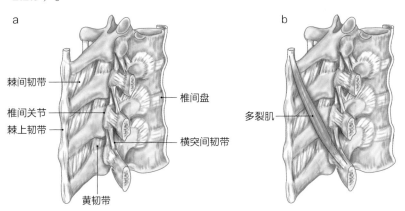

图2.2.3 关节囊和韧带的纤维性结合
椎间关节的关节囊、腹侧黄韧带和背侧多裂肌纤维性结合在一起

棘间韧带
椎间关节
棘上韧带
黄韧带
椎间盘
横突间韧带
多裂肌

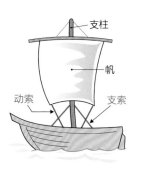

支柱
帆
动索
支索

图2.2.4 帆船的结构

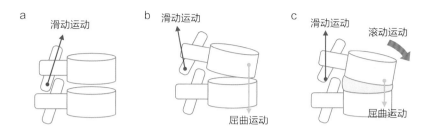

图2.2.5　椎间关节的滑动运动和椎间盘

a. 椎间关节的滑动运动。相对于下位椎体关节面，上位椎体关节面滑动；b. 躯干屈曲运动（无椎间盘）。椎间关节滑动使位于前方的椎体下降，但滑动不顺畅；c. 躯干屈曲运动（有椎间盘）。椎间盘使椎体下降减少，因产生了滚动运动，关节运动顺畅

 胸腰部疼痛

step1　怎样运动会导致疼痛：明确受力

从力学来看，导致胸腰部疼痛的力可以大致分为牵伸力、压缩力和剪切力三种。

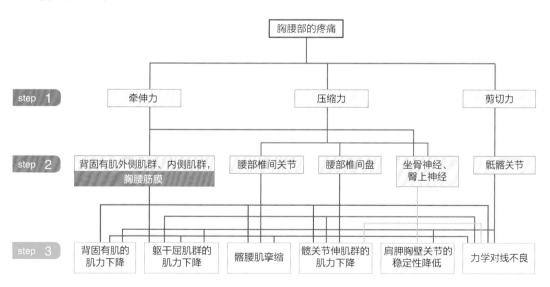

流程图　胸腰部疼痛的评估策略

（1）牵伸力

在立位和坐位等抗重力体位下，胸廓的重量会产生向前倾倒的力量，所以胸背部肌肉和胸腰筋膜经常产生牵伸力。头颈部前伸的

不良姿势、上肢上举的动作、频繁搬运重物的工作等，都是牵伸力增加的原因。牵伸力增加引起肌内压上升，导致疼痛。此外，由于肌肉失去柔韧性，肌肉和筋膜间的滑动性下降，会导致肌肉的伸展性降低。因此，在日常生活中做对胸腰部产生牵伸力的动作时，要注意确认是否会导致疼痛。

由牵伸力导致疼痛时，需要考虑背固有肌外侧肌群、背固有肌内侧肌群、胸腰筋膜、坐骨神经或臀上神经的功能障碍。

（2）压缩力

身体直立时在椎间关节的压缩负荷率约为20%，在椎体和椎间盘约为80%。当姿势变化时，压缩负荷率也随之变化。腰椎屈曲时，椎体和椎间盘的压缩负荷率增加；而腰椎伸展时，椎间关节的压缩负荷率增加。另外，在举重物或做上肢上举的动作等时，椎体和椎间盘的压缩负荷率增加。

➔坐骨神经
sciatic nerve

➔臀上神经
superior gluteal nerve

此外，如果叠加旋转运动会导致一侧椎间关节面压缩负荷率增加，对侧椎间关节面的压缩负荷率减少，产生左右差异。当继续旋转运动时，运动轴在压缩负荷率高的椎间关节的移动，使椎间盘产生剪切力，导致椎间盘的纤维环损伤。

坐骨神经和臀上神经常在梨状肌上孔部受到压缩力。另外，躯干屈曲时还会产生髋关节屈曲，坐骨神经和臀上神经受到的牵伸力也会增加。因此，下肢和臀部会产生疼痛。

由压缩力导致疼痛时，应考虑椎间关节和椎间盘损伤，甚至考虑坐骨神经和臀上神经功能障碍。

（3）剪切力

骶髂关节是骶骨和髂骨形成的关节，属于微动关节。微动关节是平面关节的一种，关节周围被韧带包围，因此活动范围很小[5]。骶髂关节前面有骶髂前韧带，后面有骶髂后韧带、骶髂骨间韧带、骶结节韧带和骶棘韧带，这些结构提高了骶髂关节的稳定性（图2.2.6）。特别是骶髂骨间韧带，它将骶骨和髂骨牢牢结合在一起。

骶髂关节的结构非常适合支持体重，但也会产生少量的平移运动。立位时，躯干重量通过腰椎向骶髂关节传递剪切力，此时会发生骶骨点头（图2.2.7）。骶骨点头可使韧带的张力增加，提高骶髂关节的稳定性。而骶骨仰头可使韧带松弛，导致骶髂关节不稳。骶髂关节的活动范围非常小，平均在2°左右。

可以认为，相对于剪切力，骶骨点头过度会使韧带的张力增

➔骶髂关节
sacro-iliac joint

➔骶髂前韧带
anterior sacro-iliac ligament

➔骶髂后韧带
posterior sacro-iliac ligament

➔骶髂骨间韧带
interosseous sacro-iliac ligament

➔骶结节韧带
sacrotuberous ligament

➔骶棘韧带
sacrospinous ligament

加，导致疼痛。骶骨点头减少则会使剪切力增加，骶髂关节的疼痛会增加。要区分是由骶髂关节导致还是由骶髂关节周围韧带导致的疼痛非常困难，因此，两者均认为是骶髂关节导致的疼痛。因此，由剪切力导致的疼痛可认为是骶髂关节存在问题。

小知识

平移运动
（translational motion）

　　所有物体以相同的速度向同一方向运动，称为平移运动。在关节囊内的运动中，相对于治疗面做平行方向的平移运动表现为"滑动"，垂直方向的平移运动表现为"分离"。

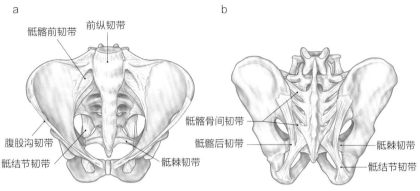

图2.2.6　骶髂关节周围的韧带
a.前面观；b.后面观

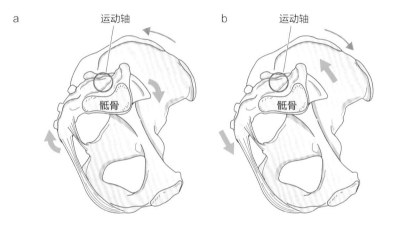

图2.2.7　骶骨点头（a）和骶骨仰头（b）
a.骶骨向前方倾斜时髂骨向后方倾斜；b.骶骨向后方倾斜时髂骨向前方倾斜

step2　疼痛出现在哪些部位：解剖学评估

（1）背固有肌外侧肌群

最长肌

起　　点：骶骨、髂后上棘

止　　点：胸椎横突内侧端、肋突

支配神经：脊神经后支的外侧支

作　　用：两侧同时收缩时脊柱伸展，一侧收缩时脊柱向同
　　　　　　侧侧屈、旋转

> **髂肋肌**
>
> 起　　点：骶骨、髂骨嵴、胸腰筋膜
>
> 止　　点：肋骨下缘、腰椎横突、肋骨角
>
> 支配神经：脊神经后支的外侧支
>
> 作　　用：两侧同时收缩时脊柱伸展，一侧收缩时脊柱向同
> 　　　　　侧侧屈、旋转

● **疼痛发生的解剖学原因**

背固有肌分为外侧肌群和内侧肌群（图2.2.8）。外侧肌群走行于多个椎体节段，因此脊柱的活动范围较大。

外侧肌群包括最长肌和髂肋肌。

最长肌和髂肋肌向上外侧呈扇状扩散，附着在肋骨和肋突处。这类似于控制帆船帆的动索，有利于脊柱的伸展和旋转（图2.2.4）。背固有肌内侧肌群也具有脊柱伸展的作用，但伸展时约80%的伸展作用由外侧肌群承担[6]。

➡ **最长肌**
longissimus m.

➡ **髂肋肌**
iliocostalis m.

可以认为，由于抗重力姿势而产生的胸背部的牵伸力（向前方倾倒的力）和背固有肌外侧肌群的伸展力相抵抗。另外，维持不良姿势、过劳、运动等会使背固有肌外侧肌群的肌肉紧张，缺乏柔韧性，导致穿脱袜子等体位的前倾动作被明显限制。

● **背固有肌外侧群的触诊**

①最长肌

最长肌起于骶骨、髂后上棘，止于胸椎横突的内侧端、肋突处。将指尖放在腰部棘突外侧约3 cm处，止点处朝向肋突外上方，起点处朝沿髂后上棘向内下方向前进可触摸到。最长肌比髂肋肌硬

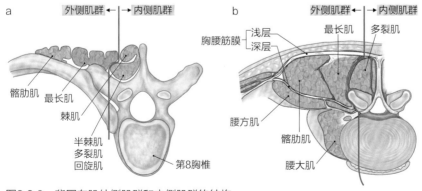

图2.2.8　背固有肌外侧肌群和内侧肌群的结构

a. 胸椎下缘水平；b. 胸椎下缘水平。最长肌和髂肋肌被胸腰筋膜的浅层和深层完全覆盖，因为没有直接和骨接触，肌肉内压容易扩散

且隆起，容易触摸。

②髂肋肌

髂肋肌位于最长肌的外侧，始于骶骨、髂嵴、胸腰筋膜，止于肋骨下缘、腰椎横突。将指尖放在腰最长肌的外侧缘，向棘突方向边施加压力边向外侧移动。腰部髂肋肌肌腹较厚，直到外侧端都容易被触摸到。胸部髂肋肌肌腹较薄，位于肋骨角内侧，从体表可触摸到。

根据肌肉走行（图2.2.9），伸展运动时最长肌发挥的作用较大，伸展、旋转运动时髂肋肌发挥的作用较大。因此，进行伸展运动时，容易触摸到最长肌的肌腹，而进行伸展、旋转运动时，容易触摸到髂肋肌的肌腹。

（2）背固有肌内侧肌群（多裂肌）

> 多裂肌（腰部）
>
> 起　　点：全腰椎的乳突、骶骨后面、髂后上棘
>
> 止　　点：起点以上至第3椎体上缘的棘突
>
> 支配神经：附着在棘突的高位脊神经后支的内侧支
>
> 作　　用：两侧同时收容时脊柱伸展，一侧收缩时脊柱向对侧旋转[7]

➡多裂肌
multifidus m.

● 疼痛发生的解剖学原因

背固有肌内侧肌群是位于椎骨横突和棘突之间的肌群，包括连接1个椎体的回旋短肌，连接2个椎体的回旋长肌，连接3个以上椎体的多裂肌（图2.2.10）。另外，还有半棘肌和棘间肌，这里将二者作为多裂肌的一部分来标记。

➡回旋短肌
short rotatores m.

➡回旋长肌
long rotatores m.

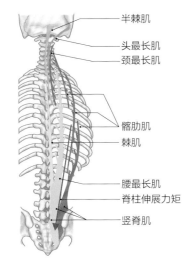

图2.2.9　背固有肌外侧肌群的走行

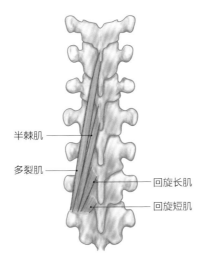

图2.2.10　背固有肌内侧肌群

有报道称，腰部多裂肌在腰椎生理性前凸中活动性最高，后凸中活动性最低[8]。另外，深层纤维对维持椎体间的稳定性有很大贡献，对下肢的运动也有一定影响[9~12]。牵伸力增加会使腰椎后凸，腰部多裂肌的功能下降，椎体间的稳定性降低，进而影响下肢的运动。

另外，腰部多裂肌完全被胸腰筋膜深层包围，形成一个间隔（图2.2.11）。因此，如果腰椎继续后凸，会导致肌内压上升，引起间隔综合征，从而导致疼痛[13]。

小知识

间隔综合征（compartment syndrome）

由间隔内的压力上升、血行不畅、肌肉功能不全引起的综合征。间隔由骨和筋膜构成。

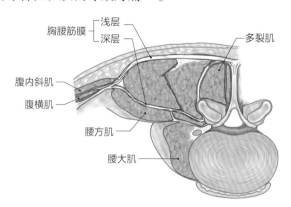

图2.2.11　胸腰筋膜和背固有肌内侧肌群的位置关系

● 背固有肌内侧肌群（多裂肌）的触诊（图2.2.12）

背固有肌内侧肌群起于乳突、骶骨后面和髂后上棘，止于棘突。在腰部，背固有肌由于止于骶骨后面和髂后上棘，以棘突和髂后上棘为标记，在胸部内侧至外侧，在腰部外下侧至内上侧用指尖容易触摸到。腰部多裂肌在第5腰椎水平较发达，可以很好地触摸到其在髂后上棘的附着部。由于腰部存在生理性前凸，俯卧位时在腹部下方垫上毛巾等可减少前凸，从而清楚地触摸到棘突。另外，脊柱仅做一点伸展运动，就会引起背固有肌内侧肌群收缩，从而可以触摸到肌腹。

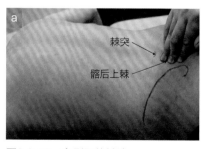
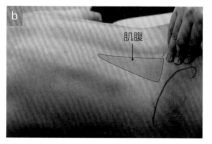

图2.2.12　多裂肌的触诊

a. 平时；b. 伸展时，以棘突和髂后上棘为标记。红框内标记的是内侧肌群的范围

（3）胸腰筋膜

→胸腰筋膜
thoracolumbar fascia

胸腰筋膜围绕着背固有肌外侧肌群，分为浅层和深层（图2.2.11）。浅层上部是背阔肌和下后锯肌的起点，下部与臀大肌相连。深层完全包围多裂肌，因为深筋膜是腹侧肌群中腹横肌和腹内斜肌的起点（图2.2.13）[14,15]，所以胸腰筋膜的纤维密度从第4腰椎水平开始显著增加[16]。换言之，由于背固有肌外侧肌群和内侧肌群的筋膜与腹横肌、腹内斜肌和臀大肌的筋膜紧密相连，可能会影响彼此的肌肉活动。

小知识

机械感受器（mechano-receptor）

　　机械感受器是随着姿势的变化，受到压迫和牵伸等机械刺激时能产生兴奋的感受器。

　　Type Ⅰ：鲁菲尼小体，阈值低、反应慢，可感知关节的位置和运动。

　　Type Ⅱ：帕西尼小体，阈值低、反应快，对关节快速运动、振动和横向压力做出反应。

　　Typ Ⅲ：高尔基腱器官，阈值高、反应慢，抑制过度的肌肉活动。

　　Type Ⅳ：自主神经末梢，对高阈值不做出反应，可发出关节痛的信号。

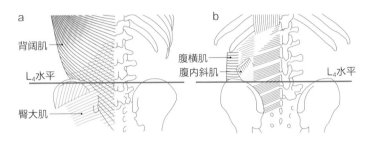

图2.2.13　各肌筋膜和胸腰筋膜的融合
a. 背阔肌、臀大肌筋膜和胸腰筋膜的融合；b. 腹横肌、腹内斜肌筋膜和胸腰筋膜的融合

另外，Yahia等[17]认为，在胸腰筋膜的血管周围存在Type Ⅰ和Type Ⅱ机械感受器。Type Ⅰ阈值低、反应慢，可感知关节的位置和运动。Type Ⅱ阈值低、反应快，可对关节快速运动、振动以及横向压力做出反应。由此看来，胸腰筋膜承担着安静时控制姿势和运动时制动躯干的作用。

● 背固有肌外侧肌群、内侧肌群以及胸腰筋膜的疼痛诱发试验

前屈动作试验（图2.2.14）

- 检查体位：被检查者放松，直视正前方。双下肢与肩同宽，保持外展体位。双上肢在体侧下垂。
- 诱导运动：尽量使双上肢触地。
- 判定：产生疼痛即为阳性。
- 功能意义：通过强制牵伸包括胸腰筋膜在内的背固有肌的外侧肌群和内侧肌群，使肌肉伸展，肌内压上升。
- 注意点：在前屈动作试验中，为了诱导包含胸腰筋膜在内的背固有肌外侧肌群和内侧肌群的伸展，需要抑制髋

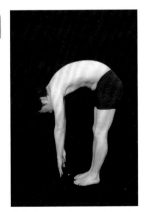

图2.2.14　前屈动作试验

关节屈曲。因此，检查者需徒手固定被检查者的骨盆，或嘱被检查者的臀部和双下肢接触墙壁等并指示他们进行前屈动作且不要离开墙壁。只进行这一项检查不能辨别背固有肌中外侧肌群和内侧肌群哪一个问题更大，所以详细询问疼痛部位，确认伸展状态是很重要的。另外，从前屈位恢复时，由于牵伸力增加，容易产生疼痛。因此要避免突然的动作，嘱被检查者慢慢地恢复姿势。

● 怎样理解触诊和检查结果？

在前屈动作试验中产生疼痛时，可考虑肌肉和筋膜性的疼痛。检查从静止站立位开始，进行前屈运动，重心向前下方移动。因此，位于背部的胸腰筋膜、背固有肌的外侧肌群和内侧肌群，一边被牵伸一边支撑上半身的重量。这个相反的作用需要躯干屈肌群、伸肌群和髋关节周围肌肉等的协调作用。以下为导致疼痛的4个运动学原因。

①背固有肌的肌力下降 ➤ step 3 p.193

在重力作用下，包括胸廓在内的上半身的重量由胸腰筋膜和背固有肌支撑。当背固有肌的肌力下降时，为了支撑上半身重量，胸腰筋膜和背固有肌处于过度紧张状态，伸展性降低。因此，通过前屈等动作过度牵伸时容易产生疼痛。

②躯干屈肌群的肌力下降 ➤ step 3 p.194

躯干屈肌群的腹横肌和腹内斜肌起始于胸腰筋膜深层，在腹侧通过腹直肌前鞘与腹直肌相连。也就是说，躯干屈肌群和背部肌群相互连接，形成圆柱形束腰，提高了腰部的稳定性。当躯干屈肌群的肌力下降时，背部肌群为了维持腰部的稳定性，肌肉会过度紧张，伸展性降低，前屈等动作使之过度牵伸时容易产生疼痛。

③髂腰肌挛缩 ➤ step 3 p.195

髂腰肌挛缩时，骨盆前倾和腰椎前凸增加，会导致胸腰筋膜和背固有肌挛缩，伸展性降低。因此，前屈等动作使之过度牵伸时容易产生疼痛。

④髋关节伸肌群的肌力下降 ➤ step 3 p.195

胸腰筋膜的浅层被背阔肌和后下锯肌牵拉向斜上方，被臀大肌牵拉向斜下方，像帆船的帆张开一样，提高了腰背部的稳定性[7]。臀大肌的肌力下降会使胸腰筋膜向斜下方的牵引力减少，导致腰背部不稳定。为了弥补这一点，胸腰筋膜和背固有肌过度紧张，伸展性降低。因此，前屈等动作使之过度牵伸时容易产生疼痛。

⑤力学对线不良 ➤ step 3 p.197

①～④的运动学因素都会对日常姿势产生很大影响，因此评估全身的力学对线不良就非常重要。

小知识

力学对线不良
（Malalignment）
　力学对线不良指不正确或者不完全的力学对线。

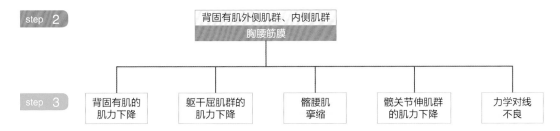

流程图　考虑背固有肌外侧肌群、内侧肌群为病因的流程图

（4）腰部椎间关节

● **疼痛发生的解剖学原因**

椎间关节的关节囊前方是黄韧带，背侧与多裂肌纤维性结合。关节囊的上端和下端存在脂肪，辅助保护关节面[18]。腰椎的伸展运动由于下关节突撞击椎骨下缘（椎弓板）而受到限制，压缩负荷增加。从这个状态再继续进行伸展运动，就会以关节突为中心发生旋转，损伤椎间关节的关节囊，造成脊柱小关节综合征。

● **椎间关节的触诊**

从体表触摸椎间关节是很困难的，但从体表上推测其位置，对于与其他疾病的鉴别很重要。椎间关节位于棘突的外侧，触到棘突后，手指放在其外侧（1横指），纵向移动时可以触摸到略圆的乳突，探其内侧就可以触摸到椎间关节。

● **椎间关节的疼痛诱发试验**

小知识

脊柱小关节综合征
　脊柱小关节综合征是腰椎变形的一种。由于椎间关节的关节囊断裂（椎间关节受伤）等引起疼痛。

伸展、旋转运动

- 检查体位：被检查者放松，直视正前方。双下肢与肩同宽，保持外展体位。双上肢在体侧下垂。
- 诱导运动：尽量做伸展和旋转运动。
- 判定：产生疼痛则为阳性。
- 功能意义：通过从完全伸展位进行旋转，在关节面上施加压缩力。多裂肌的肌肉硬度增大时，关节囊向后方的拉力减弱，容易产生疼痛。

- 注意点：仅依靠此检查不能判断是否由椎间关节疾病导致，需要确认有无神经症状等，还要预防跌倒。

（5）腰椎间盘

● 疼痛发生的解剖学原因

椎间盘由髓核、纤维环和软骨板（尾板）组成，腰椎屈曲时，椎间盘的前部因压缩力而发生变形（凹陷），导致后部受到的牵伸力增加。如果叠加旋转力，将使牵伸力增加。这种对椎间盘后部的牵伸力会刺激纤维环内的自主神经末梢产生疼痛。椎间盘纤维环的后部比前部和外侧薄且脆弱[19]，因此，当腰椎处于屈曲位进行旋转运动时，椎间盘后部会破裂，造成髓核脱出，也就是所谓的椎间盘突出。

● 椎间盘突出的疼痛诱发试验

因为很难从体表触摸到椎间盘，所以判断椎间盘突出依赖于是否有神经症状和疼痛。

小知识

椎间盘突出
（disc herniation）
　　椎间盘内的髓核突出纤维环时，向侧后方突出的，有时可呈神经根症状。

直腿抬高试验（Lase'gue sign）（图2.2.15）

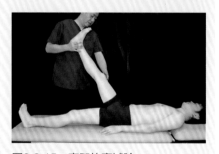

图2.2.15　直腿抬高试验

- 检查体位：被检查者呈仰卧位，检查者确认被检查者腰部前凸紧张程度是否增加。
- 诱导运动：使被检查者髋关节处于中立位，在膝关节完全伸展位屈曲髋关节。
- 判定：如果在腿部抬高70°~ 90°及以下时，大腿后面至腘窝部出现坐骨神经症状，即为阳性。
- 功能意义：通过在膝关节完全伸展位做髋关节屈曲运动，对第5腰椎神经根和第1骶骨神经根施加压缩力，观察是否出现坐骨神经症状。
- 注意点：仅依靠此检查不能判断是椎间关节症还是椎间盘突出。

- 检查体位：被检查者仰卧位，检查者确认被检查者腰部前凸紧张程度是否增加。

- 诱导运动：与直腿抬高试验操作相同，在出现坐骨神经症状时

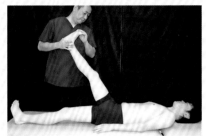

图2.2.16　直腿抬高加强试验

将髋关节屈曲角度减小5°，进行踝关节背屈。

- 判定：出现坐骨神经症状加重即为阳性。

- 功能意义：直腿抬高试验和直腿抬高加强试验都是阳性时，考虑椎间盘突出。

● **怎样理解触诊和检查结果？**

①由脊柱小关节综合征引起时

脊柱小关节综合征是由腰椎伸展位时压缩力增加引起的。压缩力增加可以考虑髂腰肌挛缩和髋关节伸肌的肌力下降使骨盆倾斜增强的情况，以及躯干屈肌群的肌力下降。

②由腰椎间盘引起时

腰椎间盘导致的疼痛是腰椎后凸产生的压缩力增加所致。压缩力的增加是由于背固有肌的肌力下降，骨盆前倾减少，伴随而来的腰椎后凸往往成为其诱因。腰椎后凸会导致躯干屈肌群的肌力下降，以及髋关节伸肌群的肌力下降。

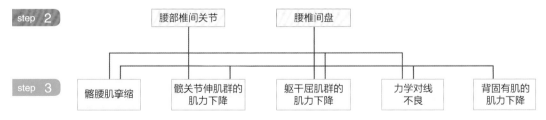

流程图　考虑腰部椎间关节、腰椎间盘为病因的流程图

（6）坐骨神经、臀上神经（图2.2.17）

坐骨神经

起始节段：$L_4 \sim S_3$

支配区域：胫神经部分支配股二头肌长头、半膜肌、半腱肌、内转肌；腓总神经部分支配股二头肌短头

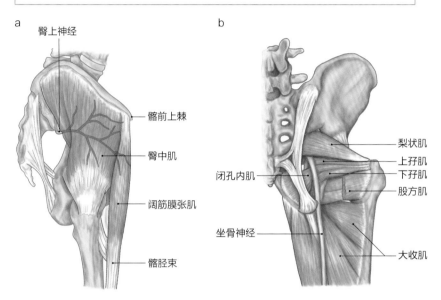

图2.2.17　坐骨神经和臀上神经

a. 外侧面观；b. 后面观

● 疼痛发生的解剖学原因

坐骨神经，是人体最宽、最长的神经。坐骨神经通常通过梨状肌下孔从骨盆穿出。

➡坐骨神经
sciatic nerve

穿出骨盆的坐骨神经被臀大肌覆盖，横穿孖肌、闭孔内肌和股方肌下行。坐骨神经由胫神经和腓总神经组成，两条神经被包绕在一个结缔组织鞘里。臀下神经通过梨状肌下孔到达臀部，支配臀大肌。梨状肌的大小有个体差异，梨状肌持续过度紧张时会卡压坐骨神经，产生疼痛。Beaton等[20]将梨状肌和坐骨神经的位置关系分为6种类型（图2.2.18）。坐骨神经分为2根，贯穿梨状肌内的类型容易出现梨状肌综合征[21-23]。

坐骨神经通过梨状肌深层，之后通过股方肌和闭孔内肌的表层。可以认为，坐骨神经被梨状肌从上向下压迫，之后受到其他深层外旋六肌从下向上的推力。因为后者也是对坐骨神经的机械压力，所以不仅要留意梨状肌，还要注意是否与其他深层外旋六

肌有关联。

臀上神经，从骶丛穿出，与臀上动脉、静脉一起经由梨状肌通过坐骨大孔上方形成的梨状肌上孔，穿出骨盆腔，然后走行于臀小肌和臀中肌之间，直至阔筋膜张肌。因为和梨状肌一起通过坐骨大孔，所以梨状肌的强烈收缩或长期痉挛，可能会导致臀上神经的卡压性障碍。

→**臀上神经**
superior gluteal nerve

坐骨神经和臀上神经都是从骨盆腔内穿到骨盆腔外时受到深层外旋六肌的压迫，容易产生从臀部到下肢的放射性疼痛。

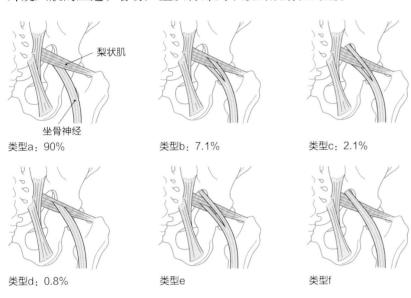

类型a：90%　　　　　类型b：7.1%　　　　　类型c：2.1%

类型d：0.8%　　　　　类型e　　　　　类型f

图2.2.18　梨状肌和坐骨神经的位置关系

● **坐骨神经的触诊**

坐骨神经在梨状肌下方通过坐骨大孔离开骨盆，通过臀大肌下方向大腿后面走行。在髂后上棘和股骨大转子上端的中点往下数厘米处可以触摸到[24]。

● **臀上神经的触诊**

臀上神经走行于髂后上棘的尾部，梨状肌的头部。由于臀大肌和臀中肌覆盖其上，所以触诊非常困难。

● **梨状肌综合征的鉴别试验**

Freiberg试验（Freiberg test）

- 检查体位：被检查者取仰卧位。
- 把持部位：髋关节部和小腿近端。

- 诱导运动：固定被检查者的骨盆，使髋关节屈曲、内旋。
- 判定：出现臀部疼痛即为阳性。
- 功能意义：通过固定骨盆进行髋关节屈曲、内旋，可以增加梨状肌的牵伸力。在这种状态下产生疼痛，就可以考虑为梨状肌综合征。
- 注意点：如果固定骨盆时结果为阴性，不固定骨盆时结果为阳性，则考虑是骶髂关节的疼痛。

Pace试验（Pace test）

- 检查体位：被检查者取坐位。
- 把持部位：大腿远端，小腿远端。
- 诱导运动：使被检查者髋关节外展、外旋。
- 判定：存在肌力下降和臀部疼痛即为阳性。
- 功能意义：在端坐位对髋关节外展、外旋运动施加阻力时，髋关节外展、外旋肌收缩。随着收缩，梨状肌的压缩力增加，坐骨神经、臀上神经发生卡压，产生疼痛。此时可考虑为梨状肌综合征。
- 注意点：注意躯干的侧屈代偿动作。

● 臀上神经的DTTT

目前没有臀上神经卡压导致臀部疼痛的鉴别检查。考虑到臀上神经可能因梨状肌过度紧张而被卡压，可通过DTTT进行鉴别。

发病组织	梨状肌
对象症状	臀部放射痛
方法	在侧卧位髋关节轻度屈曲时进行外旋运动，这时对股骨大转子施加阻力
判定	如果股骨大转子上部沿着梨状肌走行的压痛消失，臀部疼痛发生变化，有可能为梨状肌卡压臀上神经所致
功能意义	臀上神经通过梨状肌上孔后分布在臀部。梨状肌过度紧张可能会增强对臀上神经的机械压力。进行包括梨状肌在内的髋关节外旋肌的放松，确认放松前后的疼痛变化可确认
注意点	以梨状肌为中心的深层外旋六肌本身也可能会导致疼痛，但这种情况下疼痛是局限性的

● 怎样理解触诊和检查结果？

臀上神经和坐骨神经可能被梨状肌压迫。梨状肌紧张亢进的运动学原因有以下3个。

①髋关节伸肌群的肌力下降 ➔ step 3 p.195

以梨状肌为首的深层外旋六肌，与臀大肌、腘绳肌等髋关节伸肌群共同为髋关节的动态稳定起作用。因此，臀大肌和腘绳肌的肌力下降，会导致梨状肌等深层外旋六肌的负荷代偿性增加，肌紧张亢进，梨状肌对坐骨神经和臀上神经的压缩力增加。

②骶髂关节的稳定性降低 ➔ step 3 p.195

梨状肌横跨骶髂关节到达股骨大转子。因此，梨状肌收缩会产生稳定骶髂关节的力。骶髂关节的稳定性降低，有可能引发梨状肌过度收缩，导致梨状肌对坐骨神经和臀上神经的压缩力增加。

③力学对线不良 ➔ step 3 p.197

平背和驼背时，骨盆后倾，髋关节外旋，此时髋关节外旋肌群的伸展性降低，肌紧张亢进。因此，梨状肌对坐骨神经和臀上神经的压缩力增加。

> **小知识**
>
> **伤害性感受器**
> （nociceptor）
> 　　机械、化学、温热等刺激因素对组织造成破坏时产生应答的感受器。分为高阈值机械感受器和多觉型伤害性感受器。高阈值机械感受器对锐痛产生应答，多觉型伤害性感受器对钝痛产生应答。

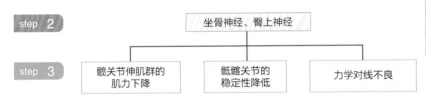

流程图　考虑坐骨神经和臀上神经为病因的流程图

（7）骶髂关节

● 疼痛发生的解剖学原因

根据骶髂关节阻滞注射后疼痛消失的现象[25]，可知骶髂关节是引起腰痛的原因。

村上[26]的报道中提到，在腰痛中，由骶髂关节导致的腰痛的发生率为10.7%，男女比例为1：2，女性较多，多在30岁和70岁左右发病。另外，骶髂骨间韧带和骶髂后韧带的剪切力会使关节产生微小的偏差，从而导致疼痛。Sakamoto等[27]的报道显示，骶髂关节周围的感受器集中在近端1/3和中央1/3，且大部分为伤害性感受器（图2.2.19）。

也就是说，对骶髂关节的剪切力刺激了伤害性感受器，从而产生了疼痛。然而，没有明确的证据能够确定骶髂关节疼痛的部位。

● 骶髂关节的触诊

骶髂关节的触诊需在侧卧位进行。手指触到髂后上棘后向尾部前进。虽然能触摸到骶骨和髂骨之间的缝隙，但由于表面存在骶髂后韧带，所以不能直接接触到骶髂关节。（图2.2.6）

● 骶髂关节的疼痛诱发试验

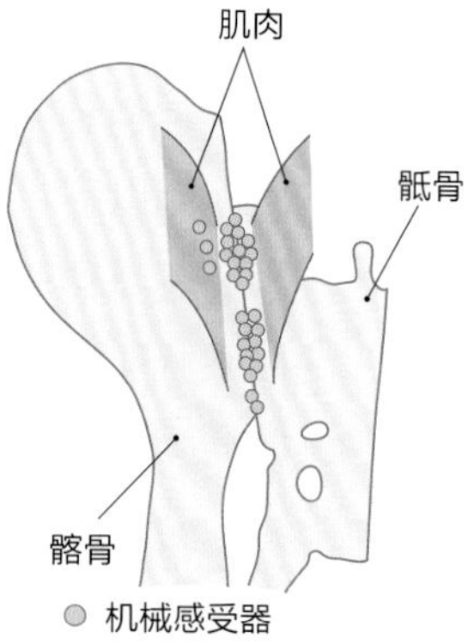

床边试验（Gaenslen test）

- 检查体位：被检查者取仰卧位，使其健侧下肢膝关节屈曲，小腿抵住躯干。
- 诱导运动：检查者指示被检查者伸展检查侧的髋关节。
- 判定：出现骶髂关节疼痛即为阳性。
- 功能意义：对骶髂关节施加强制剪切力会引发疼痛。
- 注意点：因为不能排除髋关节疼痛，所以最好和骶髂关节分离试验（Patrick test）并用。床边试验阳性，骶髂关节分离试验阴性者疑为骶髂关节痛。

骨盆滚动试验（pelvic rock test）

- 检查体位：被检查者取侧卧位，健侧下肢的膝关节屈曲，小腿抵住躯干。
- 诱导运动：检查者将双手放在被检查者髂骨上，压迫10秒左右。分别检查左右两侧。
- 判定：出现骶髂关节疼痛即为阳性。
- 功能意义：对骶髂关节施加强制剪切力会引发疼痛。
- 注意点：两手用力压迫。

图2.2.19　骶髂关节和周边组织的机械感受器

引自[Sakamoto N, et al:An electrophysiologic study of mechanoreceptors in the sacroiliac joint and adjacent tissues. Spine 26:E468-471, 2001]

小知识

骶髂关节分离试验（Patrick test）
　　仰卧位，髋关节屈曲、外展和外旋，把膝盖内侧向下压是诱发髋关节疼痛的检查。阳性时考虑为髋关节炎和肌肉疼痛。

● **怎样理解触诊和检查结果?**

对骶髂关节的压力检查可诱发疼痛，可以认为这是由骶髂关节导致的疼痛，可考虑疼痛的原因为骶髂关节稳定性降低。导致骶髂关节稳定性降低的运动学原因有以下几点。

①背固有肌的肌力下降 ➡ step 3 p.193

背固有肌通过胸腰筋膜附着在骶骨后面。背固有肌的张力会引起骶骨点头，如果张力减弱，其作用就会消失，成为骶髂关节不稳定的因素。

②躯干屈肌群的肌力下降 ➡ step 3 p.194

腹横肌和腹内斜肌通过胸腰筋膜与背固有肌相连。因此，腹肌和腹内斜肌的紧张程度会影响背固有肌。此外，腹横肌和腹内斜肌的张力将髂嵴拉到内侧，提高了骶髂骨间韧带的张力，有助于骶髂关节的稳定。如果腹横肌和腹内斜肌的张力减弱，其作用就会消失，成为骶髂关节不稳定的因素。

③骶髂关节的稳定性降低 ➡ step 3 p.195

形封闭（form closure）和力封闭（force closure）是骶髂关节的两套稳定结构。

形封闭是由骨、韧带等组成的静态稳定结构。躯干的重量增加了骶骨前倾的力量。骶骨呈上部宽、下部窄的楔状，前倾入髂骨之间。因此，骶髂关节的骨构造稳定性较高。由于骶骨的前倾，骶髂关节周围的韧带张力提高，所以韧带结构稳定性也较高。这个骶骨的前倾被称为骶骨点头。

力封闭是由肌肉和肌筋膜构成的动态稳定结构。在力封闭中，腹横肌、腹内斜肌、背固有肌和关节伸肌群的作用非常重要。这些稳定结构一旦破裂，就会出现骶骨后倾（骶骨仰头），进而导致对骶髂关节的剪切力增加，诱发疼痛。

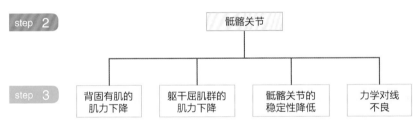

流程图　考虑骶髂关节为病因的流程图

step3　导致疼痛的原因有哪些：运动学评估

（1）背固有肌的肌力下降

目前还没有对背固有肌外侧肌群和内侧肌群肌力进行定性和定量评估的方法。进行详细的评估需要使用MRI等影像学诊断方法或肌电图。临床上，肌力用MMT评估，腰椎伸展耐力用背部耐力试验（Sorensen test）评估。

虽然评估是主观的，但在进行内侧肌群的肌力评估过程中，有时会应用多裂肌的触诊。让被检查者进行少量脊柱伸展运动，判断多裂肌的肌腹是否隆起。肌力下降时，不能触及多裂肌的肌腹，但可触及外侧肌群的肌腹膨隆。

● 综合背肌的肌力评估

背部耐力试验（Sorensen test）

- 体位：被检查者俯卧位，使在髂前上棘和脐之间的部分身体从床边向外伸、屈曲。两上肢交叉在胸前。
- 操作：嘱被检查者把躯干抬起至水平，保持姿势。
- 判定：没有腰痛时男性可保持80～200秒，女性可保持140～230秒。有腰痛时男女平均保持（110±50）秒，否则即为阳性。
- 解释：如果不能保持约120秒，可考虑为背固有肌群的肌力下降。

运动疗法的要点

在多裂肌优先收缩的情况下，一边抑制背固有肌外侧肌群，一边促进多裂肌收缩。

例如，让被检查者取俯卧位，用两肘支撑身体，同时伸展躯干。此时，外侧肌群的牵伸一边被抑制，一边促进多裂肌收缩。

多裂肌的功能评估（图2.2.12）

- 体位：俯卧位。
- 操作：指示被检查者将鼻尖抬离床面伸展脊柱。
- 判定：背固有肌外侧肌群肌腹隆起即为阳性。
- 解释：脊柱的轻微伸展是多裂肌的作用，但在多裂肌功能不全的情况下，由外侧肌群代偿。因此，外侧肌群肌腹会隆起。

运动疗法的要点

疼痛时要避免肌肉过度紧张。保持放松，脊柱不可大幅度运动。背固有肌受到躯干屈肌群、髋关节周围肌肉等的影响，当疼痛减少时，可进行控制骨盆和腰椎的全身运动。

> **小知识**
>
> 保持放松
> （hold relax）
> 保持2～3秒的最大等长收缩后放松。可在改善关节活动范围和缓解疼痛时使用。

（2）躯干屈肌群的肌力下降

和背固有肌的评估方法一样，没有单独定性和定量评估躯干屈肌群肌力的方法，详细的评估可使用MRI等影像学方法和肌电图。临床上一般通过MMT进行评估，但由于无法测定背固有肌和髋关节周围肌肉的协调肌力，故评估不充分。可以在仰卧位保持双下肢悬空状态下，通过控制四肢体位时观察躯干的稳定性来判断（图2.2.20）。

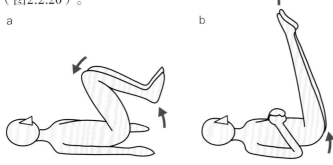

图2.2.20 躯干屈肌群的肌力评估
a.保持髋关节、膝关节屈曲位；b.保持髋关节屈曲、膝关节伸展、骨盆后倾位

运动疗法的要点

和背固有肌的运动疗法一样，一边控制骨盆和腰椎，一边进行全身运动。

（3）髂腰肌挛缩

通过托马斯试验（Thomas test）评估。

运动疗法的要点

髂腰肌伸展时容易发生腰椎前凸增加的代偿，所以应该避免固定骨盆或过度伸展骨盆，特别是站立位和侧卧位伸展时更容易产生代偿动作。利用托马斯测试的体位，排除骨盆前倾和腰椎前凸后，缓慢地伸展髋关节。严重挛缩时，只进行髋关节内旋。

（4）髋关节伸肌群的肌力下降

对臀大肌、腘绳肌进行肌力评估。

运动疗法的要点

在臀大肌、腘绳肌的肌力训练过程中，容易发生骨盆前倾和腰椎前凸的代偿运动。在俯卧位进行训练时，需要通过在下腹部垫毛巾等防止腰椎过度前凸。另外，进行桥式动作时也同样，注意不要向后仰。

（5）骶髂关节的稳定性降低

目前尚无可靠的评估骶髂关节稳定性的方法。因此，可对骶髂关节进行DTTT检查。

● DTTT的徒手操作及其解释

徒手操作	疼痛变化	解释
压迫骶骨上部 （诱导骶骨点头）	疼痛减少	考虑背固有肌的肌力下降 →力封闭的功能评估1
腘绳肌的横断按摩 （抑制骶骨仰头）	疼痛减少	考虑腘绳肌挛缩 →力封闭的功能评估2
压迫骶骨上部，腘绳肌的横断按摩 （诱导骶骨点头，抑制骶骨仰头）	疼痛无变化	考虑腹横肌和腹内斜肌的肌力下降 →力封闭的功能评估3

①力封闭的功能评估1

背固有肌通过胸腰筋膜附着在骶骨后面。因此，背固有肌的张力可引起骶骨点头。相反，如果此张力减弱，则会导致骶髂关节不稳定（"背固有肌的肌力降低"）。考虑背固有肌的肌力下降为原因时，可尝试提高背固有肌的活动，进行疼痛消失或减轻的DTTT。

背固有肌肌力下降的DTTT	
发病组织	背固有肌
对象症状	疼痛向臀部放射
方法	俯卧位让被检查者用上肢力量做躯干伸展
判定	疼痛消失或减轻时，可判断为背固有肌肌力下降的原因
功能意义	背固有肌活动增加可诱发骶骨点头，提高骶髂关节的稳定性
注意点	如果不能在俯卧位实施，则可在端坐位利用靠背进行等长收缩

②力封闭的功能评估2

股二头肌长头附着在骶结节韧带上。因此，股二头肌挛缩可使骶结节韧带的张力增加，限制骶骨点头，导致骶髂关节不稳定。腘绳肌挛缩可通过直腿抬高试验和抬高的角度测量来进行评估。

③力封闭的功能评估3

腹横肌和腹内斜肌通过胸腰筋膜与背固有肌连结。因此，腹横肌和腹内斜肌的紧张程度可影响背固有肌。另外，腹横肌和腹内斜肌的张力将髂嵴拉到内侧，提高了骶髂骨间韧带的张力，有助于维持骶髂关节的稳定。反之，如果张力减弱，其作用就会消失，导致骶髂关节不稳定。躯干屈肌群的肌力评估参照p.184。

在由骶髂关节问题导致疼痛的病例中，使用MMT对躯干屈肌群的肌力进行评估时，由于疼痛通常很难完成。这种病例可以进行以下DTTT来评估腹肌群的肌力情况。

躯干屈肌群的DTTT	
发病组织	腹横肌、腹内斜肌
对象症状	疼痛扩散到臀部
方法	端坐位让被检查者吸腹进行骨盆前后倾运动
判定	疼痛消失或减轻者，判断是躯干屈肌群的肌力下降导致
功能意义	增加躯干屈肌群的活动，通过腹内斜肌和腹横肌控制骨盆后倾，提高骶髂关节的稳定性
注意点	进行骨盆前后倾运动时，应保持胸椎部呈中立位

运动疗法的要点

进行骨盆前倾运动时要注意背固有肌，进行骨盆后倾运动时要注意腹内斜肌。另外，应由腹部向背侧吸入，进行腹式呼吸。

（6）力学对线不良（图2.2.21）

力学对线不良的评估对于预测背固有肌和躯干屈肌群的肌力以及骨盆和腰椎的屈曲状态很重要。但该评估主要是基于外观的姿势观察进行评估，尚无定量的评估方法。因此，除了视诊之外，还应用触诊、主动被动运动和骨科测试等进行评估。

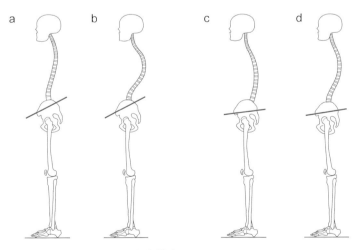

→凹背
sway back

→平背
flat back

→驼背
hump back

图2.2.21　力学对线不良的模式

a. 过度前凸。骨盆前倾伴随腰椎前凸增大；b. 凹背。骨盆前倾伴随腰椎前凸增大 + 胸椎后凸增大；c. 平背。骨盆后倾伴随腰椎前凸减小 + 胸椎后凸减小；d. 驼背。骨盆后倾伴随腰椎前凸减小 + 胸椎后凸增大

- 体位：被观察者取坐位或立位（骨科测试中是仰卧位，主动运动时是俯卧位）。
- 视诊：①观察耳垂—肩峰—股骨大转子—膝关节前部（髌骨后面）—外踝前方是否位于一条直线上。
  ②观察前屈体位时的腰部力学对线（图2.2.22），判定能否进行腰椎屈曲或髋关节屈曲。
- 触诊：①触摸髂前上棘和髂后上棘，确认骨盆前后倾。二者相差3横指以上是骨盆前倾增加，相差2横指以下是骨盆后倾增加（图2.2.23）。
  ②确认背固有肌外侧肌群、背固有肌内侧肌群、躯干肌和臀大肌的肌肉紧张状态。

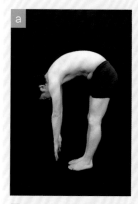 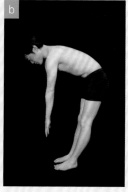

图2.2.22 前屈动作的不同
a. 配合骨盆倾斜，腰椎前屈；b. 配合骨盆倾斜，腰椎部变为水平，髋关节屈曲度较大

图2.2.23 骨盆的前后倾

- 骨科测试：进行托马斯试验，确认有无髂腰肌挛缩（图2.2.24）。
- 主动运动：评估臀大肌、躯干肌和背固有肌的肌力。
- 判定：综合上述评估结果进行判定。
- 解释：
  例〈视诊〉①相对于从耳垂画的垂线，股骨大转子—膝关节前部（髌骨后面）—外踝的前方位于其后方，髋关节呈中立位、膝关节呈伸展位。
  ②体位前屈时，髋关节屈曲比腰椎屈曲更明显。

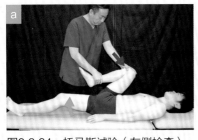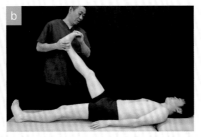

图2.2.24　托马斯试验（左侧检查）

〈触诊〉　　①髂前上棘和髂后上棘之差不足2横指。

②背固有肌因牵伸而紧张亢进。

〈骨科测试〉托马斯测试结果为阴性。

〈肌力〉　　在主动运动的肌力检查中，背固有肌和臀大肌肌力下降的情况，根据视诊①和触诊①的结果，考虑为驼背（骨盆后倾伴腰椎前凸减小 + 胸椎后凸增大）；根据视诊②和触诊②以及肌力的评估结果，确定为驼背（参照表2.2.1）。

- 注意点：确认X线片所见后，综合把握评估结果很重要。因此，要对日常的姿势和动作进行问诊。

表 2.2.1　力学对线不良的典型评估结果一览表

异常姿势	骨盆触诊	背肌肌力	腹肌肌力	托马斯测试	臀大肌肌力
过度前凸	3横指以上	正常	降低	阳性	正常
凹背	3横指以上	正常或降低	降低	阳性	正常
平背	2横指以下	降低	正常	阴性	降低
驼背	2横指以下	降低	正常或降低	阴性	降低

注：①检查结果不限于上述结果。

②姿势异常是指包含骨盆在内的上半身的力学对线不良（图2.2.21）。在上半身姿势异常所致髋关节和膝关节屈曲者中，这个结果不适用。

运动疗法的要点

体位前屈时，如果被检查者自述胸腰背部疼痛，大部分是因力学对线不良。力学对线不良是由背固有肌、躯干肌、髋关节伸肌群和髂腰肌挛缩等引起的。因此，仅治疗疼痛，力学对线并不能得到改善。找到力学对线不良的原因很重要。

参考文献

1 ） Crisco JJ，Panjabi MM：The intersegmental and multisegmental muscles of the lumbar spine．A biomechanical model comparing lateral stabilizing potential．Spine 16：793-799，1991.

2 ） Diane Lee（著），石井美和子（訳），今村安秀（監）：骨盤帯 原著第4版 臨床の専門的技能とリサーチの統合．pp45-48，医歯薬 出版，2013.

3 ） Masi AT，Nair K，Evans T，et al：Clinical，Biomechanical，and Physiological Translational Interpretations of Human Resting Myofascial Tone or Tension．Int J Ther Massage Bodywork 3：16-28，2010.

4 ） Phillips S，Mercer S，Bogduk N：Anatomy and biomechanics of quadratus lumborum．Proc Inst Mech Eng H 222：151-159，2008.

5 ） Vleeming A，Schuenke MD，Masi AT，et al：The sacroiliac joint：an overview of its anatomy，function and potential clinical implications．J. Anat 221：537-567，2012.

6 ） Bogduk N，Macintosh JE，Pearcy MJ：A universal model of the lumbar back muscles in the upright position．Spine 17：897-913，1992.

7 ） 工藤慎太郎：運動器疾患の「なぜ？」がわかる臨床解剖学．pp85-97，医学書院，2012.

8 ） Claus AP，Hides JA，Moseley GL，et al：Different ways to balance the spine：subtle changes in sagittal spinal curves affect regional muscle activity．Spine 34：208-214，2009.

9 ） Barker PJ，Briggs CA，Bogeski G：Tensile transmission across the lumbar fasciae in unembalmed cadavers：effects of tension to various muscular attachments．Spine 29：129-138，2004.

10 ） Barker PJ，Guggenheimer KT，Grkovic I，et al：Effects of tensioning the lumbar fasciae on segmental stiffness during flexion and extension：Young Investigator Award winner．Spine 31：397-405，2006.

11 ） Cholewicki J，Panjabi MM，Khachatryan A：Stabilizing function of trunk flexor-extensor muscles around a neutral spine posture．Spine 22：2207-2212，1997.

12 ） Rosatelli AL，Ravichandiran K，Agur AM：Three-dimensional study of the musculotendinous architecture of lumbar multifidus and its functional implications．Clin Anat 21：539-546，2008.

13 ） Konno S，Kikuchi S，Nagaosa Y：The relationship between intramuscular pressure of the paraspinal muscles and low back pain．Spine 19：2186-2189，1994.

14 ） Schuenke MD，Vleeming A，Van Hoot T，et al：A description of the lumbar interfascial triangle and its relation with the lateral raphe：anatomical constituents of load transfer through the lateral margin of the thoracolumbar fascia．J Anat 221：568–576，2012.

15）Ben Hadj Yahia S，Vacher C：Does the Latissimus dorsi insert on the iliac crest in man? Anatomic and ontogenic study．Surg Radiol Anat 33：751-754，2011.

16）Willard FH，Vleeming A，Schuenke MD，et al：The thoracolumbar fascia：anatomy，function and clinical considerations．J Anat 221：507-536，2012.

17）Yahia L，Rhalmi S，Newman N，et al：Sensory innervation of human thoracolumbar fascia．Acta Orthop Scand 63：195-197，1992.

18）Twomey LT，Taylor JR：Age changes in the lumbar articular triad．Aust Physio 31：106-112，1985.

19）Ebara S，Iatridis JC，Setton LA，et al：Tensile properties of nondegenerate human lumbar anulus fibrosus．Spine 21：452-461，1996.

20）Beaton LE，Anson BJ：The sciatic nerve and the piriformis muscle：Their interrelation a possible cause of coccygodynia，J Bone Joint Surg 20：686-688，1938.

21）万納寺毅智：梨状筋症候群．整・災外25：1759-1763，1982.

22）F.H.マティーニ，他（著），井上貴央（監訳）：カラー人体解剖学 構造と機能：ミクロからマクロまで．pp292-294，西村書店，2003.

23）林典雄（著），青木隆明（監）：改訂第2版　運動療法のための機能解剖学的触診技術（下肢・体幹），pp2-5，メジカルビュー社，2012.

24）坂井建雄，松村讓兒（監訳）：プロメテウス解剖学アトラス解剖学総論／運動器系，第2版．p532，医学書院，2011.

25）Fortin JD，Aprill CN，Ponthieux B，et al：Sacroiliac joint：pain referral maps upon applying a new injection/arthrography technique．Part II：Clinical evaluation．Spine 19：1483-1489，1994.

26）村上栄一：仙腸関節由来の腰痛．日本腰痛会誌13：40-47，2007.

27）Sakamoto N，Yamashita T，Takebayashi T，et al：An electrophysiologic study of mechanoreceptors in the sacroiliac joint and adjacent tissues．Spine 26：E468-471，2001.

病例笔记④

病　例　10多岁，男性。

诊　断　左侧第4腰椎分离症。

现病史　患者为排球社团成员，1个月前因练习量增加，左侧腰部出现疼痛。现在骑摩托车或者练习发球时疼痛加重，日常生活中向右侧翻身时出现疼痛。

step1　怎样运动会导致疼痛：明确受力

● 疼痛的再现　躯干伸展运动时疼痛可再现。此外，躯干伸展时向右侧旋转疼痛加重。

　　　　　└──────▶ 腰部椎间关节的压缩力导致疼痛。

step2　疼痛出现在哪些部位：解剖学评估

● 触诊　　　　背固有肌外侧肌群、内侧肌群的肌肉紧张亢进。

● 压痛所见　　腰部椎间关节：（＋），背固有肌外侧肌群：（±），

　　　　　　　骶髂关节：（－），背固有肌内侧肌群：（＋）。

● 力学检查　　伸展、旋转动作（＋）。

　　　　　└──────▶ 有可能是腰部椎间关节导致的疼痛。

step3　导致疼痛的原因有哪些：运动学评估

● 视诊　　　　腰椎前凸增强，胸椎后凸增强，头部前伸。

● 触诊　　　　骨盆前倾。

● 关节活动范围

关节	动作	左侧（患侧）	右侧
髋关节	屈曲	100°	95°
	伸展	0°	−5°
	外旋	35°	30°
	内旋	10°	5°

● MMT

关节	动作	左侧	右侧
髋关节	伸展（膝关节屈曲）	4	4
	屈曲	3	3
躯干	屈曲	3	

● 骨科试验　　伸展旋转动作：（＋），托马斯试验：两侧（＋），

　　　　　　　跟臀试验：两侧（＋），跟臀距离：右10横指、左10横指。

　　　　　└──────▶ 髂腰肌和股四头肌挛缩导致骨盆前倾，具有髋关节伸展作用的臀大肌肌力下降时，腰椎前凸增强，腰部椎间关节压缩应力增强，导致疼痛。

1. 牵伸髋关节屈肌群

a. 侧卧位，屈曲贴床侧的髋关节和膝关节。手握对侧下肢的踝关节。

b. 膝关节屈曲状态下被动牵伸髋关节。

要点：指导患者牵伸髋关节屈肌群时不要增加骨盆前倾和腰椎前凸。

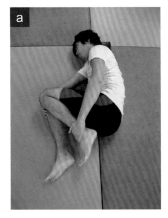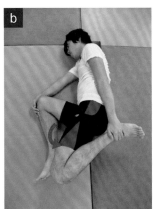

2. 强化臀大肌的肌力

a. 仰卧位，下肢从床上放下来。

b. 抬起臀部，做髋关节伸展运动。

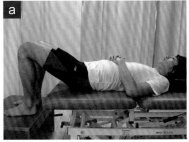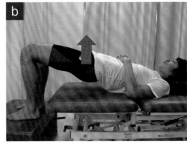

3. 骨盆后倾运动

a. 仰卧位，两足底接触墙壁。

b. 注意收缩腹肌，做骨盆后倾运动。

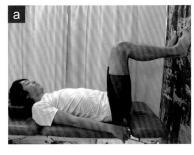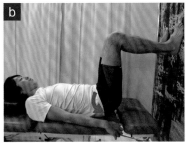

检查和治疗 现 象 和 本 质　多裂肌的功能不全

在腰椎前凸增强的病例中，很多是由背固有肌内侧肌群中的多裂肌功能不全导致的。多裂肌功能减退时，腰椎前凸增强，腰部椎间关节和后方关节囊承受的压缩力增加。考虑为多裂肌功能不全的病例时，可以进行多裂肌的横断按摩，评估躯干伸展和旋转动作时疼痛是否减轻或消失。疼痛减轻或消失的病例可以考虑为多裂肌功能减退。

病例笔记⑤

病　例　30多岁，女性。

诊　断　腰痛症。

现病史　产后4~5个月，穿鞋等情况下做前屈动作或长时间处于坐位时腰部至臀部出现不适。之后，疼痛逐渐加重。

step1　怎样运动会导致疼痛：明确受力

- 疼痛的再现　躯干前屈运动时臀部疼痛可再现。此外，徒手压迫骨盆外侧时疼痛减轻。

　　　　　　　　➡ 骶髂关节的剪切力增加引起疼痛。

step2　疼痛出现在哪些部位：解剖学评估

- 压痛所见　骶髂关节：（＋），腰部椎间关节：（－），

　　　　　　背固有肌外侧肌群：（±），背固有肌内侧肌群：（±）。

- 压力检查　床边试验：（＋），骨盆滚动试验：（＋）。

　　　　　　　　➡ 有可能是骶髂关节导致的疼痛。

step3　导致疼痛的原因有哪些：运动学评估

- 触诊　　　骨盆轻度后倾位。
- 关节活动范围

关节	动作	左侧	右侧
髋关节	屈曲	115°	110°
直腿抬高试验角度		45°	45°

- MMT

膝关节	屈曲（小腿外旋）	4	4
躯干	屈曲	3	
	伸展	3	

- 骨科试验　背部耐力试验：100秒。

　　　　　　　　➡ 由于腹肌群、背固有肌和股二头肌挛缩，骶骨点头和收紧作用减少，导致骶髂关节不稳定，产生剪切力，引起骶髂关节疼痛。

1.强化腹肌群的肌力

a. 仰卧位，屈曲髋关节和膝关节。腹部压一重物。

b. 深呼吸增高腹压。

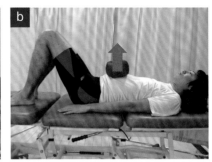

2.强化背部肌群的肌力

a. 坐在座椅上，双手拿着弹力带。

b. 屈曲肩关节，伸展躯干。

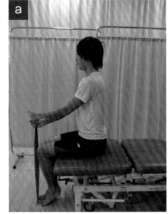
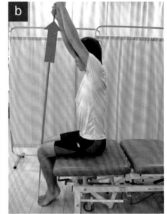

3.股二头肌的牵伸

仰卧位，髋关节屈曲，膝关节被动伸展。股二头肌有牵伸感后保持2分钟左右。

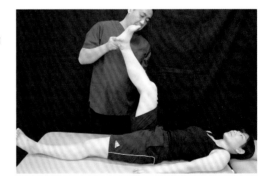

检查和治疗 现象 和 本质 力封闭带来的骶髂关节稳定性

力封闭和形封闭参与维持骶髂关节的稳定性。躯干肌和背固有肌外侧肌群、内侧肌群以及髋关节伸展肌对力封闭很重要。在这些肌肉活动性高时对疼痛的变化进行评估，可找出导致骶髂关节不稳定的肌肉。

第 3 章

下肢

髋关节

髋关节的结构和功能

髋关节是由髋臼和股骨头组成的球窝关节。髋臼很深，股骨头的覆盖范围大，与同是球窝关节的肩关节相比，具有高稳定性和低活动性的特点。此结构利于承重。

➜髋臼
acetabulum

➜股骨头
head of femur

A. 髋关节容易发生的功能障碍

髋关节是需要支撑上半身重量的负重关节。髋关节周围肌肉的肌力下降和关节活动范围受限会使髋关节压力增加，进而引发疼痛。

另外，髋关节通过骨盆增加对腰椎的压力时，也可引起腰痛。

B. 髋关节的稳定结构

● 静态稳定结构（图3.1.1）

- 骨形态：关节窝深度有个体差异，多数人存在髋臼发育不良。

- 盂唇：是一种纤维软骨组织，可加深关节窝的深度。盂唇前上方经常受到损伤。

- 关节囊、韧带：3条关节囊韧带有助于维持髋关节的稳定性。其中最强韧的韧带是髂股韧带，另外还有覆盖于耻骨至髋关节前面的耻股韧带以及从后向上方环绕的坐股韧带。

➜髋臼发育不良
acetabular dysplasia

➜盂唇
acetabular labrum

➜髂股韧带
iliofemoral ligament

➜耻股韧带
pubofemoral ligament

➜坐股韧带
ischiofemoral ligament

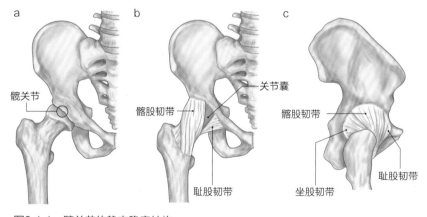

图3.1.1 髋关节的静态稳定结构
a.骨形态（前面观）；b.关节囊、韧带（前面观）；c.韧带（外侧观）

● 动态稳定结构（图3.1.2）

- 深层外旋六肌：包括股方肌、梨状肌、闭孔内肌、闭孔外肌、上孖肌、下孖肌，这6条肌肉位于髋关节附近，将股

➜深层外旋六肌
six deep lateral rotators m.

骨头固定在关节窝内（向心位）。

- 臀小肌：是覆于髋关节上面朝向股骨大转子前方的外展肌，除具有外展的作用外还有屈曲和内旋作用，使股骨头处于向心位。

→ **臀小肌**
gluteus minimus m.

- 髂腰肌：髂肌和腰大肌合在一起称为髂腰肌。髂腰肌通过股骨头前面，髋关节屈曲时将股骨头推向后方。

→ **髂腰肌**
iliopsoas m.

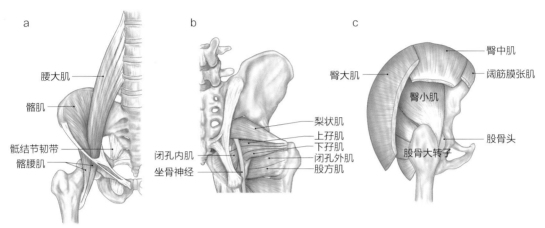

图3.1.2 髋关节的动态稳定结构
a. 前面观；b. 后面观；c. 外侧面观

C. 髋关节的运动

髋关节的运动是由髋关节的独立运动和骨盆的运动复合而成。

- 骨盆股骨节律：股骨相对于骨盆做屈曲运动时，骨盆向后倾斜（图3.1.3）。

股骨在颈部有前倾角和颈干角，所以髋关节进行屈曲运动时股骨头内旋，进行伸展运动时股骨头外旋（图3.1.4，图3.1.5）。

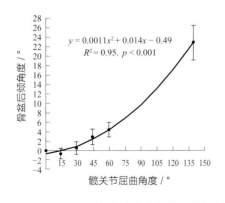

$y = 0.0011x^2 + 0.014x - 0.49$
$R^2 = 0.95$, $p < 0.001$

图3.1.3 骨盆后倾角度占髋关节屈曲角度的比例
股骨相对于骨盆屈曲时，骨盆后倾。骨盆后倾角度按如图所示规律增加。引自[竹井仁，等：MRIによる股関節屈曲運動の解析. 理学療法学29：113-118，2002]，部分改变

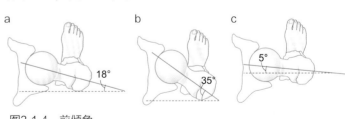

图3.1.4 前倾角
a. 正常前倾；b. 过度前倾；c. 后倾

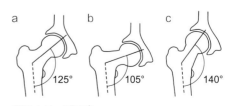

图3.1.5 颈干角
a. 正常；b. 髋内翻；c. 髋外翻

step1 怎样运动会导致疼痛：明确受力

髋关节前方疼痛，从力学角度可以大致分为牵伸力和压缩力所致两大类。

髋关节伸展时，牵伸力增加；负重时，压缩力增加，髋关节屈曲时压缩力进一步增大。

因牵伸力产生疼痛时可认为是股神经、股直肌、内收肌群或髂腰肌有问题。因压缩力产生疼痛时可认为是髂腰肌、髂耻囊、盂唇或关节囊有问题。

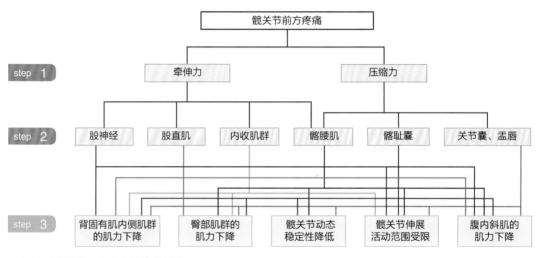

流程图　髋关节前方疼痛的评估策略

step2 疼痛出现在哪些部位：解剖学评估

（1）髂腰肌、股直肌（图3.1.6）

髂肌

起　　点：髂窝

止　　点：股骨小转子

支配神经：股神经

作　　用：使髋关节屈曲、外旋

➡髂肌
iliacus m.

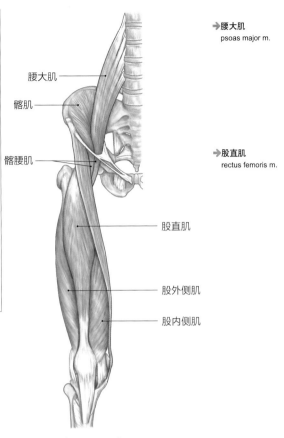

腰大肌
psoas major m.

股直肌
rectus femoris m.

腰大肌

髂肌

髂腰肌

股直肌

股外侧肌

股内侧肌

图3.1.6 髂腰肌、股直肌

腰大肌		
起　　　点	：第1～4腰椎椎体侧面	
止　　　点	：股骨小转子	
支配神经	：来自腰神经丛的分支	
作　　　用	：使髋关节屈曲、外旋	
股直肌		
起　　　点	：髂前下棘、髋臼上缘	
止　　　点	：通过髌骨前方后止于胫骨粗隆	
支配神经	：股神经	
作　　　用	：使髋关节屈曲，膝关节伸展	

● **疼痛发生的解剖学原因**

　　髂腰肌是髂肌和腰大肌的总称。髂肌起始于髂窝，腰大肌起始于第1～4腰椎椎体侧面，穿过腹股沟韧带深层，止于股骨小转子。腰大肌在骨盆腔内向前方下行，通过股骨头前方向后走行（图3.1.7）。腰大肌有支撑股骨头前方，维持其向心位的作用[1]。另外，在腰大肌和髂肌中，红肌纤维比白肌纤维粗3倍左右[2]。可以认为，髂腰肌位于深层，具有稳定髋关节的作用。

　　久野在比较了不同个体之间的腰大肌后认为，田径短跑运动员的腰大肌比健康者和足球运动员发达，老年人的腰大肌容易萎缩。另外，腰大肌和大腿部的肌肉均与步行速度有较强的关联[3]。可以认为，在田径短跑等快速、大幅度和反复进行髋关节屈曲及伸展的运动中，腰大肌受到的负荷较大。

　　平野等表示，由于髂肌前部纤维的止点在股骨小转子远端的股骨上，而股骨小转子也是髂腰肌的止点，所以此结构作为屈曲作用的力源，可以发挥更强的旋转力矩。另外，髂肌前部纤维在髋关节屈曲初期起作用，在屈曲角度较小的动作中，髂肌前部纤维有可能发挥屈曲扭矩的作用[4]。

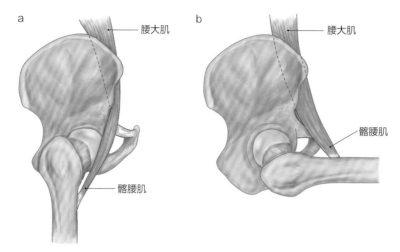

图3.1.7　髂腰肌的走行
a. 伸展位；b. 屈曲位

　　另外，发挥屈髋作用的股直肌随着髋关节屈曲角度的增加，屈曲扭矩减小，而髂腰肌在髋关节屈曲90°时也能发挥屈髋的作用[5]。这可能由于在屈曲位时腰大肌更容易发挥屈髋的作用。因此，在髋关节屈曲角度变化时还要确认疼痛的变化。

　　腰大肌是起始于腰椎的多关节肌，可对腰椎产生大的压缩力和侧屈力矩，由腰大肌产生的压缩力增强了腰椎的支撑性[1]。因此，也不能排除腰大肌的收缩和挛缩对腰椎造成的压缩力。

　　髋关节为了维持向心位，髂腰肌需持续收缩，以应对快速运动，同时也参与姿势的控制。因此，髂腰肌的痉挛使肌内压上升时，髋关节屈曲会使髋关节前面的压缩力增加，从而导致疼痛。另外，髋关节伸展时产生的牵伸力，也会导致疼痛。耻骨上支和髂肌接触的部位有髂耻囊，可减轻髂腰肌和耻骨上支间的摩擦力。

　　股直肌起于髂前下棘和髋臼上缘，从大腿前面下行，止于胫骨粗隆。股直肌是具有屈曲髋关节和伸展膝关节作用的双关节肌，强烈撞击可导致肌肉拉伤。肌肉拉伤的好发部位是肌腱移行部，即股直肌近端1/3的区域，其起始处是位于表层呈羽状肌的结构。另外，起点髂前下棘在成长期也会发生撕脱性骨折[6]。股直肌还能参与维持髋关节屈曲/伸展中立位，具体占比为股直肌36.7%，髂腰肌22.4%，阔筋膜张肌16.8%[7]。因此，离心收缩等较大张力在起点反复施加负荷可导致股直肌附着部炎症。

● 髂肌的触诊（图3.1.8）

仰卧位，在髋关节屈曲/伸展中立位到轻度屈曲的范围内，确认位于股三角内的股动脉的搏动。此处外侧是髂肌，进行屈曲运动时，触诊收缩者即是髂肌。

● 股直肌的触诊（图3.1.9）

股直肌始于髂前下棘，有屈曲髋关节和伸展膝关节的作用。阔筋膜张肌和缝匠肌始于髂前上棘，触及髂前下棘后进行膝关节伸展运动时可以触摸到。

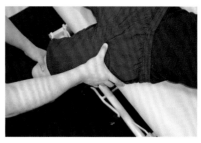

图3.1.8　髂肌的触诊

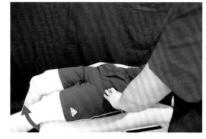

图3.1.9　股直肌的触诊

● 髂腰肌的挛缩试验

托马斯试验（Thomas test）（图3.1.10）

- 检查体位：被检查者取仰卧位，屈曲髋关节和膝关节。
- 把持部位：检查者手持被检查者检查侧的小腿近端和足部。
- 诱导运动：慢慢引导被检查者检查侧的髋关节向伸展方向被动运动。
- 判定：检查侧的大腿降不到床面即为阳性。
- 功能意义：对侧髋关节最大屈曲位时骨盆后倾，此时检查侧髋关节伸展。如果髂腰肌挛缩，会使髋关节伸展受限，大腿屈曲。

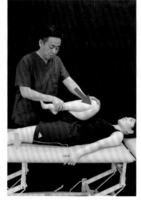

图3.1.10　托马斯试验

● 股直肌挛缩试验

跟臀试验（Ely test）（图3.1.11）

- 检查体位：被检查者取俯卧位。
- 把持部位：检查者手持被检查者检查侧的小腿远端和骨盆。
- 诱导运动：被动屈曲膝关节。

- 判定：同侧的髋关节屈曲即为阳性。
- 功能意义：通过屈曲膝关节，股直肌的起点和止点远离。股直肌挛缩时大腿前面悬空，产生髋关节屈曲代偿。

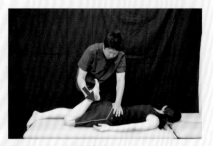

图3.1.11　跟臀试验

（2）髋关节内收肌群

● 髋关节内收肌群（长收肌、耻骨肌、小收肌和股薄肌）（图3.1.12）

长收肌
起　　点：耻骨结节、耻骨嵴下部
止　　点：股骨粗线内侧唇中央1/3
支配神经：闭孔神经
作　　用：使髋关节屈曲、内收

➡长收肌
adductor longus m.

耻骨肌
起　　点：耻骨梳
止　　点：股骨上部的耻骨肌线
支配神经：股神经、闭孔神经
作　　用：使髋关节屈曲、内收

➡耻骨肌
pectineus m.

小收肌
起　　点：坐骨的坐骨支，耻骨下支
止　　点：股骨粗线内侧唇近端
支配神经：闭孔神经
作　　用：使髋关节屈曲、内收

➡小收肌
adductor minimus m.

股薄肌
起　　点：耻骨联合外侧
止　　点：胫骨粗隆的内侧
支配神经：闭孔神经
作　　用：使髋关节屈曲、内收，膝关节屈曲，小腿内旋

➡股薄肌
gracilis m.

● 疼痛发生的解剖学原因

髋关节内收肌群的主要作用为使髋关节屈曲和内收，受闭孔神

经支配。

闭孔神经从腰神经丛分支后，从腰大肌的背部向小骨盆方向下行，在分界线下方与闭孔动静脉一起进入闭孔管（图3.1.13）。到了远端，往闭孔外肌处分出肌支，最终分成前支和后支。前支主要支配大腿内侧区域，后支支配大腿内侧到膝关节的区域。闭孔内、外肌和腰大肌紧张亢进，闭孔神经的前支和后支就会被卡压，引起卡压性神经障碍。另外，由于长收肌和耻骨肌深层也有闭孔神经前支通过，这些肌肉紧张亢进时鼠蹊部内侧区域会产生感觉障碍和放射性疼痛。

臀部后方肌肉的柔韧性降低会阻碍髋关节屈曲时股骨头向后方滑动，这是引起前方撞击的主要原因。前方撞击会增加鼠蹊部和髋关节内收肌群局部的压缩力，从而诱发疼痛。

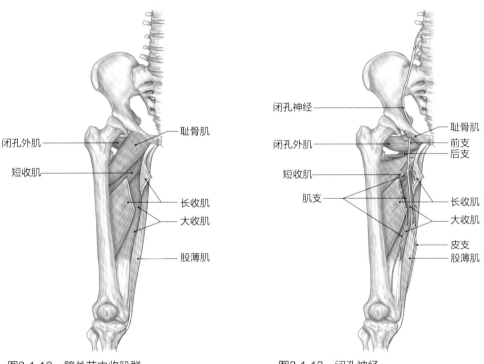

图3.1.12　髋关节内收肌群

图3.1.13　闭孔神经

➡鼠蹊部痛
groin pain：GP

与运动相关的髋关节周边疼痛，通常是鼠蹊部痛（GP）。据仁贺的报道，疼痛多在大腿内侧近端和鼠蹊管部，有时下腹部、大腿前面近端和睾丸周围也会出现疼痛[8]。踢足球动作与髋关节内收肌群密切相关，在踢球侧的髋关节伸展角度不足的例子中，大多存在下肢后摆时胸廓前倾（图3.1.14）。这样的话，在髋关节最大伸展位向屈曲位移动之前，躯干到髋关节前面的肌肉不能伸展，因此

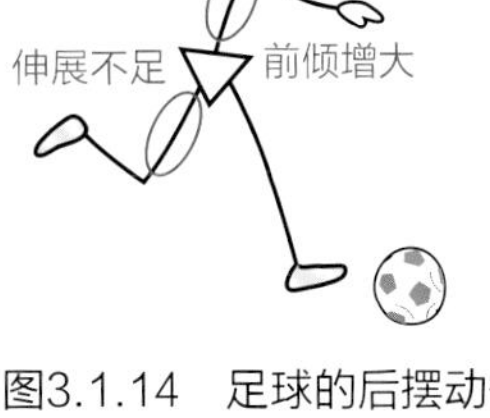

伸展不足　前倾增大

图3.1.14　足球的后摆动作

不能利用伸展反射[9,10]。此时，髋关节屈肌和内收肌用力较多，髋关节的负担增加。池野等的报道显示，发生GP的中学足球选手的特征是髋关节外展肌挛缩[11]。另外，有报道称，在轴足侧的骨盆稳定性降低的病例中，耻骨和坐骨的压缩力增加[12]，由于髋关节外展肌挛缩，内收肌群的负荷加大，疼痛被引发。

其他关于GP的解剖学研究表明，腹直肌收缩时对耻骨联合产生向后上方的牵引力，长收肌收缩时对耻骨联合产生向前下方的牵引力，导致对耻骨和耻骨联合的负荷增加[13]。附着在耻骨上的腹直肌和长收肌、腹薄肌可出现肌腱炎和断裂[14]。

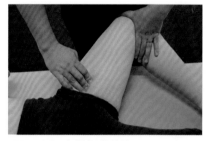

图3.1.15　长收肌的触诊

● 髋关节内收肌群的疼痛诱发试验

因为尚无髋关节内收肌群的疼痛诱发试验，可通过正确的触诊确认压痛部位、检查伸展时有无牵伸疼痛等来帮助判断。

①长收肌的触诊（图3.1.15）

被检查者取仰卧位，髋关节屈曲、外展，膝关节屈曲。反复做髋关节内收/外展动作，内收时大腿内侧能触摸到的大的肌肉块，即长收肌。

②耻骨肌的触诊（图3.1.16）

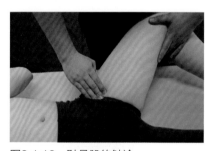

图3.1.16　耻骨肌的触诊

被检查者取仰卧位，髋关节外展，可触到股动脉和长收肌。耻骨肌位于长收肌和股动脉之间，将手指放在两者之间，向深层触摸可触摸到耻骨肌的肌腹。

③股薄肌的触诊（图3.1.17）

股薄肌是双关节肌，在仰卧位使髋关节处于最大外展位和膝关节屈曲位，然后被动伸展膝关节，用手指触摸鹅足部可以触摸到股薄肌的收缩。膝关节伸展位时，使髋关节向内收方向运动，在大腿内侧可以触及股薄肌的近端肌腹。

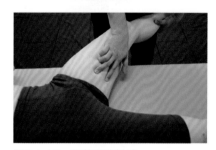

图3.1.17　股薄肌的触诊

（3）股神经（图3.1.18）

● 疼痛发生的解剖学原因

股神经由第1～4腰椎的脊髓节段的神经纤维组成，支配髂腰肌、耻骨肌、缝匠肌和股四头肌的运动，同时支配大腿前部肌肉的运动。感觉纤维隐神经从大腿前部向内侧倾斜走行，移行为膝下支和小腿内侧皮支，支配膝前内侧到小腿前内侧的感觉。

➡股神经
femoral nerve

大腿前面有一个被称为股三角的区域，由上缘的腹股沟韧带、外侧的缝匠肌和内侧的长收肌构成（图3.1.19）。股神经位于股三角内。在腹股沟韧带的中央附近有腹股沟管，其内依次有股静脉、股动脉和股神经通过[15]。通过腹股沟韧带深层的通道有两条，一条是肌间隙，内有髂腰肌和股神经通过，另一条是血管间隙，内有股动静脉通过[16]。因此，某些原因导致髂腰肌伸展性降低或发生痉挛，使股神经在腹股沟韧带之间受压时，有可能引起卡压性神经障碍。

腹股沟韧带部的卡压性神经障碍需要与高位腰椎间盘突出症相鉴别[16]，可以通过正确的触诊和生理学观察进行鉴别。髂腰肌和竖脊肌共同使骨盆前倾，当这些肌群的肌力减弱时，骨盆难以保持前倾，而呈后倾位。骨盆后倾时髋关节伸展，施加于髂腰肌上的牵伸力导致肌内压增加，可增加股神经卡压的可能性。

➡隐神经
saphenous nerve

➡股三角
Scarpa triangle
（femoral triangle）

➡腹股沟管
inguinal canal

➡肌间隙
muscular space

➡血管间隙
vascular space

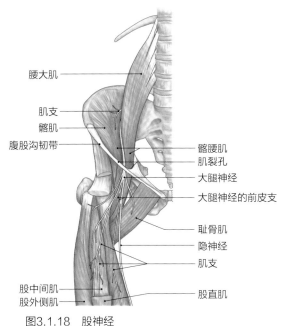

图3.1.18　股神经

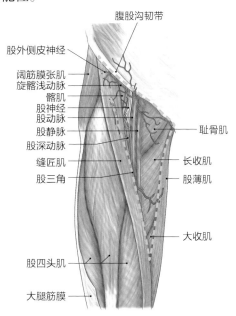

图3.1.19　股三角
肌三角指由缝匠肌、腹股沟韧带和长收肌围成的三角形部位

● 股神经的触诊（图3.1.20）

被检查者取仰卧位，使髋关节伸展、膝关节屈曲，提高股神经的紧张度。股动脉外侧可以触摸到股神经，一边进行股神经触诊，一边被动伸展髋关节、屈曲膝关节，可以确认其紧张。

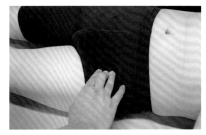

图3.1.20　股神经的触诊

● 股神经的疼痛诱发试验

股神经牵拉试验（图3.1.21）

- 检查体位：被检查者取俯卧位，膝关节屈曲90°。
- 把持部位：检查者把持被检查者检查侧的小腿远端。
- 诱导运动：在被检查者膝关节屈曲90°的状态下，检查者不要固定被检查者的骨盆，被动牵伸被检查者的髋关节。
- 判定：大腿前面沿着股神经产生疼痛即为阳性。
- 功能意义：试验结果为阳性时可能是以腰部第3~4椎间盘突出为表现的高位腰椎间盘突出症。
- 注意点：鼠蹊部和髋关节疼痛，且伴随大腿前部疼痛时，推测为第3腰神经根受压。疼痛从大腿前部蔓延到小腿前部时，推测为第4腰神经根受压。如果大腿外侧疼痛再现，推测股外侧皮神经受到刺激和压迫。

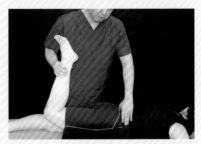

图3.1.21　股神经牵拉试验

● **怎样理解触诊和检查结果？**

由牵伸力产生的髂腰肌和股直肌疼痛，在踢球等运动中髋关节呈伸展位，髂腰肌和股直肌收缩时多见。可以认为，骨盆后倾和髋关节伸展增加会诱发症状出现。触诊或伸展位发现髋关节内收肌群有牵伸痛和压痛时，可考虑髋关节内收肌群伸展性降低或痉挛。

在股神经支配区域诱发出疼痛时，根据触诊和检查结果，可认为是腹股沟管的卡压和高位腰椎间盘突出所致的股神经功能障碍。

根据疼痛诱发试验结果，在髂腰肌、股直肌和内收肌群产生疼痛时，导致髋关节功能低下的运动学因素，可以考虑以下5点。

①髋关节的动态稳定性降低 step 3 p.235

髋关节的动态稳定性降低时，其他动态稳定结构会产生代偿。例如，深层外旋六肌的张力不足时，需要发挥内收肌群和髂腰肌的张力进行代偿。因此，内收肌群、髂腰肌和股直肌超负荷而产生挛缩，各肌附着部受到的牵伸力也增加。另外，由于髂腰肌的肌力下降，骨盆不能保持在前倾位，所以在运动中骨盆会向后倾斜，对髂腰肌的牵伸力增加。

②髋关节的伸展活动范围受限 → step 3 p.239

由髂腰肌本身受损、挛缩等导致伸展性降低时，需要髋关节大幅度伸展的动作等会使对髂腰肌、股直肌和股神经的牵伸力增加，造成髋关节前面疼痛。

③臀部肌群的肌力下降 → step 3 p.241

要保持骨盆前倾，需要臀大肌在伸展位收缩。臀大肌的肌力下降，使骨盆不能保持前倾，骨盆后倾导致髋关节前面的牵伸应力增加。另外，由于髋关节外展肌挛缩，为了提高骨盆的稳定性，需要提高髋关节内收肌的活动性，这将导致肌肉紧张亢进。髋关节内收肌紧张亢进会使内收肌痉挛，牵伸力增加，进而产生疼痛。

④腹内斜肌的肌力下降 → step 3 p.244

在固定大腿时，髂腰肌收缩可使骨盆前倾。要控制骨盆的前倾，需保持腹内斜肌的肌力。腹内斜肌的肌力下降，且多裂肌不能使骨盆保持前倾时，骨盆会呈后倾位，而对髂腰肌、股直肌和股神经持续施加牵伸力，进而产生疼痛。

⑤背固有肌内侧肌群的肌力下降 → step 3 p.244

由于背固有肌内侧肌群的肌力下降，骨盆的正中力学对线难以保持，骨盆在运动中呈后倾位。这增加了对髋关节内收肌群、髂腰肌、股直肌和股神经的牵伸力。

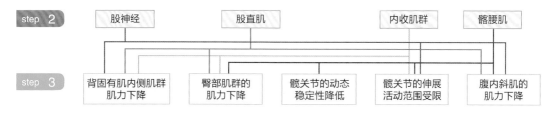

流程图　因髋关节前面牵伸力增加而产生疼痛的解剖学和运动学原因

（4）髂耻囊（图3.1.22）

● 疼痛发生的解剖学原因

髂耻囊位于髂腰肌的深层。此滑囊是髋关节最大的滑囊，15%的髂耻囊与髋关节腔相连接[17]。导致腹股沟韧带下方的股三角中央部GP的原因有髂腰肌炎和髂耻囊炎。髂耻囊炎被认为是髋关节反复急剧的屈曲/伸展运动引起的髂耻隆起摩擦所致[18]。因此，在从事足球、芭蕾、登山、跨栏和赛艇等反复屈曲/伸展髋关节运动的人员中经常出现[19]。其临床症状除了GP之外，还有从髋关节前辐射向大腿前面的放射性疼痛[20]。

→髂耻囊
iliopsoas bursa

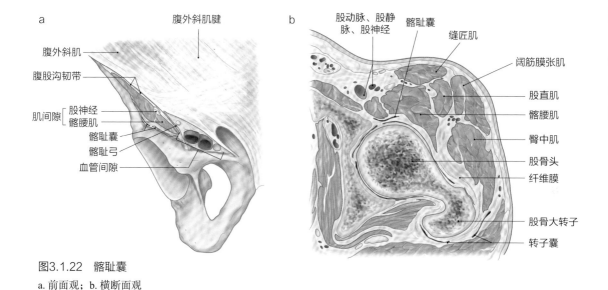

图3.1.22 髂耻囊
a. 前面观；b. 横断面观

图a标注：腹外斜肌腱、腹外斜肌、腹股沟韧带、肌间隙（股神经、髂腰肌）、髂耻囊、髂耻弓、血管间隙

图b标注：股动脉、股静脉、股神经、髂耻囊、缝匠肌、阔筋膜张肌、股直肌、髂腰肌、臀中肌、股骨头、纤维膜、股骨大转子、转子囊

● **髂耻囊的触诊**

髂耻囊不在体表，而是位于髂腰肌腱和关节囊前面之间，触诊困难。

● **髂耻囊疼痛诱发试验**

尚无诱发髂耻囊疼痛的试验。髂耻囊位于腰大肌和髂肌的下方。因此，可通过触诊股动脉，从髋关节前方按压位于其外侧的腰大肌和髂肌，判断是否产生压痛。通过反复屈曲/伸展髋关节，结合是否会引发疼痛来进行评估。

因为仅用徒手检查很难辨别是髂腰肌炎还是髂耻囊炎，所以需要结合MRI和超声进行判断。

（5）盂唇（图3.1.23）

● **疼痛发生的解剖学原因**

髋盂唇位于髋臼的边缘，横截面呈三角形。盂唇的静态功能是增加28%的关节软骨面积，30%的髋臼体积。动态功能有封闭功能和负压功能[21]。

→股骨髋臼撞击症
femoroacetabular impingement, FAI

封闭功能指通过盂唇密闭关节，用少量关节液有效地给软骨供给营养，以及使髋臼关节软骨均匀地承担压力。

负压功能指抵抗股骨头和髋臼之间的牵伸力，使关节内保持负压，获得关节稳定性[22]。盂唇损伤会丧失这些功能，髋关节的稳定性降低是变形性髋关节症形成的原因。

盂唇损伤是由反复发生细微损伤引起的，如骨形态的异常[23]。骨形态的异常可分为臼盖形成不全和髋臼或股骨头到股骨颈的骨形态异常[24]。当髋关节深屈曲时，盂唇的前上部有时会被夹在股骨头、股骨颈和臼盖之间，这称为股骨髋臼撞击症（FAI）。FAI可分为齿轮型、夹钳型和混合型[25] 3种类型（图3.1.24）。有关FAI的报道称肱骨侧、臼盖侧或两侧骨形态异常引起关节活动时的过大机械压力，可能会造成盂唇和软骨损伤，这是变形性髋关节症形成的原因之一[26]。Chegini等表示，和步行时相比，从站立位转换到坐位时，臼盖上缘会产生更大的压力。可以认为，撞击时产生的障碍在运动终末的力学对线比负载压力更重要[27]。Beck等的报道称，在撞击造成的盂唇或软骨损伤中，齿轮型是前上方损伤最多的类型，而夹钳型则是从上方到前上方损伤最多的类型[28]。

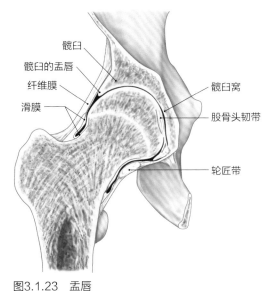

图3.1.23　盂唇

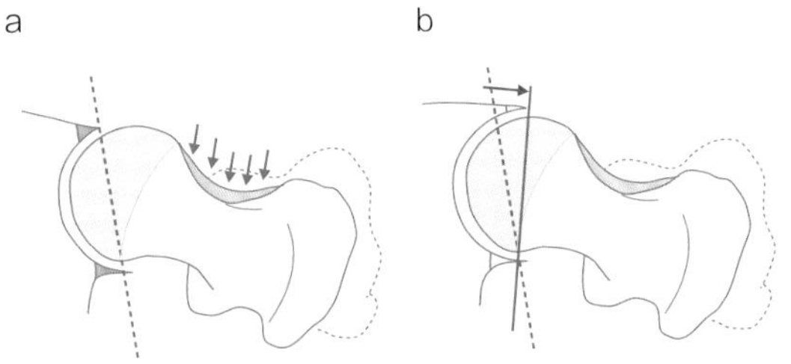

图3.1.24　股骨髋臼撞击症（FAI）

a. 齿轮型，是由于股骨颈部前的隆起而产生的FAI；

b. 夹钳型，是由于髋臼缘的骨隆起等使髋臼的深度相对增加而产生的FAI

● 盂唇的触诊

盂唇很小且位置较深，很难触诊。

● 盂唇的疼痛诱发试验

前方撞击试验（图3.1.25，3.1.26）

- 检查体位：仰卧位。
- 把持部位：检查侧的大腿远端和小腿远端。
- 诱导运动：使被检查者的髋关节屈曲、内收和内旋。

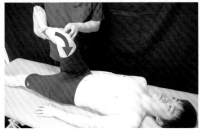

图3.1.25　前方撞击试验

- 判定：髋关节处于屈曲、内收和内旋位时，出现髋关节前方疼痛即为阳性。
- 功能意义：考虑是髋关节前方撞击所致。

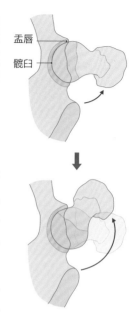

图3.1.26　进行前方撞击试验时股骨头的活动

（6）关节囊（图3.1.27）

● 疼痛发生的解剖学原因

髋关节被关节囊和强韧的关节囊韧带髂股韧带、坐股韧带和耻股韧带覆盖。三条关节囊韧带从后向前方覆盖髋关节，所以整体上髋关节屈曲时松弛，伸展时紧张。髂股韧带为通过髋关节内收/外展轴上方的纤维，外展时松弛，内收时紧张。髂股韧带上方起始于髂前下棘的股直肌腱纤维。下方的臀小肌前部纤维从其表面走行，可增加髂股韧带的强度[20]。臀小肌附着在关节囊上，防止运动时关节囊受到挤压，臀小肌在收缩不全时不能很好地发挥作用，从而产生撞击[29,30]。

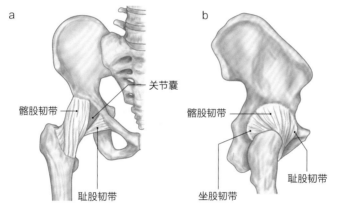

图3.1.27　关节囊

● 关节囊的触诊

关节囊附着在股骨头至颈部的区域，由于位置较深难以触诊。

● 评估关节不稳定性的骨科试验

大腿滚动试验[27]（图3.1.28）

- 检查体位：仰卧位。
- 把持部位：检查侧大腿中央前内侧和小腿中央前内侧。
- 诱导运动：使被检查者髋关节被动内旋/外旋。
- 判定：有可动性的左右差异或运动中的声响即为阳性。

- 功能意义：外旋活动范围增大表示髂股韧带松弛。声响表示存在盂唇损伤。

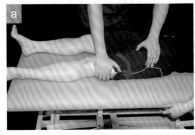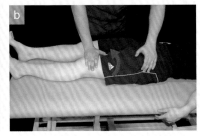

图3.1.28　大腿滚动试验
a. 外旋；　b. 内旋

● 怎样理解触诊和检查结果？

根据检查结果可以判断问题出现的部位在盂唇、关节囊韧带还是附着在盂唇上的肌肉。同样是髋关节前方的疼痛，在屈曲髋关节的主动运动中，当髂腰肌产生疼痛时，可考虑为髂耻囊炎和髂腰肌炎，而在髋关节屈曲、内收和内旋的被动运动中产生疼痛，可考虑为盂唇损伤。压缩力出现的原因，可以考虑以下5个运动学因素。

①髋关节的动态稳定性降低 ➤ step 3 p.235

发生髂耻囊炎时，髋关节的动态稳定性降低。盂唇受损时，有维持髋关节稳定性作用的封闭功能失效。为了进行单纯的髋关节屈曲，即中立位的内收/外展和内旋/外旋屈曲，股骨头需要在髋臼内滑动[31]。由于深层外旋六肌的伸展性降低，髋关节的内旋活动范围受到限制，阻碍股骨头滑进髋臼，会诱发GP和前方撞击。

②髋关节的伸展活动范围受限 ➤ step 3 p.239

髋关节的伸展活动范围受限会导致骨盆前倾增强，进而导致髋关节前面的压缩力增加。

③臀部肌群的肌力下降 ➤ step 3 p.241

臀部肌群在骨盆前倾位时离心收缩。因此，若臀部肌群的肌力下降，骨盆就会后倾。但是髂腰肌和多裂肌也可保持骨盆前倾。因此，臀大肌的肌力下降时，在髂腰肌和多裂肌保持骨盆前倾的力不变的情况下，骨盆前倾增加，髋关节前面的压缩力增加。这种情况往往伴随髂腰肌的伸展性降低。

④腹内斜肌的肌力下降 ➤ step 3 p.244

在大腿固定的情况下，髂腰肌收缩时骨盆会前倾。要控制骨盆前倾，需要保持腹内斜肌的肌力。当腹内斜肌的肌力下降时，不能控制骨盆前倾，而骨盆过度前倾则会导致髋关节前面的压缩力增加。

⑤背固有肌内侧肌群的肌力下降 ➡ step 3 p.244

要保持骨盆前倾位，需要多裂肌等背固有肌内侧肌群和臀大肌的共同作用。背固有肌内侧肌群肌力下降时，可通过臀大肌和髂腰肌代偿内侧肌群下降的肌力，维持骨盆前倾。但此时髋关节前面的压缩力增加。这种情况和臀部肌群的肌力下降一样，常伴有髂腰肌的伸展性降低。

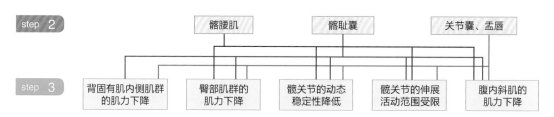

流程图　髋关节前面的压缩力导致疼痛的解剖学和运动学原因素

2　髋关节外侧疼痛

step1　怎样运动会导致疼痛：明确受力

髋关节外侧的受力大致可以分为牵伸力和摩擦力。

走路的站立期和单脚支撑期，股骨头相对于髋臼做内收运动时，髋关节外侧受到的牵伸力增加。在摇摆步态中，由于髋关节冠状面控制不足，导致骨盆下沉，劲干角增加，进而导致牵伸力增加。

髋关节外侧的摩擦力容易在负重时产生。髋关节外侧表层有股骨大转子，从体表可以很容易地触摸到。再加上股骨相对于骨盆向内收方向移动时，就会产生摩擦力。另外，内八字等小腿内旋步态，可通过阔筋膜张肌使髂胫束的紧张度增加，进而导致摩擦力增加。

存在牵伸力导致的疼痛时，可认为臀中肌、臀小肌和阔筋膜张肌有问题。存在摩擦力导致的疼痛时，可认为大转子滑囊有问题。

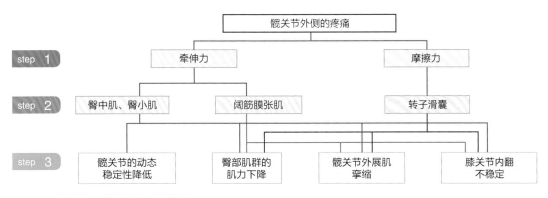

流程图　髋关节外侧疼痛的评估策略

step2　疼痛出现在哪些部位：解剖学评估

（1）臀中肌、臀小肌（图3.1.29）

臀中肌

起　　点：髂骨外侧的臀前线和臀后线之间

止　　点：股骨大转子外侧

支配神经：臀上神经

作　　用：使髋关节外展（全部肌肉），使髋关节屈曲、内旋（前部纤维），使髋关节伸展、外旋（后部纤维）

臀小肌

起　　点：髂骨外侧臀前线前方（臀中肌起点的下方）

止　　点：股骨大转子前面

支配神经：臀上神经

作　　用：使髋关节外展（全部肌肉），使髋关节屈曲、内旋（前部纤维），使髋关节伸展、外旋（后部纤维）

➡臀中肌
gluteus medius m.

➡臀小肌
gluteus minimus m.

● 疼痛发生的解剖学原因

臀中肌起于髂骨外侧的臀前线和臀后线之间，止于股骨大转子外侧。因此，臀中肌在外展肌群中具有最大的外展力矩。此外，臀中肌是外展肌中最大的肌肉，约占外展肌总横截面积的60%[32]。据河上报道，臀中肌前部纤维的湿重为125 g，后部纤维的湿重为38 g，二者比例约为3∶1[33]。

臀小肌在臀中肌的深部稍靠前处。起始于髂骨外侧的臀前线前方，止于股骨大转子前面。臀小肌约占外展肌总横截面积的20%[32]，湿重为53 g[33]。

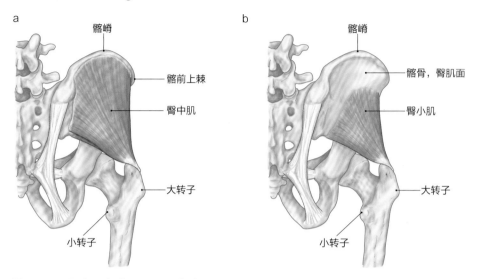

图3.1.29　臀中肌（a）和臀小肌（b）

髋关节外展肌产生的外转扭矩在步行时股骨上骨盆运动的冠状面控制中非常重要。在步行周期的几乎整个支撑期，髋关节外展肌在相对固定的股骨上稳定骨盆[34,35]。在单脚支撑期中，髋关节承受的压迫力大部分来自髋关节外展肌，特别是臀中肌[36]。

根据使用计算机模型或直接嵌入传感器的人工髋关节的研究结果，步行时髋关节承受的压力是体重的3倍[34,37]。所以，以臀中肌、臀小肌和阔筋膜张肌为代表的髋关节外展肌的活动非常重要。如果这些肌肉活动不充分，就会像摇摆步态那样，骨盆冠状面上的控制不足，髋关节外展肌受到较大的牵伸力。

● **臀中肌的触诊**（图3.1.30）

臀中肌起于臀后线和臀前线之间，止于股骨大转子外侧。后1/3被臀大肌覆盖，前2/3被臀肌筋膜覆盖。

前部纤维从前方向尾部走行，有屈曲髋关节的作用，在侧卧位触诊股骨大转子的前方，在膝关节屈曲位进行髋关节屈曲运动时，可以确认臀中肌收缩。臀中肌收缩时产生的疼痛，需要和髂腰肌收缩时产生的疼痛相鉴别。

后部纤维从后方向前方走行，有伸展髋关节的作用，可以在侧卧位触诊股骨大转子的后上方，在膝关节屈曲位进行髋关节伸展运动时触及肌肉收缩。

> **小知识**
>
> Pauwels 的理论
> （图 3.1.32）
>
> 在正常的髋关节中，从负重线到股骨头中心的距离与从股骨头中心到外展肌的距离之比约是 3∶1，单脚站立时股骨头承受的压力是体重的 3 倍。髋外翻使股骨头中心接近外展肌的作用点时，骨头的负荷变大；相反，髋内翻使股骨头中心远离外展肌的作用点时，骨头的负荷变小。

后部纤维上方因为有臀大肌覆盖，指示被检查者在髋关节内收位做外展动作可以鉴别触诊。

● **臀小肌的触诊（图3.1.31）**

臀小肌位于臀中肌深层，呈扇形。由于肌纤维的方向，需通过臀中肌进行触诊。河上等的报道显示，可以在俯卧位时将手指放在髂后上棘和髂后下棘中点的前外侧，一边压迫前内侧，一边将手指向外移动进行触诊[38]。

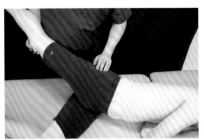

图3.1.30　臀中肌的触诊

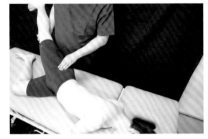

图3.1.31　臀小肌的触诊

● **臀中肌和臀小肌的骨科试验**

尚无专门针对臀中肌和臀小肌的骨科试验，可以结合触诊、压痛所见和收缩时的疼痛来判断导致疼痛的部位。另外，可结合臀中肌和臀小肌的DTTT，还需要研究活动范围的变化。

（2）阔筋膜张肌（图3.1.33）

阔筋膜张肌

起点：髂前上棘

止点：通过髂胫束，止于胫骨粗隆外侧的Gerdy结节

支配神经：臀上神经

作用：使髋关节屈曲、外展、内旋；膝关节屈曲不足90°时使膝关节伸展；膝关节伸展90°以上时使膝关节屈曲并使小腿内旋

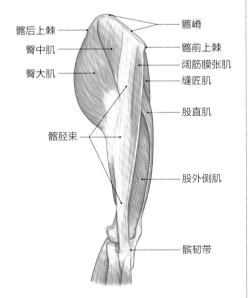

图3.1.33　阔筋膜张肌

右图标注：
髂后上棘
臀中肌
臀大肌
髂胫束
髂嵴
髂前上棘
阔筋膜张肌
缝匠肌
股直肌
股外侧肌
髌韧带

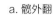
a. 髋外翻

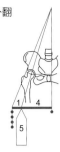

b. 正常

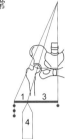

c. 髋内翻

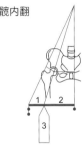

图3.1.32　Pauwels的理论标示从负重线到股骨头中心，以及从股骨头中心到外展肌和负重线的距离，以及股骨头的负重

● 疼痛发生的解剖学原因

阔筋膜张肌控制着股筋膜和髂胫束的张力。通过髂胫束向下传递的张力可帮助维持膝部外侧的稳定。由于涉及膝关节侧方的稳定性，如果膝关节受到内翻方向的力，则阔筋膜张肌收缩，髂胫束的张力提高，阔筋膜张肌的牵伸力增加。

➜阔筋膜张肌
tensor of fascia lata m.

内侧变形性膝关节症引起O型腿变形或膝外侧的副韧带损伤引起膝内翻方向的动摇时，为了减小不稳定性，要通过阔筋膜张肌的收缩来提高髂胫束的紧张度，以保持稳定。因此，阔筋膜张肌发生肌肉痉挛时，髋关节的活动范围减小。

● 阔筋膜张肌的触诊（图3.1.34）

阔筋膜张肌的起点可以髂前上棘为标志进行触摸。缝匠肌也起于髂前上棘，股直肌起于下方的髂前下棘，所以可在髋关节屈曲位下做外展运动，一边确认肌肉收缩，一边仔细分辨三块肌肉进行触诊。

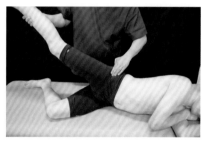

图3.1.34　阔筋膜张肌的触诊

● 髂胫束的伸展性试验

髂胫束试验（Ober test）[39,40]（图3.1.35）

- 检查体位：侧卧位膝关节屈曲90°，髋关节呈伸展、外展位。
- 把持部位：髂嵴和大腿远端。
- 诱导运动：检查者放开托着被检查者大腿远端的手。
- 判定：内收受限即为阳性。
- 功能意义：观察阔筋膜张肌和髂胫束在髋关节伸展位时受重力影响自由落下，可以判断伸展性是否降低。
- 注意点：髂胫束近端，除了阔筋膜张肌外，还汇合着臀大肌和臀中肌。另外，髂胫束还覆盖股外侧肌筋膜的增厚部分。所以髂胫束试验呈阳性时，除了提示阔筋膜张肌伸展性降低外，还提示臀大肌、臀中肌和股外侧肌的伸展性降低。

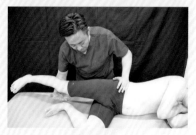

图3.1.35　髂胫束试验

● 怎样理解触诊和检查结果？

根据上述检查的结果，可对因牵伸力导致髋关节外侧疼痛的功能障碍部位进行评估。还可以推测这些部位为什么会出现功能障碍。在髋关节外侧施加牵伸力时，多数情况下因髋关节周围肌肉的肌力下降和关节活动范围受限，不能发挥臀中肌、臀小肌和阔筋膜张肌的肌力，而阔筋膜张肌和髂胫束的张力不足可导致骨盆冠状面上的控制不足，从而产生疼痛。

综上所述，髋关节外侧牵伸力增加的主要运动学因素有以下4个。

①髋关节的动态稳定性降低 ➤ step 3 p.235

深层外旋六肌有外旋髋关节的作用，参与保持股骨头向心位和髋关节的动态稳定性。外旋六肌的肌力下降会导致髋关节的动态稳定性降低，单脚站立时骨盆控制困难。为了代偿外旋六肌的作用，髋关节外展肌群过度活动，伸展性降低，则外侧牵伸力增加。

另外，在股骨颈部骨折和人工股骨头置换术后，手术侵袭、外力损伤、退行性病变可导致肌肉萎缩和变性。这些结果会增加臀部肌群的负荷，使牵伸力增加。

②臀部肌群的肌力下降 ➤ step 3 p.241

髋关节的主动肌臀中肌、臀小肌和阔筋膜张肌损伤或功能减退，会导致步行时出现摇摆步态等代偿动作，这些肌肉受到的牵伸力增加。

有髋关节伸展作用的臀大肌被臀肌筋膜包裹，臀肌筋膜和大腿肌筋膜相连接。大腿肌筋膜的增厚部分为髂胫束，臀大肌的肌力下降时，髂胫束的张力减小，则髋关节外侧受到的牵伸力增加。

③髋关节外展肌挛缩 ➤ step 3 p.242

有时髋关节手术会损伤髋关节外展肌。这种情况下，髋关节外展肌发生挛缩，步行或者脚支撑时对髋关节外展肌施加牵伸力，就会导致疼痛。

④膝关节内翻不稳定 ➤ step 3 p.291

膝关节内翻不稳会使止于胫骨近端前外侧的髂胫束受到的牵伸力增加。髂胫束分为2层，深层与臀大肌、臀中肌和阔筋膜张肌相连接（图3.1.36）。因此，一旦膝关节发生内翻不稳，对这些肌肉的牵伸力就会增加。

小知识

髂胫束的形态（图3.1.36）

髂胫束的近端纤维束结构分为浅层和深层两层。

浅层：主要由臀大肌表层的筋膜移行构成。

深层：由臀大肌上3/4的肌束，臀中肌的表层肌束及其筋膜，阔筋膜张肌移行构成[41]。这3块肌肉起始于髂骨，有外展髋关节的作用[42]。

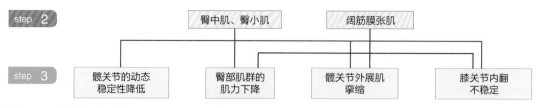

流程图　髋关节后方牵伸力增加导致疼痛时的解剖学和运动学原因

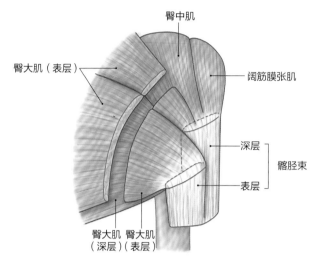

图3.1.36　髂胫束的近端

（3）转子滑囊（图3.1.37）

● 疼痛发生的解剖学原因

转子滑囊是位于股骨大转子后外侧较大的滑囊。Williams等认为[43]，大转子附近存在很多滑囊，梨状肌终止肌腱深层有梨状肌囊（secondary piriformis bursa），臀中肌终止肌腱深层有臀中肌囊（subgluteus medius bursa），臀小肌终止肌腱深层有臀小肌囊（subgluteus minimus bursa），在转子滑囊远端臀大肌附着的髂胫束附近的髂胫束囊等。Pfirrmann等[44]将大转子划分为4个面：前面、侧面、后侧面、后面（图3.1.38）。结合Williams等的报道和Pfirrmann等的报道，在各个面上分别附着有以下肌肉并夹有滑囊[43,44]。

转子滑囊的作用是减轻股骨大转子表层肌肉和周围软组织与股骨大转子之间的摩擦力。股骨大转子上附着有行走时活动的臀中肌和臀小肌等位于髋关节外侧的肌肉。另外，阔筋膜张肌通过髂胫束覆盖于其表层，使髋关节外展肌的张力增加，同时也使股骨大转子部的摩擦力增加。特别是在髋关节内收位，股骨大转子和髂胫束之间的摩擦力增强。长距离行走和跑步等运动会导致负重位的压力反复增加，股骨大转子附近就会产生压痛。

表 3.1.1　大转子的 4 个面

大转子的面	附着的肌肉	滑囊
前面（AF）	臀小肌	臀小肌囊
侧面（LF）	臀中肌	臀中肌囊
后侧面（SPF）	梨状肌	梨状肌囊
后面（PF）	臀中肌和臀大肌的一部分	髂胫束囊

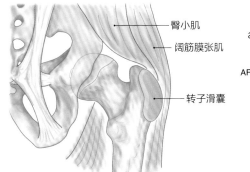

图3.1.37　转子滑囊

引自[Williams SB, et al: Greater trochanteric pain syndrome: a review of anatomy, diagnosis and treatment, Anesth Analg 108: 1662-1670，2009]

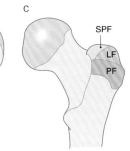

图3.1.38　股骨大转子的4个面

a. 前面观；b. 外侧面观；c. 后面观

修改自[Pfirrmann CW, et al: Greater trochanter of the hip:attachment of the abductor mechanism and a complex of three bursae-MR imaging and MR bursography in cadavers and MR imaging in asymptomatic volunteers. Radiology. 221: 469-477, 2001]

● **转子滑囊的触诊**

转子滑囊通常很难从体表触摸到。当其发炎或肿胀时，可以在股骨大转子后外侧触诊到。

产生疼痛时，要考虑痛点在股骨大转子的哪个部位，再根据附着在该部位的肌肉收缩时有无疼痛来判断。

● **转子滑囊骨科试验**

转子滑囊没有明确的物理学检查，可以对转子滑囊施加一定的压力，观察疼痛如何变化。观察转子滑囊所在的股骨大转子后侧是否有压痛，在髂胫束紧张的体位或内八字的状态下进行步行动作时，评估与正常的步行动作相比疼痛是否加重（图3.1.39）。

另外，通过在阔筋膜张肌触诊中记载的髂胫束试验进行测试，在髋关节最大内收位状态下反复进行髋关节屈曲、伸展，以对转子滑囊施加摩擦力来评估，也可以结合运动中疼痛的变化进行评估（图3.1.40）。

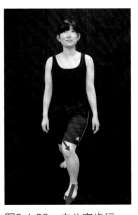

图3.1.39　内八字步行

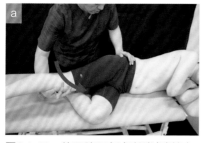 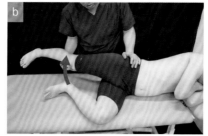

图3.1.40 使用髂胫束试验测试摩擦力

● **怎样理解触诊和检查结果?**

导致转子滑囊摩擦力增加的主要动力学因素有以下3个。

①臀部肌群的肌力下降 ➔ step 3 p.241

当有伸展髋关节作用的臀大肌的肌力下降时，髂胫束的紧张度增加，对转子滑囊的摩擦力增加。

②髋关节外展肌挛缩 ➔ step 3 p.242

当髋关节外展肌挛缩或过度紧张时，髋关节的内收活动范围受限，对转子滑囊的摩擦力增加。

③膝关节内翻不稳定 ➔ step 3 p.291

膝关节内翻不稳定，可使髂胫束受到的牵伸力增加，从而增大对转子滑囊的摩擦力。

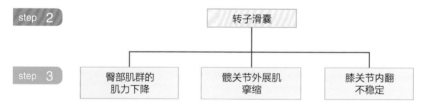

流程图 髋关节外侧受到的摩擦力增加导致疼痛的解剖学和运动学原因

病例笔记⑥

病　例　70多岁，女性。

诊　断　右侧变形性髋关节炎。

现病史　3周前行人工髋关节置换术。术前X线片显示股骨颈部缩短。几年前步行时出现右侧髋关节疼痛，并逐渐进展为行走困难。现日常生活中借步行器移动，用T字拐杖移动时会出现臀中肌步态，导致髋关节外侧疼痛。

step1　怎样运动会导致疼痛：明确受力

● 疼痛的再现　　站立时骨盆向右侧移动，疼痛可再现。右侧髋关节内收、伸展角度增大时疼痛加重。

　　　　　　　　　➡ 髋关节外侧牵伸力增加引起疼痛。

step2　疼痛出现在哪些部位：解剖学评估

● 压痛所见　　　阔筋膜张肌：（＋），臀中肌：（＋），臀小肌：（＋），臀大肌：（－）。

● 伸展性试验　　髂胫束试验：（＋）。

　　　　　　　　　➡ 有可能是阔筋膜张肌、臀中肌导致的疼痛。

step3　导致疼痛的原因有哪些：运动学评估

● 关节活动范围

关节活动		左侧	右侧（患侧）
髋关节内收		0°P	15°
髋关节外展		40°	40°
髋关节伸展	（膝关节伸展位）	5°P	15°
	（膝关节屈曲位）	0°P	15°
髋关节内收		4	5
髋关节外展	（40°）	4	5
	（20°）	3	5
髋关节外旋		4	5

● MMT

P：大转子后方。

　　　　　　　　　➡ 髋关节处于20°外展位时，外展肌、外旋肌肌力下降可以考虑臀小肌和深层外旋六肌的肌力下降。由于这些肌肉的肌力下降，髋关节的动态稳定性降低。髋关节外展肌挛缩会导致臀中肌步态，使髋关节外侧受到的牵伸力增加。

1. 阔筋膜张肌的牵伸

a. 取床边侧卧位，患侧在上；

b. 使健侧髋关节屈曲，患侧髋关节伸展、内旋。注意此时不要让骨盆旋转。

2. 臀中肌的牵伸

臀中肌在主动外展运动时会向后方滑动，因此，要在滑动相反方向的前方操作，使髋关节内收，可直接牵伸。

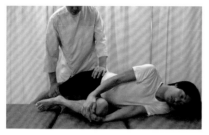

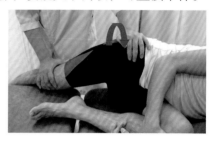

3. 促进臀中肌和臀小肌收缩的方法

臀中肌起于髂骨翼，其深层有臀小肌。臀中肌和臀小肌之间有臀上神经和臀上动静脉走行，边界清晰。臀中肌在髋关节外展运动时向后方滑动，臀小肌在髋关节内旋运动时向前方滑动。当臀中肌和臀小肌之间的滑动性降低时，髋关节外展肌挛缩，髋关节外侧多出现压痛。对于这样的病例，可在促进臀中肌和臀小肌收缩的同时，改善肌间的滑动性。

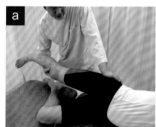

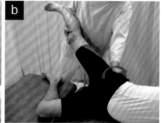

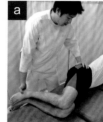

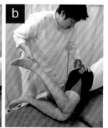

检查和治疗 现象 和 本质 深层外旋六肌的收缩促通法

a. 从起始体位进行髋关节外旋运动。一边对股骨大转子后方施加阻力，一边进行髋关节外旋运动，促进深层外旋六肌收缩。

b. 从起始体位至外旋终末始终施加阻力，促进肌肉收缩。由于深层外旋六肌收缩，股骨大转子后方的压痛可得到改善，需确认髋关节主动外旋活动范围和髋关节外展肌的肌力是否得到改善。

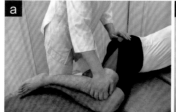

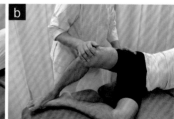

3 髋关节的运动学评估

step3 导致疼痛的原因有哪些：运动学评估

（1）髋关节的动态稳定性降低

髋关节是球窝关节，股骨头覆盖率比肩关节大，是骨性稳定性较高的关节。由于股骨颈部有颈干角和前倾角，所以髋臼朝向前外下方，股骨头朝向前内上方。因此，股骨头前方的覆盖率并不高，但髋关节的关节囊韧带可加固前方。

行动时肌肉的动态稳定性结构也很重要，髋关节周围肌肉不协调会导致工作关节运动轴不稳定。从走行来看，髂腰肌、臀小肌、深层外旋六肌、耻骨肌和短收肌等近端的内收肌群可保持髋关节向心位（图3.1.41）。因此，笔者将这些肌群看作动态稳定机制的一个功能单元来评估。

①髂腰肌（图3.1.42）

髂腰肌由髂肌和腰大肌组成。髂肌起于髂窝。除腰大肌以外的髋关节周围肌肉都与骨盆和髋关节连接。腰大肌是髋关节周围肌肉中唯一起始于腰椎的肌肉。腰大肌起始于腰椎后向前走行，经过股骨头前面后转回后方，最终止于股骨小转子。因此，直立时股骨头压向后方，有提高髋关节稳定性的作用[45,46]。

髂腰肌的肌力评估以MMT为准。髂腰肌收缩可使骨盆前倾，所以评估时要注意骨盆的倾斜情况。股骨头由腹侧压向后方，评估在代偿髂腰肌活动的状态下肌肉活动是否发生变化等。

②臀小肌（图3.1.43）

臀小肌位于臀中肌深层，起始于髂翼臀下线的下方，向前方朝股骨大转子的前方旋转走行，有将股骨头拉近髋臼的作用。臀小肌的肌力下降时，髋关节外展运动中不能将股骨头充分拉近髋臼，也不能发挥臀中肌的肌力。可以认为，与其将臀小肌单纯地当作臀中肌的辅助肌肉，不如将其当作使臀中肌充分发挥作用的肌肉。

臀小肌的肌力评估按髋关节外展的徒手肌力检查法进行，但很难和臀中肌分开评估。据室伏等[47]报道，在等张外展运动中，臀小肌的活动量比臀中肌更大，尤其是在20%最大肌力的低负荷状态下。另外，据平尾等[48]报道，在臀小肌等长外展运动中，髋关节

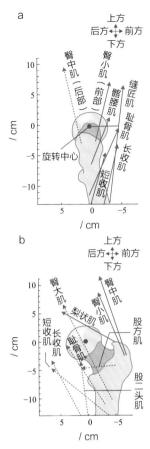

图3.1.41　动态稳定结构
a. 矢状面上髋关节周围肌肉的力学对线；b. 冠状面上髋关节周围肌肉的力学对线
［引自Donald A．Neumann（著），嶋田智明，有马庆美（監訳）：カラー版筋骨系のキネシオロジー．原著第2版，pp531，535，医齿薬出版，2012］

伸展10°和外展20°的低负荷运动可使臀小肌的收缩率更高。

通过比较左、右侧臀小肌在髋关节伸展10°或外展20°时的等长收缩中的肌力，可以判断是否出现肌力下降。

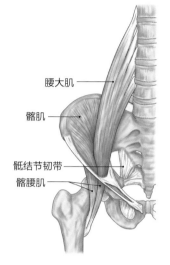

图3.1.42　髂腰肌　　　　　图3.1.43　臀小肌

→梨状肌
piriformis m.

→股方肌
quadratus femoris m.

→闭孔内肌
obturator internus m.

→上孖肌
gemellus superior m.

→下孖肌
gemellus inferior m.

→闭孔外肌
obturator externus m.

腰大肌
髂肌
骶结节韧带
髂腰肌

髂嵴
髂骨，臀肌面
臀小肌
股骨大转子
股骨小转子

③深层外旋六肌（图3.1.44）

<table>
<tr><td>

梨状肌

起　　　点：骶骨前面

止　　　点：股骨大转子前端

支配神经：骶神经丛

作　　　用：使髋关节外旋、外展

股方肌

起　　　点：坐骨结节外缘

止　　　点：股骨转子间嵴

支配神经：骶神经丛

作　　　用：使髋关节外旋、内收

闭孔内肌

起　　　点：闭孔膜及闭孔外周的内
　　　　　　侧面

止　　　点：股骨转子窝

支配神经：骶神经丛

作　　　用：髋关节外旋

</td><td>

孖肌

起　　　点：上孖肌起于坐骨嵴，下
　　　　　　孖肌起于坐骨结节

止　　　点：闭孔内肌终止腱和股骨
　　　　　　转子窝

支配神经：骶神经丛

作　　　用：使髋关节外旋

闭孔外肌

起　　　点：闭孔膜及闭孔外周的
　　　　　　外侧面

止　　　点：股骨转子窝

支配神经：闭孔神经

作　　　用：使髋关节外旋、内收

</td></tr>
</table>

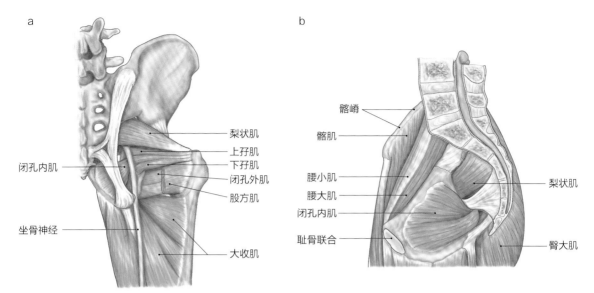

图3.1.44 深层外旋六肌
a.后面观；b.内侧面观

深层外旋六肌有外旋髋关节的作用，可使股骨头保持相对髋臼的向心位，产生支点形成力。深层外旋六肌的止点以分不清的状态附着在股骨大转子上。与六块肌肉分别作用相比，更应该考虑为六块肌肉共同为力偶，使髋关节在各种角度下都能保持股骨头的向心位。闭孔内肌、上孖肌和下孖肌是止点合一的三头肌，在对支配神经的肌内分布的详细调查中，也有报道称两块孖肌是闭孔内肌的一部分[49,50]。

深层外旋六肌的肌力下降会使支点形成力下降，导致髋关节不稳定。位于表层的臀小肌和臀中肌为了发挥适当的张力，需要借助更多的力量。另外，作为深层外旋六肌之一的梨状肌，由于通过髋关节内收/外展轴的上方，还具有外展髋关节的作用[51]。

深层外旋六肌的肌力评估可使用MMT。进行深层外旋六肌的促通后，髋关节的动态稳定性提高，髋关节外展肌的肌力增加，可以结合髋关节外展肌力进行评估。

④髋关节内收肌群（图3.1.12）

髋关节内收肌群的肌力评估按照MMT进行。小收肌是大收肌起点的分离肌，起于耻骨下支，止于粗线的内侧唇。有报道称，小收肌的走行在解剖学的立位看比大收肌更接近水平的走行[52]，可以推测出小收肌有保持髋关节向心位的功能。

● 动态稳定性降低时髋关节运动的异常

动态稳定结构间可相互代偿，以相互补充其功能。由于都是深层的小肌肉，肌力的评估较为困难。因此，除了上述的肌力评估外，笔者还从屈髋运动时大腿旋转异常、所受阻力大小以及患者的主诉来推测其功能（表3.1.1）。另外，进行促进各肌收缩的DTTT，评估执行前后髋关节的运动和阻力的变化。下面介绍深层外旋六肌的DTTT。

表 3.1.1　动态稳定性降低时髋关节的运动

原因	髋关节主动屈曲	髋关节被动屈曲
髂腰肌过度紧张	伴有外旋运动	诉前方有堵塞感
深层外旋六肌过度紧张	伴有外旋运动	诉后方有牵伸感 内旋方向阻力变大
臀小肌过度紧张	伴有内旋运动	外旋方向阻力变大
小收肌过度紧张	伴有内收、内旋运动	外展、外旋方向阻力变大

● 深层外旋六肌的DTTT（图3.1.45）

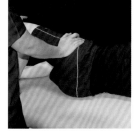

发病组织	深层外旋六肌
对象症状	髋关节屈曲活动范围和活动范围末端的感觉
方法	侧卧位，被检查者在髋关节屈曲45°状态下进行髋关节外旋运动。检查者一手扶被检查者骨盆，另一手从股骨大转子的后方对髋关节外旋运动施加阻力。特别是对股骨大转子向后旋转的动作，要始终施加阻力
判定	研究运动后髋关节屈曲活动范围及活动范围末端的感觉是否发生变化
功能意义	通过促进深层外旋六肌收缩，提高髋关节的动态稳定性。若髋关节处于向心位，则髋关节的活动性得到改善
注意点	髋关节外旋到活动范围末端困难的病例，可以在仰卧位下反复做活动范围末端的外旋运动

图3.1.45　深层外旋六肌的DTTT

● 深层外旋六肌、臀小肌和髂腰肌的促通

①深层外旋六肌

外旋运动时深层外旋六肌从股骨大转子后面附着处的止点开始朝向起点进行像卷轴一样的收缩。因此可以把手放在股骨大转子后面，一边向收缩方向诱导一边促通。

②臀小肌（图3.1.46）

进行髋关节外展运动时，臀中肌强烈收缩，会主动进行髋关节内旋运动。用超声诊断设备观察动态运动，可发现髋关节内旋时臀小肌向前方收缩，所以通过促进向前移动可促进臀小肌收缩[51]。

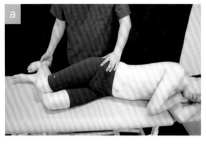
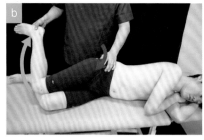

图3.1.46 臀小肌的促通手法
a.起始体位；b.伴随髋关节内旋，徒手诱导臀小肌的前向移动

③髂腰肌（图3.1.47）

仰卧位时触摸股动脉，诱导此处外侧髂肌的收缩，可促通髂腰肌。髋关节在屈曲90°时容易发挥髂腰肌的力量，因此，可在此体位下实施。最好从可使股直肌不过度收缩的负荷开始进行。

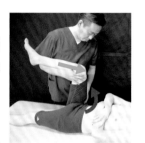

图3.1.47 髂腰肌的DTTT
伴随髋关节屈曲运动，诱导髂腰肌向肌腹外侧移动

（2）髋关节的伸展活动范围受限

髂腰肌由髂肌和腰大肌构成，作用为在骨盆和腰椎固定的状态下屈曲髋关节。骨盆前倾和腰椎前凸都参与股骨的固定。判断髂腰肌挛缩，可进行托马斯试验，确认屈曲挛缩的程度。若要评估髋关节伸展的活动范围，其按照关节活动范围测定法进行。髂腰肌参与髋关节外旋，所以不仅要确认髋关节伸展的活动范围，髋关节内旋的活动范围也需要确认。

● 髋关节伸展活动范围受限的DTTT

髋关节伸展活动范围受限的骨科试验有托马斯试验和跟臀试验，通过评估实施前后髋关节活动范围的变化，可以判断导致髋关节活动范围受限的部位，进行以下的DTTT可进行受限原因的鉴别。

发病组织	髂腰肌、股直肌和关节囊韧带
对象症状	髋关节前方疼痛
方法	髂腰肌：仰卧位下髋关节屈曲90°，膝关节屈曲位下进行主动和被动髋关节屈曲运动（图3.1.47）。髂肌收缩时向外侧滑动[50]，收缩时可向同方向进行徒手诱导 股直肌：俯卧位，在髋关节伸展位、膝关节屈曲位下进行牵伸
判定	判断实施前后髋关节伸展角度的变化。如果没有变化可考虑为关节囊韧带导致的受限
功能意义	在髋关节伸展活动范围受限中，由于髂腰肌、股直肌和关节囊韧带导致髋关节前方伸展性降低时，髋关节前方的压缩力增加。于是对上述三个部位进行检查，确认实施前后疼痛的变化
注意点	首先研究髂腰肌和股直肌是否是限制因素，在没有得到改善时，要考虑为关节囊韧带的限制

　　测定髋关节伸展活动范围时容易产生骨盆前倾代偿，所以最好一边压住骨盆一边进行测定。另外，对于腰椎前凸增强的病例，可在腰部和床之间放入毛巾等，以调整其背部，使之平坦。

小知识

对投球障碍中髋关节柔韧性降低的运动学评估

　　投球动作是全身运动，对肩关节，以及对下肢和躯干功能的评估都很重要。下肢评估用新宫等[53]的棒球肩理学所见11项。

　　①直腿抬高试验（stright leg raising angle，SLR角）（图3.1.48）

　　仰卧位，下肢伸展并从床上抬起。检查腘绳肌的紧张度。下肢抬起70°以下时，髋关节回旋受限，可判断为异常。

　　②手指与地面间的距离（图3.1.49）

　　立位，躯干前屈，测量手指和地面间的距离。手指无法着地，与下半身的回旋受限有关，可判断为异常。

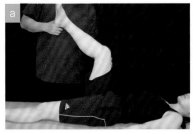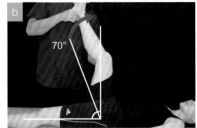

图3.1.48　SLR角

a. 开始体位；b. 往髋关节屈曲、膝关节伸展方向移动

　　③足跟与臀部间的距离（图3.1.11）

　　俯卧位，膝关节屈曲，测量足跟和臀部之间的距离，可判断股四头肌的紧张度。距离在10 cm以上为异常，可考虑是由髋关节回旋异常引起的。

　　④髋关节的内旋角度（图3.1.50）

　　测量髋关节的内外旋角度，存在10°左右的内旋受限时即可判断为异常。

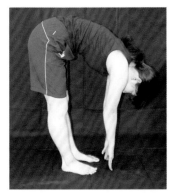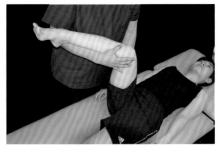

图3.1.49　手指与地面间的距离　　图3.1.50　髋关节的内旋角度

（3）臀部肌群（髋关节伸展肌和外展肌）的肌力下降

这里以臀大肌和臀中肌为主进行讲解。关于臀小肌，前面的"髋关节的动态稳定性降低"中有记载。

臀大肌是髋关节的伸展肌。肌力评估按MMT进行，评估时注意髋关节和膝关节的角度。在髋关节伸展肌群中，除了臀大肌外还有股二头肌的长头、半腱肌、半膜肌和大收肌的后头。大收肌的后头与股二头肌的走行类似，因对髋关节的伸展作用较强故被称为伸展头。从髋关节屈曲75°开始的伸展运动中，腘绳肌和大收肌的作用相同，双方产生的伸展扭矩约为90%[53]。作为臀大肌的肌力评估和训练方法，桥式运动特别简便，较为常用。但是，桥式运动除了反映臀大肌的活动之外，还可强烈反映腘绳肌和背侧肌群的活动。因此，在床上仰卧位将小腿从床上放下，将足部放在较低位置，在该体位下开始桥式运动时，臀大肌的肌肉活动增加，竖脊肌和股二头肌的肌肉活动减少[54]（图3.1.51）。另外，头部抬起时，竖脊肌的肌肉活动大幅减少，臀大肌的肌肉活动增加[55]。

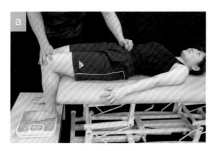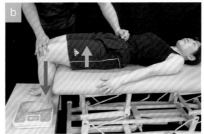

图3.1.51　臀大肌的收缩
a.开始体位；b.沿着小腿的长轴向下压

测量臀大肌时，膝关节屈曲，髋关节伸展，在减少腘绳肌和大收肌后头作用的状态下进行髋关节的伸展。测定腘绳肌和大收肌后头的肌力时，可以测量髋关节屈曲75°开始的伸展运动的肌力[56]。

臀中肌和臀小肌以及阔筋膜张肌都是髋关节外展的主动肌。肌力评估按徒手肌力检查法进行。当髋关节外展肌挛缩，不要马上判断是否为臀中肌的肌力下降，还要判断臀中肌和臀小肌是否作为力偶起作用。

步行时髋关节外展肌挛缩，就会变成摇摆步态和臀中肌步态。摇摆步态是指在步行时，支撑中期受支撑侧的髋关节外展扭矩下降的影响，骨盆下沉至摆动侧的现象。据Wadsworrth等[57]和Muray等[58]的报道，为了减少步行中的疼痛，骨盆会大幅度向支撑侧倾斜。这可以理解为髋关节外展时股骨头的覆盖率提高，从而代偿髋关节的稳定性。这种代偿步态称臀中肌步态。在臀中肌步态中骨盆下沉可以通过躯干倾斜来代偿，在摇摆步态中骨盆向摆动侧倾斜，表明两种代偿步态的躯干侧屈活动范围存在差异。

运动疗法的要点

　　进行臀大肌收缩训练时，需要一边抑制作为两关节肌的腘绳肌的活动和多裂肌过度收缩引起的腰椎前凸、骨盆前倾等，一边加强臀大肌的活动。

（4）髋关节外展肌挛缩

　　髋关节术后等情况会造成臀中肌、臀小肌和阔筋膜张肌直接受到侵袭或出现肌肉萎缩、肌肉过度紧张等，导致伸展性降低，髋关节外展肌过度紧张会出现内收活动范围受限。如果髋关节外展肌挛缩，产生内收活动范围受限，在步行中单脚支撑期，髂胫束就不能发挥维持骨盆冠状面的稳定所需要的张力。臀中肌的肌张力在轻度内收位时最大 [60]，外展肌挛缩时就不能充分发挥臀中肌的肌力。髋关节内收的活动范围评估按照关节活动范围测量法进行。髋关节内收活动范围受限的主要原因大多是臀中肌、臀小肌和阔筋膜张肌的伸展性降低。因此，测定每一块肌肉治疗前后髋关节内收角度，可以确定伸展性降低的肌肉。

● **髋关节外展肌挛缩的DTTT**

　　尚无鉴别髋关节外展肌挛缩的检查。髂胫束的检查可进行髂胫束试验，但很难判断哪块肌肉挛缩。因此，笔者为了探索导致髋关节外展肌挛缩的主要原因，通过测定臀中肌、臀小肌和阔筋膜张肌治疗前后髋关节的内收角度，从而进行DTTT鉴定。

发病组织	臀中肌、臀小肌和阔筋膜张肌
对象症状	髋关节内收活动范围受限
方法	臀中肌：用超声诊断设备观察，伴随髋关节外展运动时向后滑动。因此在侧卧位进行髋关节外展运动，徒手诱导伴随的臀中肌的后方移动[51]（图3.1.52） 臀小肌：可使髋关节主动进行内旋运动。用超声诊断设备观察运动时的动态，髋关节内旋时臀小肌向前方收缩，所以配合收缩，徒手诱导臀小肌向前移动[51]（图3.1.53） 阔筋膜张肌：侧卧位，使下方的髋关节处于最大屈曲位，骨盆固定在后倾位时，上方的下肢内收。从此体位再做髋关节伸展和外旋，可牵伸上方下肢的阔筋膜张肌
判定	判定各肌肉治疗前后髋关节内收范围的变化
功能意义	髋关节外展肌位于髋关节外侧，挛缩时就成为髋关节内收的限制因素 髋关节发生内收受限时，髂胫束张力减小，臀中肌和臀小肌的力矩缩短，不能充分发挥扭矩。于是进行上述三块肌肉的促通，确认促通前后髋关节活动范围的变化
注意点	手术等造成的术后创伤部皮下组织的伸展性降低也会成为内收范围受限的影响因素，因此需进行综合评估

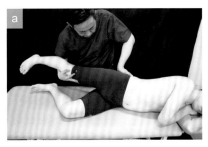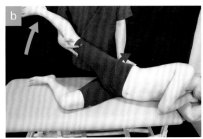

图3.1.52　臀中肌的DTTT

a. 开始体位；b. 徒手诱导髋关节外展，此时臀中肌向后方移动

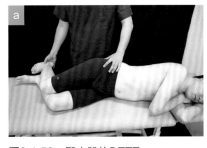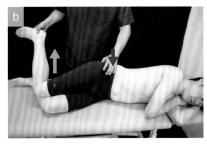

图3.1.53　臀小肌的DTTT

a. 开始体位；b. 徒手诱导髋关节外展，此时臀小肌向前方移动

运动疗法的要点

　　臀中肌、臀小肌和阔筋膜张肌的促通都是在侧卧位下进行的，注意不要出现骨盆回旋这一代偿动作。

（5）背固有肌内侧肌群的肌力下降

背固有肌内侧肌群和臀大肌的共同作用，可以使骨盆保持前倾位。因此，对背固有肌内侧肌群的肌力评估很重要。

（6）腹内斜肌的肌力下降

腹内斜肌肌力下降可使骨盆后倾困难。因此，在骨盆过度前倾的病例中，对腹内斜肌的肌力评估很重要。

（7）膝关节内翻不稳定

在膝关节内翻不稳定的病例中，要提高臀部肌群的紧张度，使髂胫束紧张。因此，需要进行膝关节侧方不稳定性的评估。

参考文献

1) 名倉武雄，山崎信寿：生体力学モデルによる大腰筋の機能解析．バイオメカニズム学会誌24：159-162，2000．

2) 長谷川真紀子：ヒト腸腰筋（大腰筋，腸骨筋）の筋線維構成について．昭和医学会雑誌47：833-842，1987．

3) 久野譜也：大腰筋の筋横断面積と疾走能力及び歩行能力との関係．バイオメカニズム学会誌24：148-152，2000．

4) 平野和宏，木下一雄，千田真大，他：Magnetic Resonance Imaging（MRI）を用いた腸骨筋機能の検討-解剖学的観察を基に．理学療法学37：356-363，2010．

5) 小栢進也，建内宏重，高島慎吾，他：関節角度の違いによる股関節周囲筋の発揮筋力の変化　数学的モデルを用いた解析．理学療法学38：97-104，2011．

6) 渡邉弘之，赤崎幸二，相良孝昭，他：下前腸骨棘裂離骨折の治療経験．整形・災害外科63：479-483，2014．

7) 橋口兼久，田中源郎，柚木紘一郎，他：下前腸骨棘剥離骨折治療の検討．整形・災害外科22：291-296，1979．

8) 仁賀定雄：鼡径部痛症候群．中嶋寛之（監），福林徹，史野根生（編）：新版スポーツ整形外科学．pp237-243．南江堂，2011．

9) 鍛治亮輔：サッカーキック動作からみたGroin pain発症要因の検討．筑波大学大学院人間総合科学研究科体育学専攻修士論文抄録集，2014．

10) 高木祥，宮川俊平：スポーツに伴う股関節周辺痛の機能解剖学的病態把握と理学療法．理学療法31：930-938，2014．

11) 池野祐太郎，森田哲生：中学生サッカー選手における鼠径部痛発生に影響を及ぼす因子の検討．日本整形外科スポーツ医学会雑誌33：168-170，2013．

12) 松田直樹：骨盤帯の障害（グローインペイン）に対するリハビリ

テーション．MEDICAL REHABILITATION137：61-68，2011.

13）Omar IM，Zoga AC，Kavanagh EC，et al：Athletic pubalgia and "sports hernia"：optimal MR imaging technique and findings．Radio Graphics 28：1415-1438，2008.

14）Garvey JF，Read JW，Turner A：Sportsman hernia：what can we do？ Hernia 14：17-25，2010.

15）整形外科リハビリテーション学会（編）：鼠径管で生じた大腿神経障害に対する運動療法．関節機能解剖学に基づく整形外科運動療法ナビゲーション 下肢 改訂第2版．pp50-53，メジカルビュー社，2014.

16）林典雄（著），青木隆明（監）：運動療法のための機能解剖学的触診技術：下肢・体幹，改訂第2版．pp88-91，メジカルビュー社，2012.

17）坂井建雄，松村讓兒（監訳）：プロメテウス 解剖学アトラス 解剖学総論/運動器系，第2版．pp542-543，医学書院，2011.

18）Johnston CA，Wiley JP，Lindsay DM，et al：Iliopsoas bursitis and tendinitis．A review．Sports Med 25：271-283，1998.

19）Toohey AK，LaSalle TL，Martinez S，et al：Iliopsoas bursitis：clinical features，radiographic findings，and disease associations．Semin Arthritis Rheum 20：41-47，1990.

20）Fricker PA：Management of groin pain in athletes．Br J Sports Med 31：97-101，1997.

21）Tan V，Seldes RM，Katz MA，et al：Contribution of acetabular labrum to articulating surface area and femoral head coverage in adult hip joints：an anatomic study in cadavera．Am J Orthop（Belle Mead NJ）30：809-812，2001.

22）福林徹，蒲田和芳（監），永野康治（編），他：骨盤・股関節・鼠径部のスポーツ疾患治療の科学的基礎．pp155-162，ナップ，2013.

23）福林徹，蒲田和芳（監），永野康治（編），他：骨盤・股関節・鼠径部のスポーツ疾患治療の科学的基礎．pp79-85，ナップ，2013

24）Lewis CL，Sahrmann SA：Acetabular labral tears．Phys Ther 86：110-121，2006.

25）Lavigne M，Parvizi J，Beck M，et al：Anterior femoroacetabular impingement：part I．Techniques of joint preserving surgery．Clin Orthop Relat Res 418：61-66，2004.

26）Ganz R，Parvizi J，Beck M，et al：Femoroacetabular impingement：a cause for osteoarthritis of the hip．Clin Orthop Relat Res 417：112-120，2003.

27）Chegini S，Beck M，Ferguson SJ：The effects of impingement and dysplasia on stress distributions in the hip joint during sitting and walking：a finite element analysis．J Orthop Res 27：195-201，2009.

28） Beck M，Kalhor M，Leunig M，et al：Hip morphology influences the pattern of damage to the acetabular cartilage：femoroacetabular impingement as a cause of early osteoarthritis of the hip．J Bone Joint Surg Br 87：1012-1018，2005．

29） 森於菟，小川鼎三，大内弘，他：分担解剖学1　総説・骨学・靱帯学・筋学　第11版．pp226-228，金原出版，1982．

30） Walters J，Solomons M，Davies J：Gluteus minimus：observations on its insertion．J Anat 198：239-242，2001．

31） 谷埜予士次：下肢のバイオメカニクス　筋の機能解剖と関節運動．関西理学療法5：37-40，2005．

32） Clark JM，Haynor DR：Anatomy of the abductor muscles of the hip as studied by computed tomography．J Bone Joint Surg Am 69：1021-1031，1987．

33） 河上敬介：股関節の動きを肉眼解剖学視点から考える．理学療法学38：611-612，2011．

34） Hurwitz DE，Foucher KC，Andriacchi TP：A new parametric approach for modeling hip forces during gait．J Biomech 36：113-119，2003．

35） INMAN VT：Functional aspects of the abductor muscles of the hip．J Bone Joint Surg Am 29：607-619，1947．

36） Dalstra M，Huiskes R：Load transfer across the pelvic bone．J Biomech 28：715-724，1995．

37） Stansfield BW，Nicol AC：Hip joint contact forces in normal subjects and subjects with total hip prostheses：walking and stair and ramp negotiation．Clin Biomech（Bristol，Avon）17：130-139，2002．

38） 河上敬介，磯貝香：骨格筋の形と触察法　改訂第2版．pp289-295，大峰閣，2013．

39） 柳澤健，赤坂清和：エビデンスに基づく整形外科徒手検査法．pp254-255，エルゼビア・ジャパン，2007．

40） 林典雄（著），青木隆明（監）：運動療法のための機能解剖学的触診技術 下肢・体幹 改訂第2版．pp113-117，メジカルビュー社，2012．

41） 三浦真弘，青地英和，影山幾男：腸脛靭帯遠位部の線維構築と大腿―膝外側支持機構との関連性について．臨床解剖研究会記録7：20-21，2007．

42） 工藤慎太郎：運動療法の「なぜ？」がわかる超音波解剖．pp129-138，医学書院，2014．

43） Williams BS，Cohen SP：Greater trochanteric pain syndrome：a review of anatomy，diagnosis and treatment．Anesth Analg 108：1662-1670，2009．

44） Pfirrmann CW，Chung CB，Theumann NH，et al：Greater trochanter of the hip：attachment of the abductor mechanism and a complex of three bursae--MR imaging and MR bursography in cadavers and MR imaging in asymptomatic volunteers．Radiology 221：469-477，2001．

45） 名倉武雄，矢部裕，若野紘一，他：MR画像を用いた大腰筋機能の3次元モデル解析．日本臨床バイオメカニクス学会誌18：131-135，1997.

46）Yoshio M，Murakami G，Sato T，et al：The function of the psoas major muscle：Passive kinetics and morphological studies using donated cadavers．J Orthop Sci 7：199-207，2002.

47）室伏祐介，岡上裕介，中平真矢，他：等張性収縮における小殿筋筋活動と中殿筋筋活動の比較—ワイヤ電極を用いて—．理学療法科学31：597-600，2016.

48）平尾利行，佐久間孝志，妹尾賢和，他：股関節深層筋トレーニングに関する検討—超音波画像診断装置を用いて．Hip Joint 35：62-65，2009.

49）Shinohara H：Gemelli and obturator internus muscles：different heads of one muscle？ Anat Rec 243：145-150，1995.

50）Honma S，Jun Y，Horiguchi M：The human gemelli muscles and their nerve supplies．Kaibogaku Zasshi 73：329-335，1998.

51）工藤慎太郎：運動療法の「なぜ？」がわかる超音波解剖．pp112-125，医学書院，2014.

52）平野和宏，木下一雄，河合良訓：小内転筋の機能解剖．体力科学62：553，2013.

53）新宮由幸，原正文：【肩関節傷害 診療の真髄】投球障害肩 野球肩理学所見11項目のとり方・考え方．MEDICAL REHABILITATION 157：15-22，2013.

54）Hummer CD，MacEwen GD：The coexistence of torticollis and congenital dysplasia of the hip．J Bone Joint Surg Am 54：1255-1256，1972.

55）井上拓也，伊藤浩充，池添冬芽，他：ブリッジ運動における足部の高さと頭部の位置が体幹・股関節伸展筋活動に及ぼす影響．理学療法ジャーナル44：617-622，2010.

56）Donald A．Neumann（著），嶋田智明，有馬慶美（監訳）：カラー版 筋骨格系のキネシオロジー 原著第2版．pp535-542，医歯薬出版，2012.

57）Wadsworth JB，Smidt GL，Johnston RC：Gait characteristics of subjects with hip disease．Phys Ther 52：829-839，1972.

58）Murray MP，Brewer BJ，Zuege RC：Kinesiologic measurements of functional performance before and after McKee-Farrar total hip replacement．A study of thirty patients with rheumatoid arthritis，osteoarthritis，or avascular necrosis of the femoral head．J Bone Surg Am 54：237-256，1972.

59）Donald A．Neumann（著），嶋田智明，有馬慶美（監訳）：カラー版 筋骨格系のキネシオロジー 原著第2版．pp549-554，医歯薬出版，2012.

60）Neumann DA，Soderberg GL，Cook TM：Comparison of maximal isometric hip abductor muscle torques between hip sides．Phys Ther 68：496-502，1988.

2 膝关节

膝关节的结构和功能

膝关节由胫股关节和髌股关节构成（图3.2.1）。膝关节在矢状面上的运动有屈曲/伸展运动，伴随此运动，在水平面上的运动有胫骨的内旋/外旋运动。

A. 膝关节容易发生的功能障碍

膝关节具有从伸展0°到屈曲145°的较大活动范围。特别是日本人日常进行的跪坐和在地板上的动作，均需要膝关节较大范围的深屈曲。由于膝关节是支撑体重的负重关节，因此需要很高的稳定性。膝关节的常见功能障碍为活动范围受限和稳定性降低，并且这两个功能障碍会互相影响。

胫股关节在完全伸展时可增加膝关节的侧方稳定性，伸展受限时膝关节侧副韧带不能维持适当的张力，导致其不稳定。另外，不稳定的膝关节为了提高稳定性，有时会产生骨刺。这种情况下，关节活动范围可能受到限制。

➡胫股关节
femorotibial joints

膝关节运动是由胫股关节和髌股关节的协调运动形成的。髌股关节在膝关节屈曲时稳定性较高。但是为了保持在负重状态下膝关节的屈曲，需要股四头肌较强的活动。股四头肌的柔韧性下降和肌

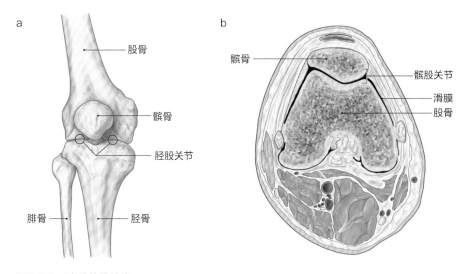

图3.2.1 膝关节的结构

a. 前面观。胫股关节由内外侧的股骨髁和胫骨髁部构成；b. 横断面观。髌股关节由髌骨关节面和股骨髁间沟构成

力下降，均会阻碍髌股关节的正常运动，引起髌骨周围的疼痛。

B. 膝关节的稳定结构

● 静态稳定结构（图3.2.2）

- 韧　带：侧副韧带：包括内侧副韧带（关节囊韧带）、外侧副韧带（关节囊外韧带）。
  交叉韧带：包括前交叉韧带、后交叉韧带（关节内韧带）。
  髌股关节韧带：包括内侧、外侧髌股韧带，以及内侧、外侧髌韧带（关节囊韧带）。
- 半月板：位于内侧和外侧的纤维软骨组织，有助于胫股关节的稳定。

● 动态稳定结构

- 股内侧肌：在髌股关节中，提供将髌骨向内侧吸引的力量。
- 腘肌：在膝关节屈曲时，提供相对于胫骨关节面垂直的向心力。

➔髌股关节 patellofemoral joint

➔股四头肌 quadriceps femoris m.

➔半月板 meniscus

➔股内侧肌 vastus medialis m.

➔腘肌 popliteus m.

C. 膝关节的运动

- 胫股关节：膝关节屈曲：股骨相对于胫骨向后滚动，向前滑动。
  膝关节伸展：股骨相对于胫骨向前滚动，向后滑动。

小知识

旋锁运动（screw home movement）

旋锁运动指膝关节伸展到最大活动范围时，胫骨相对于股骨产生的外旋运动。

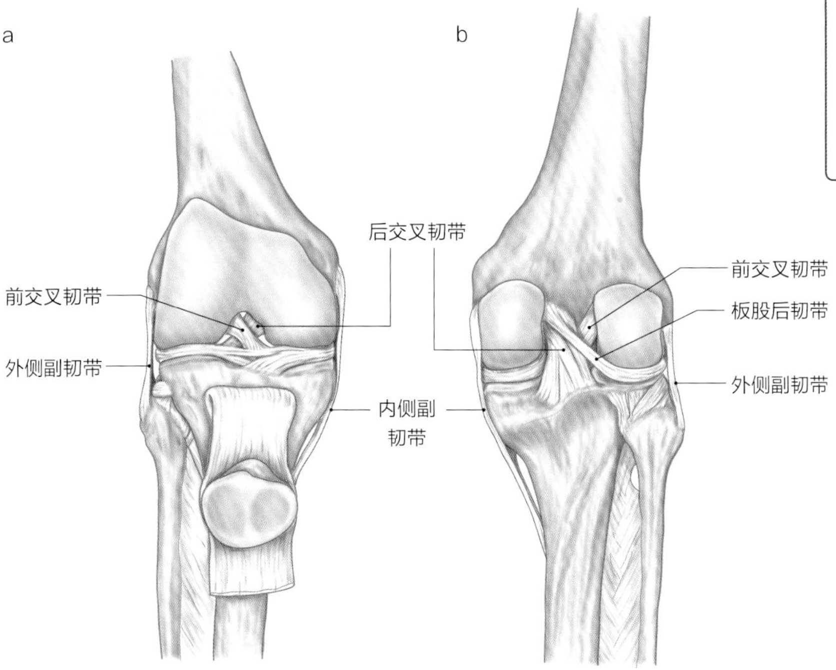

图3.2.2　膝关节的静态稳定结构

a. 前面观；b. 后面观

水平面上的内旋运动：在膝关节伸展的终末阶
段，胫骨相对于股骨外旋。在屈曲运动中，从
膝关节屈曲初期，胫骨就开始内旋运动（screw
home movement）。

- 髌股关节：膝关节屈曲；髌骨下降，在冠状面上外旋（6.2°），
在水平面上内旋（11.4°）[1]。

1 膝内侧疼痛

step1 怎样运动会导致疼痛：明确受力

膝内侧的受力有牵伸力（＋剪切力）和压缩力（＋剪切力）。

胫股关节被强制外翻时，膝内侧受到的牵伸力增加。X形腿或
膝内侧软组织的伸展性降低，或两者皆有时，膝内侧受到的牵伸力
增加。膝内侧的肌肉和软组织大多有小腿外旋的制动作用。因此，
可确认小腿外旋是否会加重疼痛。另外，膝关节屈曲的角度不同，
牵伸的部位也不同，所以需要一边改变体位一边确认有无疼痛。

牵伸力导致疼痛时，考虑是内侧副韧带、鹅足、半膜肌或腓肠
肌内侧头引起的功能障碍。

胫股关节被强制内翻时，膝内侧压缩力增加。如果存在O形腿
变形等力学对线异常，则膝内侧的压缩力增加。膝关节的屈曲角度

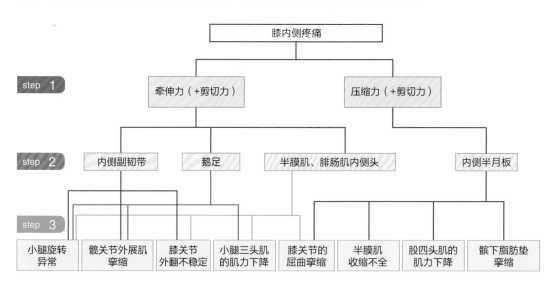

流程图　膝内侧疼痛的评估策略

不同，受到压缩力的部位也不同，需要一边改变体位一边确认有无疼痛。

压缩力导致疼痛时，考虑是内侧半月板的功能障碍。

step2 疼痛出现在哪些部位：解剖学评估

（1）内侧副韧带（图3.2.3）

● 疼痛发生的解剖学原因

内侧副韧带（MCL）由三层结构构成。第1层是从髌骨内侧支持带到缝匠肌筋膜之间的大腿深筋膜；第2层是浅层纤维，又被称为表层MCL；第3层是后内侧关节囊，又被称为深层MCL（图3.2.4）。内侧副韧带从大收肌结节开始，在膝关节后内侧斜向走行后，分支成3个纤维束，分别是胫骨后缘的纤维束、腘斜韧带的近端开始到关节囊后方的纤维束、半膜肌腱及其腱鞘附着的腘斜韧带（图3.2.5）的纤维束。

→**内侧副韧带**
medial collateral ligament, MCL

→**腘斜韧带**
posterior oblique ligament, POL

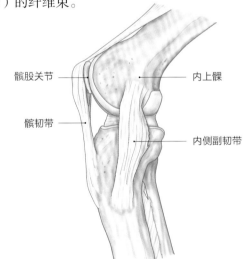

图3.2.3　内侧副韧带

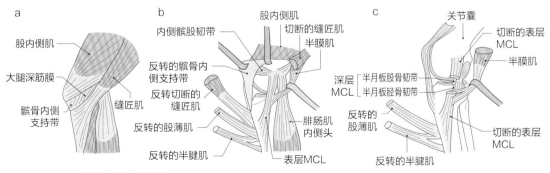

图3.2.4　内侧副韧带的3层结构
a. 第1层；b. 第2层；c. 第3层

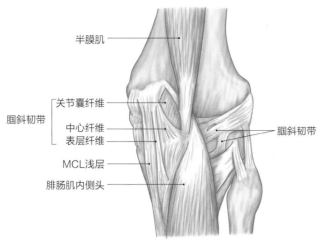

半膜肌

关节囊纤维

腘斜韧带 { 中心纤维

表层纤维

腘斜韧带

MCL浅层

腓肠肌内侧头

图3.2.5　腘斜韧带

MCL广泛存在于膝关节内侧，可制动关节外翻。据报道，该制动力在膝关节屈曲5°时为57.4%±3.5%，在屈曲25°时为78.2%±3.7%[2]。因此，在膝关节轻度屈曲、强制外翻出现膝内侧疼痛的情况下，可考虑主要制动因素MCL损伤。

另外，MCL在膝关节最大屈曲位时紧张度也会增加，这被称为卷入现象，是由腘斜韧带潜入表层MCL下引起的。因此，最大屈曲位时股骨内上髁出现疼痛的情况也很多。

MCL还有小腿外旋制动功能。小腿内旋运动较少的病例，在膝关节屈曲运动的终末阶段会产生内上髁附近的疼痛。

● 内侧副韧带的触诊（图3.2.6）

MCL广泛存在于膝关节内侧，可从体表触摸到。有报道显示其厚度为（2.1±0.6）mm[3]，因此需要仔细地触摸。从前方向后方触摸膝关节内侧间隙，中途间隙的触感变得模糊，之后再次变得清晰。那个模糊的区域是MCL的宽度。只判断关节间隙部有无压痛时，很难与深层存在的内侧半月板损伤相鉴别，必须进行股骨附着部和胫骨附着部的触诊，确认有无压痛。

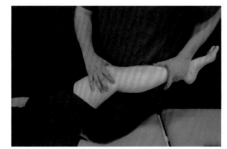

图3.2.6　内侧副韧带的触诊

● 内侧副韧带损伤的骨科试验

内侧副韧带的损伤可由小腿外旋试验进行评估，也可以用侧压试验进行评估。

小腿外旋试验（tibial external rotation test）（图3.2.7）

- 检查体位：仰卧位或俯卧位，膝关节分别屈曲30°和90°。

- 把持部位：足部。

- 诱导运动：小腿外旋运动。

- 判定：小腿外旋角度存在左右差异时即为阳性。

- 功能意义：由于MCL损伤，出现前内侧旋转不稳定而呈阳性。

- 注意点：韧带的外旋制动功能在肌肉紧张状态下无法准确评估。另外，本检查在后交叉韧带、前交叉韧带等损伤情况下也会出现阳性，需要和其他检查联用进行评估。

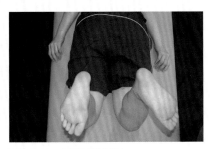

图3.2.7　小腿外旋试验

（2）鹅足（图3.2.8）

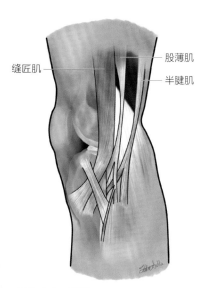

缝匠肌

起　　点：髂前上棘

止　　点：胫骨粗隆内侧

支配神经：股神经

作　　用：使髋关节屈曲、外展和外旋

股薄肌

起　　点：耻骨联合到耻骨下支

止　　点：胫骨粗隆内侧、小腿筋膜

支配神经：闭孔神经

作　　用：使髋关节内收、膝关节屈曲和小腿内旋

半腱肌

起　　点：坐骨结节

止　　点：胫骨粗隆内侧、小腿筋膜

支配神经：胫神经

作　　用：使髋关节伸展、内收，膝关节屈曲，小腿内旋

图3.2.8　鹅足

缝匠肌　　股薄肌　　半腱肌

● 疼痛发生的解剖学原因

缝匠肌、股薄肌和半腱肌的止点在胫骨内侧，筋膜呈扇形展开，止点的形状因与鹅的足相似而被称为鹅足。

→鹅足
pes anserinus

缝匠肌扁平的肌筋膜附着在表层的筋膜层上，止点像从上面包住股薄肌和半腱肌一样。从这个构造来看，如果出现膝外翻和小腿外旋的不良力学对线，就会引起构成鹅足的肌肉过度收缩，附着部的牵伸力增加导致变性，而且鹅足和胫骨之间存在的鹅足囊的摩擦力增加，导致该部位出现疼痛。

鹅足构成肌附着在小腿筋膜上，肌肉收缩可使小腿筋膜的紧张度增加。因此，当腓肠肌的肌力下降时，鹅足构成肌会过度收缩，机体就会增强小腿筋膜的紧张度来代偿腓肠肌的肌力下降[4]，进而引起鹅足炎。

→小腿筋膜
deep fascia of leg

另外，户田等报道，鹅足部的压痛多见于高BMI的女性病例[5]。可以考虑为肥胖者负重较大且女性肌力较弱所致。

● 鹅足的触诊（图3.2.9）

鹅足在体表可以胫骨内侧髁为标志来进行触诊。缝匠肌、股薄肌和半腱肌的远端附着腱呈扇形展开，需要仔细触摸、判断存在压痛的肌肉。

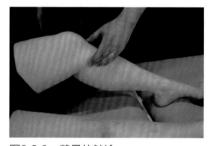

图3.2.9　鹅足的触诊

→缝匠肌
sartorius m.

缝匠肌的触诊需要被检查者主动做髋关节屈曲、外展和外旋动作，伴随肌肉收缩进行触诊。

股薄肌位于大腿的最内侧，在髋关节被动外展时受到牵伸。通过感受此时肌肉的紧张度差别来识别股薄肌。

→股薄肌
gracilis m.

在走行于腘窝内侧的肌肉中，半腱肌位于最后方外侧。膝关节屈曲时，触摸到的最后方突出的肌腱即为半腱肌。

→半腱肌
semitendinosus m.

单凭鹅足的触诊有时也不能确定疼痛的原因。因此，一定要触诊到近端肌腹部来确认各肌肉有无压痛，辨别出产生疼痛的肌肉。另外，股骨内侧髁后方有压痛的病例也很多。

● 鹅足的疼痛诱发试验

诱因筋肉鉴定试验（图3.2.10）[6]

* 检查体位：检查股薄肌时取仰卧位，髋关节处于外展和伸展位；检查半腱肌时取仰卧位，髋关节处于内收和屈曲位；检查缝匠肌时取侧卧位，髋关节处于内收和伸展位。

- 把持部位：大腿远端和小腿远端。
- 诱导运动：在各体位下进行膝关节被动伸展运动。
- 判定：伴随膝关节被动伸展，可引发疼痛即为阳性。
- 功能意义：构成鹅足的各肌肉分别通过伸展膝关节得到牵伸，可以鉴别产生疼痛的肌肉。赤羽根等的报道中对50例鹅足炎病例做此试验，结果显示：发生疼痛最多的是股薄肌，约占68%；其次是缝匠肌加股薄肌，约占16%；再者是单独缝匠肌，约占8%[6]。

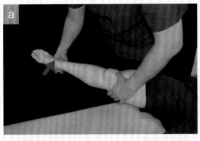
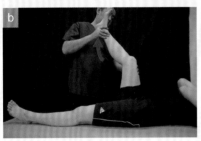
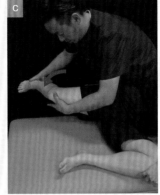

图3.2.10　诱因筋肉鉴定试验
a.股薄肌；b.半腱肌；c.缝匠肌

（3）半膜肌、腓肠肌内侧头（图3.2.11）

半膜肌

起　　点：坐骨结节

止　　点：胫骨内侧髁、后斜韧带、腘斜韧带、腘窝肌

支配神经：胫神经

作　　用：使髋关节伸展和内收、膝关节屈曲、小腿内旋

腓肠肌内侧头

起　　点：股骨内侧髁

止　　点：跟骨粗隆

支配神经：胫神经

作　　用：使小腿内旋、踝关节跖屈、膝关节屈曲

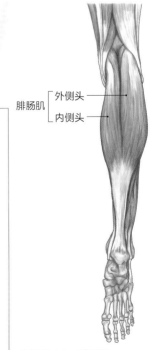

腓肠肌〔外侧头
　　　　内侧头

图3.2.11　腓肠肌

● 疼痛发生的解剖学原因

半膜肌是构成腘绳肌的肌肉之一，扁平肌的肌腱被半腱肌覆盖，半膜肌起于坐骨结节，从大腿中央部开始肌腹的厚度增加，同时从半腱肌的深层朝向大腿远端走行。肌腱在膝关节后内侧下行，分成5束。2束在胫骨后内侧关节间隙处直下，3束在后斜韧带、腘斜韧带和腘窝肌的筋膜处终止（图3.2.12）[7]。半膜肌止点在腘窝处广泛分布，附着在与膝关节稳定性相关的韧带上，当MCL、后斜韧带和腘斜韧带损伤时，如果半膜肌张力增加，则损伤部受力增加。当这些韧带不稳定时，肌肉要通过过度收缩来维持稳定性。

➡半膜肌
semimembranosus m.

➡后斜韧带
posterior oblique ligament

➡腘斜韧带
oblique popliteal ligament

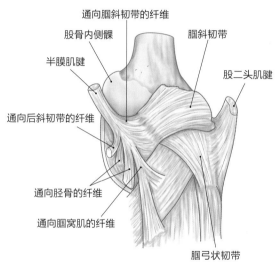

图3.2.12　半膜肌止点

腓肠肌分为起始于股骨内侧髁的内侧头和起始于股骨外侧髁的外侧头。内侧头从小腿后面朝外下方走行，外侧头从小腿后面朝内下方走行，最终移行为跟腱附着在跟骨粗隆上。腓肠肌内侧头的起点在半膜肌的深层。因此，当半膜肌或腓肠肌出现肌肉紧张和挛缩等现象时，两条肌肉之间的滑动性降低，可能会发生肌痉挛。另外，腓肠肌内侧头的深层是关节囊的后内侧，与疏松结缔组织相连接。腓肠肌内侧头的滑动性降低会使同部位疏松结缔组织的活动减少。随着胶原纤维的增加和细胞外基质的变化，关节囊的伸展性降低，产生屈曲挛缩。

➡腓肠肌
gastrocnemius m.

➡内侧头
medial head

➡外侧头
lateral head

● 半膜肌和腓肠肌内侧头的触诊

半膜肌可在膝关节主动屈曲时触诊。膝关节主动屈曲时可以明确观察到半腱肌腱。在其腱止点内侧1横指处附近可触摸到半膜肌腱（图3.2.13）。触摸到远端肌腱后，向肌腱近端触摸，半膜肌的内侧到股骨的中央附近与股薄肌相邻。

触诊腓肠肌内侧头时，踝关节主动跖屈，从远端开始进行容易触摸到。踝关节主动跖屈时，在小腿中央内侧可以触摸到腓肠肌内侧头的远端（图3.2.14）。从远端向近端触摸可触及腓肠肌内侧头的前缘。在腘窝处半膜肌的深层，膝关节屈曲可以消除半膜肌的紧张从而更容易触摸到。

每一条肌肉先分别进行触诊，之后再仔细进行两条肌肉之间的触诊（图3.2.15）。两条肌肉之间滑动不顺利时，此部位多存在压痛。

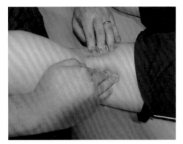

图3.2.13　半膜肌的触诊

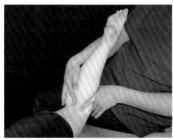

图3.2.14　腓肠肌内侧头的触诊

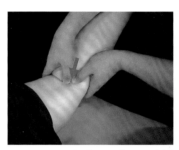

图3.2.15　半膜肌、腓肠肌内侧头的肌间触诊

● **半膜肌和腓肠肌内侧头的骨科试验**

要鉴别半膜肌和腓肠肌内侧头的疼痛，需要仔细触诊，确认肌肉收缩时的疼痛或者伸展时的疼痛能否再现。另外，需要对半膜肌和腓肠肌内侧头进行DTTT。

● **怎样理解触诊和检查结果？**

通过以上检查，可以对牵伸力引起的膝内侧的疼痛部位进行评估。

接下来需要讨论为什么此部位会发生功能障碍。膝内侧受到牵伸力是因为膝关节外翻和小腿外旋运动。膝关节外翻、小腿外旋多伴有髋关节内收和内旋，这种现象被称为"中央塌陷（medial collapse）"（图3.2.16）。因此，需要较强的髋关节外展肌和外旋肌的肌力来对抗髋关节内收和内旋。另外，由于膝关节屈曲、挛缩等因素导致伸展角度减少时，有膝关节静态稳定作用的韧带松弛，不稳定性增加。据报道，在变形性膝关节症病例中，为了代偿膝关节的不稳定性，半膜肌和腓肠肌内侧头需要同时收缩[8,9]。收缩同时增强可引起肌肉的过度紧张亢进，进而发生肌肉疼痛。因此，需要对膝关节的不稳定性和增加不稳定性的膝关节屈曲挛缩进行评估。

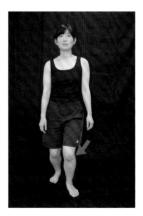

图3.2.16　中央塌陷

➡**中央塌陷**
medial collapse

膝内侧牵伸力增加时的原因可以考虑以下5个运动学因素。

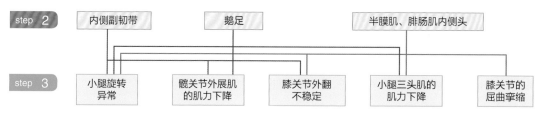

流程图　对膝内侧施加牵伸力的运动学因素

①小腿旋转异常 ➡ step 3 p.285

膝关节内侧的MCL、鹅足、半膜肌和腓肠肌内侧头等具有小腿外旋制动作用。因此，出现小腿过度外旋的力学对线时，这些组织的牵伸力会增加。

②膝关节外翻不稳定 ➡ step 3 p.288

MCL有膝关节外翻静态稳定作用，当MCL损伤时，有动态稳定作用的半膜肌和腓肠肌内侧头等需进行制动，可导致肌肉疼痛。

③膝关节屈曲挛缩 ➡ step 3 p.289

膝关节屈曲挛缩使伸展角度减小时，有膝关节静态稳定作用的韧带松弛，导致膝关节不稳定性增加。为了代偿膝关节的不稳定性，半膜肌和腓肠肌内侧头同时过度收缩，可导致肌肉疼痛。

④髋关节外展肌挛缩 ➡ step 3 p.242

在步行或跑步等单脚支撑动作中，身体重心位于相对于作为髋关节旋转中心的股骨头内侧（图3.2.17）。因此，髋关节需要外展、外旋力矩。相关肌群的肌力下降使髋关节难以保持外展、外旋，呈内收、内旋位。由于髋关节的力学对线异常，出现中央塌陷，膝关节内侧受到的牵伸力增加。因此，需要对髋关节外展肌的肌力进行评估。

⑤小腿三头肌的肌力下降 ➡ step 3 p.338

构成鹅足的肌肉附着在小腿筋膜上，当腓肠肌的肌力下降时，机体通过构成鹅足的肌肉过度收缩，增强小腿筋膜的紧张度来代偿[4]。因此，构成鹅足的肌肉功能减弱，鹅足附着部受到的牵伸力增加，形成鹅足炎。另外，小腿三头肌和半膜肌共同作用有制动膝关节过度伸展的作用。因此，小腿三头肌的肌力下降引起半膜肌过度收缩，是肌肉疼痛的主要原因。

（4）内侧半月板（图3.2.18）

● 疼痛发生的解剖学原因

内侧半月板由三层胶原纤维构成，形成了对抗剪切力和压缩力

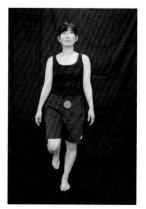

图3.2.17　单脚支撑期的髋关节旋转中心（●）和身体重心（●）的位置关系

➡内侧半月板
medial meniscus；MM

的结构[10]。作为伤害性感受器的自由神经末梢以及作为机械感受器的鲁菲尼小体、帕西尼小体和高尔基腱器官存在于内侧半月板的边缘1/3处[11]。因此，内侧半月板边缘损伤时，可能会出现膝内侧疼痛。

半月板有提高胫股关节适应性的作用。为了提高适应性，半月板随着膝关节的屈伸运动而前后移动。膝关节运动时半月板的移动方向见表3.2.1。各种附着的软组织皆参与半月板的移动（图3.2.19）。半膜肌通过后斜韧带和关节囊后方附着在内侧半月板后角[12]。因此，当这些软组织出现挛缩或肌力下降等功能不全时，内侧半月板的移动受到限制，可导致半月板损伤。

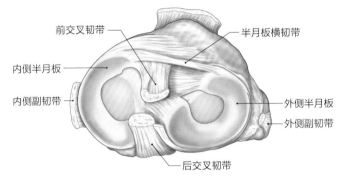

图3.2.18　半月板

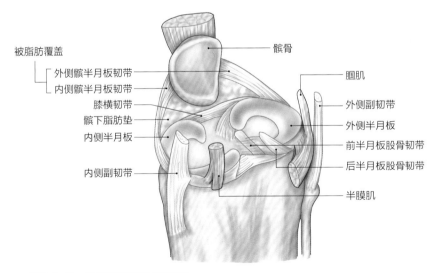

图3.2.19　和半月板连结的组织

另外，半月板对胫股关节受到的压缩力有缓冲作用。当半月板损伤时，不能吸收冲击，则胫股关节的负荷增加，可导致关节的不稳定性增加。此外，半月板本身的可动性下降，膝关节屈曲时在后方受到压缩力，导致疼痛。

表 3.2.1　膝关节运动时半月板的移动方向

半月板	膝关节			
	屈曲	伸展	内旋	外旋
内侧半月板	后方	前方	前方	后方
外侧半月板	后方	前方	后方	前方

● **内侧半月板的触诊（图3.2.20）**

内侧半月板位于胫股关节的间隙，起缓冲等作用。可以沿着胫股关节的间隙触诊。胫股关节的间隙增大时容易触诊。触诊半月板前角时需屈曲膝关节，触诊后角时需伸展膝关节，这样容易触摸到。

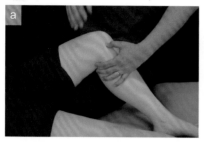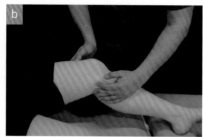

图3.2.20　内侧半月板的触诊
a. 前角；b. 后角

● **内侧半月板损伤的骨科试验**

回旋挤压试验（McMurray test）（图3.2.21）

- 检查体位：仰卧位。
- 把持部位：膝关节间隙和小腿远端。
- 诱导运动：进行膝关节伸展和内旋、外旋的复合运动。
- 判定：出现疼痛或弹响即为阳性。
- 功能意义：膝关节一边旋转一边伸展，可导致半月板的压缩力和剪切力增加。
- 注意点：由于膝关节的屈曲角度不同，半月板受到压缩

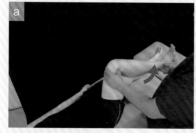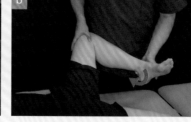

图3.2.21　回旋挤压试验
a. 外侧半月板；b. 内侧半月板

力的部位会发生变化，所以要一边改变屈曲角度一边进行检查。另外，有关此试验的灵敏度和特异性的报道之间有差别，所以需要结合压痛部位等其他检查结果进行判断。

侧压试验（Thessaly test）（图3.2.22）

- 检查体位：膝关节轻度屈曲，患侧单脚站立。
- 把持部位：双手。
- 诱导运动：伴随着躯干旋转进行膝关节旋转。
- 判定：出现关节间隙不适感、关节交锁或牵拉感即为阳性。
- 功能意义：负重位膝关节旋转会增加对半月板的压缩力和剪切力。
- 注意点：膝关节屈曲20°时，评估的灵敏度和特异性较高[13]。因此，建议在屈曲20°体位进行评估。因为此试验需要患侧负重，试验前需要对患侧进行评估，注意不要使损伤恶化。

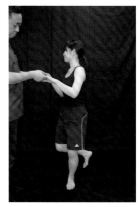

图3.2.22　侧压试验

● 怎样理解触诊和检查结果？

通过以上检查，可对内侧半月板的损伤进行评估。接下来要考虑造成内侧半月板损伤的原因。

内侧半月板因膝关节内侧受到的压缩力（+剪切力）而损伤。引起膝关节内侧压缩力增加的原因是膝内翻。由于膝关节的屈曲挛缩等导致膝关节轻度屈曲时，膝关节侧方不稳定，这也会导致膝关节内侧的压缩力增加。

另外，半月板为了提高胫股关节的适应性而前后移动时，附着在此处的肌肉等软组织也参与移动。因此，由于附着在半月板上的软组织的功能减退，导致半月板的移动受到限制时，可能会引起损伤和疼痛。

综合以上可知，导致内侧半月板受到压缩力的运动学因素有以下4个。

①膝关节屈曲挛缩 ▶ step 3 p.289

膝关节屈曲时，有静态稳定作用的各韧带的紧张度降低，侧方不稳定性增加。在这种状态下，半月板为提高膝关节的适应性，会受到压缩力和剪切力。

小知识

交锁
　　伴随疼痛突然出现的膝盖不能屈伸的现象。

牵拉感
　　牵拉样的不适感。

②半膜肌收缩不充分 → step 3 p.290

半膜肌是构成腘绳肌的肌肉之一，其止点范围较大。其中后斜韧带的纤维附着在半月板上，半膜肌收缩有使半月板向后移动的作用。因此，由于半膜肌的收缩不充分而限制了半月板向后方移动时，可认为膝关节屈曲对半月板施加了压缩力。另外，半膜肌的收缩不充分与小腿外旋的力学对线异常有关，要同时评估小腿是否存在旋转异常。

③股四头肌的肌力下降 → step 3 p.295

股四头肌是膝关节伸展肌，由股直肌、股中间肌、股内侧肌和股外侧肌组成。止点包绕髌骨移行为髌韧带，附着在胫骨粗隆上。膝关节伸展时，髌骨向上移动，连结髌韧带和横韧带的髌下脂肪垫，以及连结半月板和髌骨的髌半月韧带紧张，半月板向前方移动。半月板的移动受限时，半月板夹在胫股关节里产生疼痛。

④髌下脂肪垫挛缩 → step 3 p.293

髌下脂肪垫是位于髌韧带深层的脂肪组织，在髌韧带和横韧带之间。半月板前方通过横韧带附着在髌骨上，随着膝关节的屈伸使其形态变化，髌下脂肪垫同时有诱导半月板向前方移动和制动半月板向后方移动的作用。因此，如果髌下脂肪垫挛缩，形态变化发生异常，则会阻碍半月板向后方移动，导致膝关节屈曲时在半月板后角发生撞击。

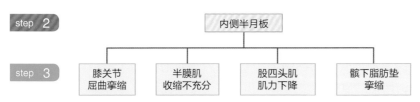

流程图　膝内侧受到压缩力的运动学因素

2　膝外侧疼痛

step1　怎样运动会导致疼痛：明确受力

膝外侧受到的压力有牵伸力、摩擦力和压缩力。

（1）牵伸力

膝外侧的牵伸力是在膝关节内翻时产生的。位于膝外侧的组织大多有小腿外旋作用。因此，如果出现小腿外旋的力学对线，膝外侧组织的伸展性就会降低，从而引起疼痛。可以通过强制膝关节内翻和小腿外旋确认疼痛能否再现。

由牵伸力导致疼痛时，可以认为是后外侧支持结构的问题。

（2）摩擦力

膝外侧产生摩擦力时，外侧组织的伸展性降低，可导致小腿过度外旋。因此，由摩擦力导致疼痛时，可以认为是股二头肌出现了问题。

（3）压缩力

膝外侧受到的压缩力，与牵伸力一样，是膝关节内翻导致的。由压缩力导致疼痛时，可以认为是髂胫束出现了问题。

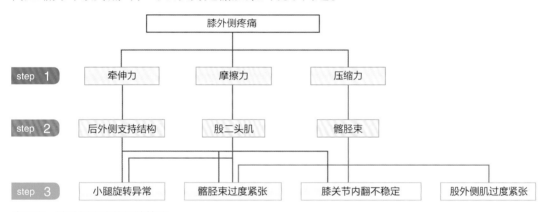

流程图　膝外侧疼痛的评估策略

step2　导致疼痛的部位在哪：解剖学评估

（1）后外侧支持结构（PLS）（图3.2.23）

● 静态支持结构

外侧副韧带（LCL）

起　　点：股骨外侧髁

止　　点：腓骨头

作　　用：制动膝关节内翻、外旋

腘弓状韧带（AL）

豆腓韧带（FFL）

腘腓韧带（PFL）

后外侧关节囊

➡**后外侧支持结构**
posterior lateral structure, PLS

➡**外侧副韧带**
lateral collateral ligament, LCL

➡**腘弓状韧带**
arcuate popliteal ligament, AL

➡**豆腓韧带**
fabellofibular ligament, FFL

➡**腘腓韧带**
popliteofibular ligament, PFL

● 动态支持结构

> 腘肌
>
> 起　　点：胫骨比目鱼肌线上方
>
> 止　　点：股骨外侧髁
>
> 支配神经：胫神经
>
> 作　　用：使小腿内旋，膝关节屈曲、伸展

→腘肌
popliteus m.

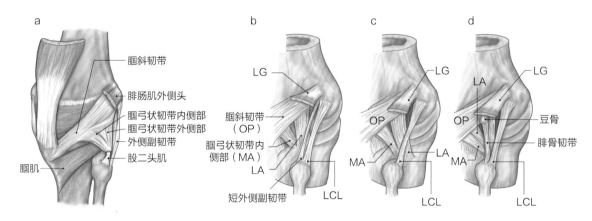

图3.2.23　后外侧支持结构的个体差异

a. 常见结构；b. 外侧副韧带（LCL）深层有短外侧副韧带；c. 短外侧副韧带缺损时，腘弓状韧带外侧部（LA）发达；d. 腓肠肌外侧头（LG）的深层有豆骨时，腓骨韧带发达

● 疼痛发生的解剖学原因

①后外侧支持结构（PLS）

LCL是连接股骨外上髁和腓骨头的韧带，主要作用是制动膝关节内翻，还有制动小腿相对于股骨后移和外旋的作用。富士川的后外侧支持结构的解剖学研究结果表明，弓状韧带和腓骨韧带很少参与膝关节后外侧的稳定，而腘腓韧带对维持膝关节后外侧的稳定起着重要的作用[14]。但是，后外侧支持结构也有豆骨缺损和弓状韧带发达的例子。可以认为，任何一个组织的缺损和不发达状态，都要由其他组织的发达来代偿。这些组织具有共同制动小腿外旋的作用[15-17]。因此，小腿过度外旋会使后外侧支持结构受到牵伸力，从而产生疼痛。

②动态支持结构

腘肌起始于胫骨比目鱼肌线上方，通过外侧半月板和关节囊之间的腘肌腱沟附着在股骨外上髁上。从走行看，腘肌可起到内旋小腿的作用，小腿外旋时，腘肌受到的牵伸力增加。另外，腘肌腱的股骨附着部在LCL的前下方、下方和后方[15]（图3.2.24）。据江玉等报道，日本人中腘肌腱的股骨附着部位于LCL下方的病例（下方

型）的占比为56%，位于LCL前下方的病例（前下方型）的占比为44%[18]。

另外，腘肌受到的牵伸程度随膝关节的运动而变化。从伸展0°到屈曲位时，因股骨外侧髁的滚动腘肌自起点向后方移动，随着屈曲角度的增加，腘肌相对于胫骨关节面与长轴方向垂直。从屈曲130°附近开始，腘肌在股骨外侧髁前方一边嵌入腘肌沟，一边向垂直方向伸展[18]。关于腘肌的功能，一般来说腘肌有屈曲作用，但也有记载称其有伸展作用[19]。由于腘肌的每种运动都接近运动轴，所以不可能产生大的扭矩。特别是在膝关节深屈曲时，有可能受到牵伸力，需要加以评估。

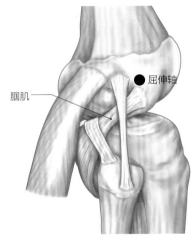

腘肌 ——————— 屈伸轴

图3.2.24　腘肌的股骨附着部

● PLS的触诊

PLS中可以触诊到的是LCL和腘肌。

①LCL的触诊（图3.2.25）：

LCL的走行与股二头肌相似，在膝关节伸展位时很难触摸到。膝关节屈曲时二者的走行有差异，所以更容易触诊。

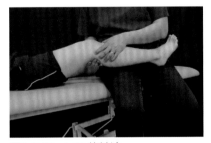

图3.2.25　LCL的触诊

②腘肌的触诊（图3.2.26）：

腘肌位于腓肠肌的深层，从体表几乎不能触及。可以触到的是胫骨内侧缘比目鱼肌的近端，这是唯一没有被腓肠肌遮盖的区域。

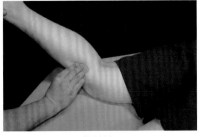

图3.2.26　腘肌的触诊

沿着胫骨内侧缘推进手指，避开腓肠肌，手指放在胫骨附近使小腿内旋，可感觉到深层有腘肌的收缩。

● PLS疼痛诱发试验

后外侧旋转不稳定试验（PLRI试验）（图3.2.27）

➡后外侧旋转不稳定试验
posterolateral rotatory instability
test：PLRI test

- 检查体位：仰卧位，膝关节屈曲90°。
- 把持部位：胫骨上端。
- 诱导运动：将胫骨推向后外侧。
- 判定：与健侧相比，胫骨能过度向后推动时即为阳性。
- 功能意义：膝关节屈曲90°时，后外侧的不稳定性增加。有内旋作用的腘肌受到损伤时，可使外旋加重。

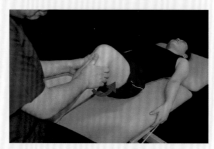

图3.2.27　后外侧旋转不稳定试验

● 怎样理解触诊和检查结果？

通过以上检查，可以评估有无PLS损伤。PLS损伤会导致后外侧旋转不稳定，发生小腿旋转异常。因此，需要评估小腿旋转有无异常。另外，也要评估导致小腿旋转异常的髂胫束有无过度紧张。

另外，膝关节外侧受到牵伸力时，会导致膝内翻。步行中的膝关节内翻被称为侧推，经常会导致变形性膝关节症。

➡侧推
lateral thrust

导致PLS牵伸力受到的运动学因素有以下3个。

①小腿旋转异常 ➡ step 3 p.285

由于小腿过度外旋，力学对线异常，PLS受到牵伸力。另外，小腿过度外旋的异常力学对线也可能引起具有内旋作用的半膜肌和腘肌的功能减退。

②髂胫束过度紧张 ➡ step 3 p.293

作为髋关节外展主动肌的臀中肌和阔筋膜张肌，在远端与髂胫束连结。因此，这些肌肉的挛缩会引起髂胫束过度紧张，进而导致小腿外旋。小腿持续外旋时，髂胫束的紧张更加亢进。如此形成恶性循环，使得有制动小腿外旋作用的PLS受到的牵伸力增加。

③膝关节内翻不稳定 ➡ step 3 p.291

膝关节强制内翻时，膝外侧受到牵伸力。因此，膝关节内翻不稳定可使有膝关节外侧静态稳定作用的PLS受到的牵伸力增加。

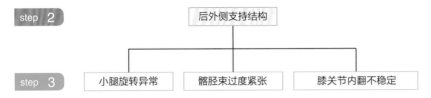

流程图　考虑后外侧支持结构受到牵伸力的流程图

（2）股二头肌（图3.2.28）

➡股二头肌
biceps femoris m.

> 股二头肌
> 起　　点：长头起于坐骨结节，短头起于股骨粗隆外侧
> 止　　点：腓骨头
> 支配神经：长头受坐骨神经（胫神经成分）支配，短头受坐骨神经（腓总神经成分）支配
> 作　　用：长头可使膝关节屈曲、小腿外旋、髋关节伸展，短头可使膝关节屈曲、小腿外旋

● 疼痛发生的解剖学原因

股二头肌由长头和短头组成。长头在坐骨结节上和半腱肌有共同的起始肌腱，在大腿后面朝外侧走行。短头起始于股骨粗隆外侧。此后，两条肌肉结合形成强大的共有肌腱，通过腘窝外侧，从外侧副韧带后外侧止于腓骨头。

该解剖走向容易导致股二头肌和外侧副韧带之间产生摩擦力。因此，此处存在减小摩擦力的股二头肌下（腱下）囊（图3.2.29）[20]。股二头肌下（腱下）囊受到的摩擦力随着股二头肌和外侧副韧带的紧张度增加而增大。

● 股二头肌的触诊

股二头肌和半腱肌有共同的起始肌腱。因此，触诊时可以从容易触及的远端腓骨头开始。诱导运动是膝关节屈曲，但如果出现小腿内旋，则会使半腱肌和半膜肌过度收缩，所以要在小腿外旋位使膝关节屈曲。触及远端肌腱时，在进行反复收缩放松的同时向近端触诊（图3.2.30）。

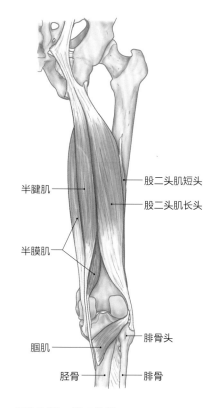

半腱肌

半膜肌

腘肌

胫骨

股二头肌短头

股二头肌长头

腓骨头

腓骨

图3.2.28　股二头肌

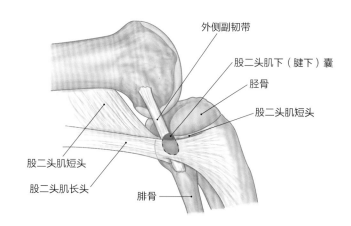

外侧副韧带

股二头肌下（腱下）囊

胫骨

股二头肌短头

股二头肌短头

股二头肌长头

腓骨

图3.2.29　股二头肌下（腱下）囊

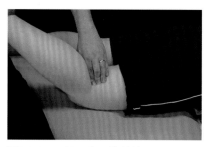

图3.2.30　股二头肌的触诊

● **股二头肌的骨科试验**

尚无骨科试验可以鉴别股二头肌摩擦力增加造成的疼痛。因此，要进行细致的触诊，从压痛部位和肌肉紧张亢进程度等方面进行判断。

● **怎样理解触诊和检查结果？**

通过仔细触诊确认压痛部位和股二头肌的肌肉是否紧张亢进，可以评估膝外侧产生疼痛的部位。股二头肌紧张亢进发生在小腿过度外旋时，而小腿过度外旋是由髂胫束过度紧张引起的。

因此，股二头肌受到的摩擦力增加有以下2个运动学因素。

①小腿旋转异常 step 3　p.285

当小腿过度外旋时，有外旋小腿作用的股二头肌发生挛缩，股二头肌下（腱下）囊受到的摩擦力增加。

②髂胫束过度紧张 step 3　p.293

作为髋关节外展肌的臀中肌和阔筋膜张肌与髂胫束汇合。当这些髋关节外展肌挛缩时，髂胫束紧张亢进。髂胫束的过度紧张可引起小腿的过度外旋，使由股二头肌产生的大腿外侧的摩擦力增加。

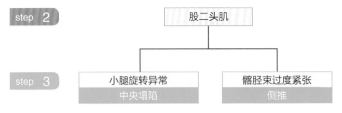

流程图　考虑股二头肌受到摩擦力的流程图

（3）髂胫束（图3.2.31）

> 髂胫束
>
> 近端附着部：髂前上棘、髂嵴、臀大肌前上部、阔筋膜张肌
> 远端附着部：胫骨上端的前外侧面（Gerdy结节）、小腿筋膜
> 功能：制动髋关节内收、膝关节内翻、小腿内旋

→髂胫束
iliotibial tract

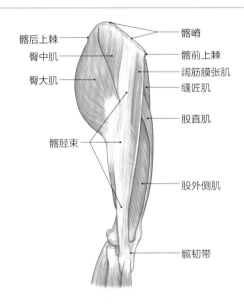

图3.2.31　髂胫束

● 疼痛发生的解剖学原因

　　髂胫束是包围整个大腿肌肉和大腿筋膜最外侧的增厚部分，其纤维束连结髂骨和胫骨Gerdy结节，在股骨外上髁的表层走行。伴随膝关节的屈伸运动，髂胫束会被股骨外上髁推向外侧。因此，在股骨外上髁附近，髂胫束及其深层的滑囊可能会出现炎症。

　　但近年来有报道称，髂胫束和股骨外上髁之间不存在滑囊，而是存在脂肪组织，此处有很多神经末梢和血管[21]。二者之间的空隙在膝关节屈曲状态下收缩股四头肌时最窄，当脂肪垫受到压力时，该部位会出现脂肪垫炎[21]。因此，该部位疼痛的原因不是摩擦力引起的滑囊炎，而是对脂肪垫的压缩力引起的脂肪垫炎。

● 髂胫束的触诊

如果触摸到髋关节内收引起的紧张亢进，就容易触及髂胫束（图3.2.32）。被检查者取侧卧位，手指放在大腿外侧上方，随着髋关节内收，可以触摸到张力逐渐增强的髂胫束。

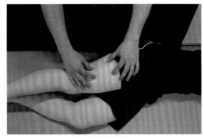

图3.2.32　髂胫束的触诊

● 髂胫束的骨科试验

评估髂胫束有无过度紧张的试验为髂胫束试验。该试验为阳性，表明对膝关节外侧的压缩力增加，从而导致疼痛。另外，还需对疼痛部位有无压痛等进行评估。

● 怎样理解触诊和检查结果？

通过髂胫束试验，可以评估髂胫束有无过度紧张。接下来讨论导致髂胫束过度紧张的原因。

髂胫束是大腿筋膜最外侧的增厚部分，覆盖股外侧肌。其近端附着部有臀中肌、阔筋膜张肌和臀大肌等肌肉。这些肌肉挛缩可导致髂胫束紧张亢进。另外，髂胫束有制动膝关节内翻的作用。因此，膝关节内翻不稳定也可导致髂胫束紧张亢进。

综上所述，导致髂胫束压缩力增加有以下3个运动学因素。

①髂胫束过度紧张 ➡ step 3 p.293

有髋关节外展作用的臀大肌、阔筋膜张肌和臀中肌在髂胫束的近端附着部。这些肌肉挛缩可导致髂胫束紧张亢进。髂胫束过度紧张可增加对股骨外上髁附近的脂肪垫的压缩力，从而导致疼痛。

另外，髂胫束的紧张亢进会诱发小腿的过度外旋，因此还需要评估小腿有无旋转异常。

②膝关节内翻不稳定 ➡ step 3 p.291

髂胫束有制动膝关节内翻的作用。膝关节内翻不稳定可导致髂胫束紧张亢进，使得膝关节外侧受到的压缩力增加。

③股外侧肌过度紧张 ➡ step 3 p.292

髂胫束位于大腿筋膜的最外侧。股外侧肌是广泛覆盖在大腿外侧的较大的肌肉，被大腿筋膜覆盖。因此，股外侧肌挛缩时，大腿筋膜和髂胫束紧张亢进。另外，脂肪垫是引起髂胫束炎的主要原因，脂肪垫位于外侧由髂胫束、内侧由股骨外上髁以及近端由股外侧肌构成的空间内。如果股外侧肌挛缩，这个空间就会变小，对脂肪垫的压缩力会增加，从而导致疼痛。

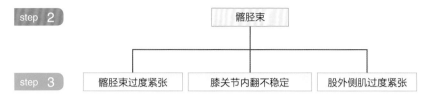

step 2

step 3

| 髂胫束过度紧张 | 膝关节内翻不稳定 | 股外侧肌过度紧张 |

流程图　考虑髂胫束受到压缩力的流程图

3　膝前方疼痛

step1　怎样运动会导致疼痛：明确受力

膝关节前方疼痛时，所受作用力大致可以分为牵伸力和压缩力两大类。

（1）牵伸力

膝关节在伸展位时前方很少受到牵伸力。在膝关节进行屈曲运动时，由于地反力通过膝关节后方，所以膝关节内的伸展力矩起作用。此时的姿势重心在后方，地反力会进一步通过膝关节后方，需要更大的伸展力矩，伸展力矩过度增大时，由于股四头肌过度收缩，膝关节前方的组织就会受到牵伸力。

做深蹲或下蹲动作时出现疼痛，考虑是由胫骨粗隆、髌韧带、髌骨支持带和髌下脂肪垫引起的功能障碍。

（2）压缩力

和牵伸力一样，膝关节前方受到的压缩力也容易在负重位上产生。压缩力需分为在矢状面产生的压缩力和在冠状面产生的压缩力。

在矢状面上，在收缩方向上股四头肌和髌韧带产生合力，可抵抗股骨在压迫髌骨的方向上的作用。重心移向后方时，膝关节伸展力矩变大，股四头肌的张力也变大，导致合力也增加，对髌股关节产生更大的压缩力。

在冠状面上，膝关节有生理性外翻，股四头肌收缩容易使髌骨向外侧拉伸。因此，行动时膝关节外翻增多，髌骨受到向外侧牵引的力变强。结果，相对于股骨产生对髌骨外侧关节面较大的压缩力。

下蹲或下楼梯动作出现疼痛时，考虑是由髌股关节引起的功能障碍。

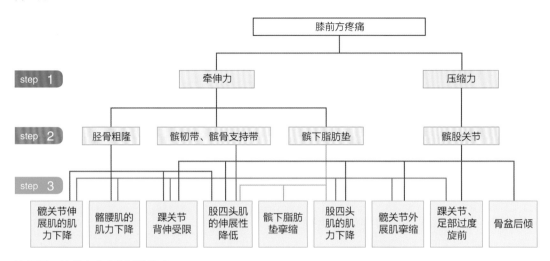

流程图　膝前方疼痛的评估策略

step2　疼痛出现在哪些部位：解剖学评估

（1）胫骨粗隆

胫骨粗隆（股四头肌的止点）
胫骨上端的骨隆起即胫骨粗隆

→**胫骨粗隆**
tibial tuberosity

● 疼痛发生的解剖学原因

胫骨粗隆在生长期会出现骨化核，随着生长发育与胫骨近端的骨端核结合骨化。

据Ehrenborg等报道，胫骨粗隆的发育分为以下阶段：骨化核出现前的软骨期（cartilaginous stage，0~11岁），舌部骨化核出现时期（apophyseal stage，11~14岁），胫骨粗隆的骨化核和胫骨的骨化端还没有完全愈合的骨骺期（epiphyseal stage，14~18岁），完全骨化的骨期（bony stage，18岁以上）[22]。其中，骨端核愈合前的舌部骨化核出现时期只进行软骨结合，因此，该时期是容易受到股四头肌收缩力压迫的时期[23]。

另外，舌部骨化核出现时期是身高显著增长的身体发育高峰年龄（PHA）时期，所以除了受力之外，身高急剧增长也是给胫骨粗隆造成压力的主要原因[24]。因为在舌部骨化核出现时期之后，胫骨

小知识

骨化核和骨端核
　在骨的发育过程中出现。两者都是二次性骨化中心，位于胫骨粗隆的称为骨化核，位于胫骨边缘的称为骨端核。

小知识

身体发育高峰年龄
（peak height age：PHA）
　PHA指身高增长最快的年龄。相当于小学高年级到中学的时期，但个体差异很大。

粗隆与胫骨近端愈合骨化，所以不会发生胫骨粗隆障碍。可以认为，成长期的胫骨粗隆在力学上是脆弱的，容易因受力而产生功能障碍。

● 胫骨粗隆的触诊（图3.2.33）

胫骨粗隆是位于胫骨近端中央的膨隆部位，手指从胫骨前缘向近端推进时容易触摸到。

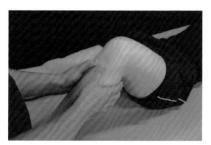

图3.2.33　胫骨粗隆的触诊

● 胫骨粗隆的疼痛诱发试验

虽然没有诱发胫骨粗隆疼痛的特别试验，但在胫骨粗隆骨软骨病（Osgood-Schlatter病）中，可以触摸到膨隆的胫骨粗隆，同时也有较明显的压痛和炎症，有助于判断其功能障碍。

（2）髌韧带、髌骨支持带

髌韧带（股四头肌的止点）
股四头肌通过髌骨延长的纤维束叫做髌韧带。
髌骨支持带
股内侧肌中不通过髌骨附着到胫骨上的纤维称为髌骨内侧支持带，股外侧肌中不通过髌骨附着到胫骨上的纤维称为髌骨外侧支持带。

➡髌韧带
patellar ligament

➡髌骨内侧支持带
medial patellar retinaculum

➡髌骨外侧支持带
lateral patellar retinaculum

● 疼痛发生的解剖学原因

髌韧带和股四头肌腱附着在髌骨上，从此处再向远端延伸纤维附着在胫骨粗隆上。东山等研究了髌韧带骨附着部的骨小梁结构和组织学特征，发现髌骨近端的内侧、中间和外侧所受到的力的作用方向和机械压力的施加方式不同。与外侧相比，内侧和中间受到的力更大[25]。另外，行动时如果膝关节外翻增强，则髌韧带内侧会被牵伸。因此，髌韧带内侧也容易产生牵伸力。髌韧带发生炎症时会出现麦芽糖变性、黄酮变性以及伴随新生血管的胶原纤维排列紊乱等[26]。一旦发生炎症，之后容易再次出现炎症和疼痛。

髌骨支持带包括由股外侧肌远端延伸的纤维与髂胫束汇合构成

的髌骨外侧支持带[27]和由股内侧肌远端延伸的纤维构成的髌骨内侧支持带。这些组织在关节镜手术时容易受到侵袭，术后容易发生挛缩。髌骨支持带的伸展性降低会阻碍髌骨的运动，引起髌骨周围软组织疼痛。

● 髌韧带、髌骨支持带的触诊

①髌韧带的触诊（图3.2.34）

膝关节屈曲位时，在髌骨下部到胫骨粗隆之间可以触到紧张的髌韧带。

②髌骨支持带的触诊（图3.2.35）

将手指放在髌韧带两侧，使股四头肌收缩，髌骨支持带受到股四头肌的张力而产生膨隆，手指可以感受到其紧张。

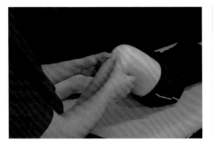

图3.2.34　髌韧带的触诊

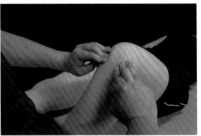

图3.2.35　髌骨支持带的触诊

● 髌韧带和髌骨支持带的疼痛诱发试验

尚无鉴别髌韧带疼痛和髌骨支持带疼痛的检查方法。但是，髌韧带炎有好发部位。在观察压痛时，从上往下按压髌骨，确认髌骨下端和髌韧带的近端内侧是否有压痛，可以确诊是否存在髌韧带炎。

站立位小腿前倾试验（squatting test）（图3.2.36）[28]

- 体位：站立位。
- 把持部位：检查侧小腿近端。
- 诱导运动：使检查侧小腿前倾。
- 判定：有疼痛感和不稳定感即为阳性。
- 功能意义：站立位小腿前倾时，相对于脚尖方向，膝的朝向分以下3种情况。

脚尖方向和膝关节方向相同者称中位试验（图3.2.36a、b）。相对于脚尖方向，膝关节朝外者称膝外趾内试验，此时膝关节外侧的组织受到牵伸力（图3.2.36c）。相对

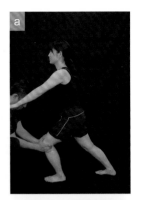

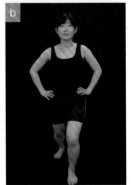

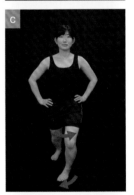

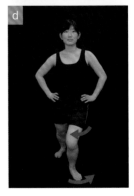

图3.2.36　站立位小腿前倾试验

a、b.中位试验；c.膝外趾内试验；d.膝内趾外试验

于脚尖方向，膝关节朝内者称膝内趾外试验，此时膝关节内侧的组织受到牵伸力（图3.2.36d）。

- 注意点：为了解旋转的影响，整个足底部需接触地面。

（3）髌下脂肪垫（图3.2.37）

> 髌下脂肪垫（IFP）
>
> 前方是髌韧带，后方是股骨髁部，上方是髌骨下端，下方是填补胫骨前面、横韧带和髌下深囊包围空间的脂肪垫。

➡髌下脂肪垫
infrapatellar fat pad；IFP

● 疼痛发生的解剖学原因

髌下脂肪垫（IFP）是位于髌韧带深层的脂肪组织，受股神经、闭孔神经和坐骨神经等多条神经支配。另外，由于此处自主神经末梢等疼痛感受器很丰富，所以容易产生疼痛[29]。据Bohnsack等报道，当髌下脂肪垫发生炎症时，疼痛与伴随神经肽P物质增加的神经源性炎症有关[30]。可以认为，牵伸力造成髌下脂肪垫产生炎症时，会引起膝关节前方疼痛。

另外，髌下脂肪垫会随着膝关节的运动而发生形态变化[31]。伴随膝关节屈曲角度的增加，髌下脂肪垫内压也会上升。小野等使用超声诊断设备分别测量了膝前方疼痛的病例和正常人的髌下脂肪垫的组织弹性。结果表明，虽然安静时没有明显差别，但随着膝关节屈曲角度的增加，有膝前方疼痛的病例显示出明显的值高[31]。

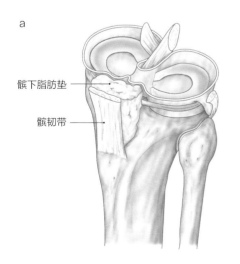

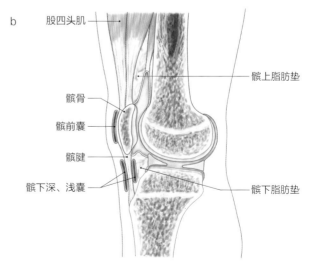

图3.2.37　髌下脂肪垫的解剖结构
a.前外侧面观；b.矢状面观

可以认为，机械压力反复加在髌下脂肪垫上，会使之产生炎症和纤维化，但髌下脂肪垫的形态不能随关节运动而变化，进而导致髌下脂肪垫内压上升产生疼痛。

● 髌下脂肪垫的触诊（图3.2.38）

髌韧带和髌骨支持带在膝关节屈曲时紧张，难以触诊，故触诊要在膝关节伸展位时进行，应对内侧和外侧分别进行触诊。

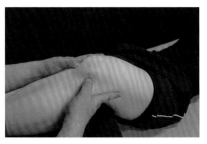

图3.2.38　髌下脂肪垫的触诊

● 髌下脂肪垫的疼痛诱发试验

霍法试验（Hoffa test）（图3.2.39）[32]

- 体位：仰卧位。
- 把持部位：小腿远端。
- 诱导运动：膝关节伸展。
- 操作：检查者一只手持被检查者大腿远端，使其膝关节屈曲30°~60°；另一只手避开髌韧带，压迫脂肪垫，伸展膝关节。
- 判定：出现疼痛即为阳性。
- 功能意义：髌下脂肪垫因纤维化等难以变化形态时，会随膝关节伸展而受到压迫，进而出现疼痛。

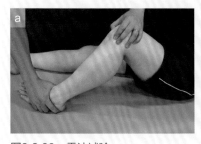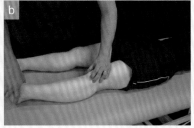

图3.2.39　霍法试验
a.开始体位；b.结束体位

● 怎样理解触诊和检查结果？

通过以上检查，可以根据牵伸力对膝关节前方疼痛的产生部位进行评估。接下来，推测这些部位功能障碍的原因。产生牵伸力的原因大多是在行动中重心后移，产生了过大的膝关节伸展力矩。以下是导致膝关节前方受到的牵伸力增加的6个运动学因素。

①髋关节伸展肌的肌力下降 ➤ step 3 p.241

在做深蹲等动作时，臀大肌为了产生髋关节伸展力矩，需对抗外部髋关节的屈曲力矩以保持骨盆前倾。所以臀大肌的肌力下降会导致骨盆后倾。骨盆后倾容易导致重心后移，因此膝关节伸展力矩增大时，膝前部受到的牵伸力增加。

②髂腰肌挛缩 ➤ step 3 p.195

髂腰肌起始于腰椎和骨盆并附着在股骨上，对保持腰椎的前凸和骨盆的前倾很重要。当髂腰肌的肌力下降时，身体在深蹲动作中就不能保持腰椎和骨盆的前倾，产生腰椎的后凸和骨盆的后倾，重心会后移。

③踝关节背伸受限 ➤ step 3 p.335

如果踝关节背伸活动范围受限，则负重时小腿前倾也会受限。因此，负重时重心难以向前移动，重心后移。

④股四头肌的伸展性降低 ➤ step 3 p.294

股四头肌的伸展性降低会直接增加对胫骨粗隆、髌韧带、髌骨支持带和髌下脂肪垫的牵伸力，从而引起疼痛。

⑤股四头肌的肌力下降 ➤ step 3 p.295

在股四头肌肌力不足的状态下活动，会导致股四头肌的伸展性降低。另外，膝关节伸展力矩是股四头肌的张力，以及韧带、支持带和筋膜等非收缩组织发生的张力的总和。肌力不足状态下活动会增加对这些非收缩组织的压力，从而产生疼痛。

⑥髌下脂肪垫挛缩 ➤ step 3 p.293

髌下脂肪垫附着在髌骨和半月板上，一旦产生髌下脂肪垫挛缩，股四头肌收缩时就会阻碍髌骨向上方移动和半月板向前方移动。结果，股四头肌活动力度更大，膝前部受到的牵伸力增加。

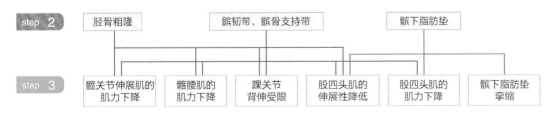

流程图　考虑膝关节前方受到牵伸力的流程图

（4）髌股关节

➡髌股关节
patellofemoral joint

➡髌骨
patella

> **髌股关节**
>
> 髌股关节：是由髌骨和股骨髁组成的关节。
>
> 髌骨：呈逆三角形，是人体最大的籽骨，凸出于股骨髁。
>
> 股骨髁：股骨的内侧髁和外侧髁大小不同，外侧髁形态较大，内侧髁关节面较宽。

● 疼痛发生的解剖学原因

髌股关节由髌骨和股骨髁组成。髌骨位于股骨之上，非常不稳定。因此，股四头肌对髌骨的稳定有很重要的作用。其中，股内侧肌和股外侧肌既要保持平衡又要相互牵引产生正常运动。但是，股内侧肌功能不全或股外侧肌过度紧张时，髌骨被牵引向外上方，使得对髌骨外侧的压力增大，从而引发疼痛[33]。

➡胫股关节
femorotibial joints

另外，髌骨关节疼痛不仅影响髌骨的力学对线，还影响胫股关节的力学对线。据Lee等报道，随着Q角的增大，股四头肌的收缩力会使髌骨外侧的牵引力增加，因此对髌骨外侧关节面的压力也会增加[34]。

综上所述，髌骨力学对线异常或胫股关节力学对线异常时，髌骨对股骨的压缩力增加，从而导致疼痛。

● 髌股关节的触诊（图3.2.40）

被检查者取仰卧位，膝关节完全伸展。向内侧移动髌骨时，髌骨内侧浮起，可触摸到髌骨内侧关节面。向外侧移动髌骨时，髌骨外侧浮起，可触摸到髌骨外侧关节面。

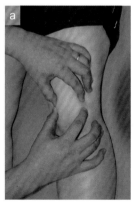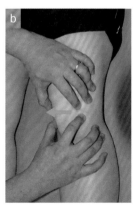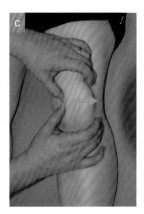

图3.2.40　髌股关节的触诊
a.用两手的拇指和示指确认髌骨；b.髌骨内侧关节面的触诊；c.髌骨外侧关节面的触诊

● 髌股关节的疼痛诱发试验

压髌试验（patella compression test）（图3.2.41）

- 体位：仰卧位。
- 把持部位：髌骨。
- 诱导运动：压迫髌骨，引导至内侧或外侧。
- 判定：诱导方向出现疼痛即为阳性。
- 功能意义：由于压迫髌骨向内侧或外侧移动时，施加了更强的压力，可以判断是髌股关节的内侧还是外侧出现了疼痛。

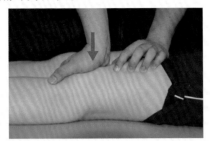

图3.2.41　压髌试验

● **怎样理解触诊和检查结果？**

通过以上检查，可对压缩力导致的膝关节前方疼痛的部位进行评估。接下来推测这个部位功能障碍的原因。考虑髌股关节受到压缩力时，应将矢状面问题和冠状面问题分开考虑。

矢状面的问题：①股四头肌的伸展性降低；②股四头肌的肌力下降诱发髌骨运动异常，从而引起疼痛；③踝关节背伸受限；④骨盆后倾引起重心后移也增强了对髌股关节的压缩力。

冠状面的问题：⑤髋关节外展肌挛缩；⑥由于踝关节和足部过度旋前导致膝关节外翻，对髌骨外侧的压缩力增加，可以导致疼痛。

①股四头肌的伸展性降低 step 3 p.294

股四头肌的伸展性降低会导致在膝关节屈曲时髌骨向下运动受到限制。因此，可以认为是髌骨关节面和股骨关节面的接触面发生变化，导致压力集中从而出现疼痛。

②股四头肌的肌力下降 step 3 p.295

特别是股内侧肌的肌力下降导致股内侧肌和股外侧肌收缩的平衡被破坏，肌肉收缩时髌骨关节面和股骨关节面的接触面发生变化，导致压力集中。特别是髌股关节症，与股外侧肌相比，股内侧肌的活动延迟，会影响髌骨的运动[35]，而股外侧肌收缩，髌骨容易向外上方移位，可能会引起疼痛。

③踝关节背伸受限 ➤ step 3 p.335

踝关节背伸受限时，在踩地动作和足跟着地动作中，由于小腿前倾不足，重心会后移。因此，对髌股关节的压缩力增加。另外，为了代偿踝关节的背伸，产生距下关节的旋前和外展运动，则冠状面上对外侧的压缩力也增加。

④骨盆后倾 ➤ step 3 p.187

骨盆后倾时重心后移，髌股关节受到的压缩力增加。引起骨盆后倾的髋关节问题很多，以髋关节动态稳定性降低、屈曲活动范围受限和髂腰肌的肌力下降居多。

⑤髋关节外展肌挛缩 ➤ step 3 p.242

髋关节外展肌挛缩，负重时股骨相对于骨盆内收、内旋，膝关节外翻。在髌股关节症中，臀中肌的肌力下降和活动延迟会引起冠状面上骨盆和股骨的控制不足[36]，因此，臀中肌的肌力下降会导致膝前方疼痛。

⑥足部力学对线不良 ➤ step 3 p.338

如果踝关节和足部过度旋前，则小腿相对于踝关节内旋和向内侧倾斜，膝关节外翻。Barton等对比了健康者和髌股关节症患者的足部力学对线，测量结果显示髌股关节症患者与健康者相比，足部旋前[37]。因此，足部的力学对线异常会影响膝关节。

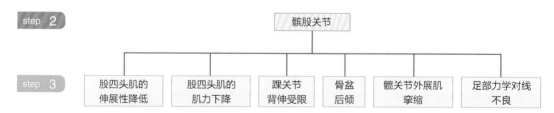

流程图　考虑髌股关节受到压缩力的流程图

病例笔记⑦

病　例　30多岁，女性。

诊　断　左侧髌股关节症。

现病史　患者从学生时期开始打排球，现在每周打1~2次，在地方队练习。赛前1个月练习次数增加，膝部逐渐出现疼痛。中断练习后贴了止疼贴，第2天好转后继续练习。2周前开始在起跳和着地时出现剧烈疼痛，现在下楼梯时也出现疼痛。

step1　怎样运动会导致疼痛：明确受力

- 疼痛的再现　　深蹲时可以再现疼痛。右髋关节内收和伸展角度增大时疼痛加重。下蹲姿势可再现疼痛。另外，右脚下楼梯时，左膝出现疼痛。

　　　　　　　　➡ 膝关节前方受到的压缩力增加导致疼痛。

step2　疼痛出现在哪些部位：解剖学评估

- 视诊、触诊　　热感（−），发红（−），肿胀（−），股内侧肌萎缩（+）。
- 压痛所见　　　髌骨外侧关节面（+），髌骨内侧关节面（−），髌下脂肪垫（−），髌韧带（−），髌骨支持带（−）。
- 压力检查　　　压髌试验：压迫外侧（+）。

　　　　　　　　➡ 有可能是髌股关节导致的疼痛。

step3　导致疼痛的原因有哪些：运动学评估

- 压痛所见　　　股外侧肌（+）。
- 跟臀试验　　　患侧（+：3横指），健侧（−）。
- 站立位小腿前倾试验　　中位试验（+），膝内趾外试验（++），膝外趾内试验（−）。
- 关节活动范围

关节	活动	左侧（患侧）	右侧
膝关节	伸展	0°	0°
	屈曲	150°	158°

- MMT

关节	活动	左侧（患侧）	右侧
膝关节	伸展	4p	5
	屈曲	4	5
髋关节	外展	4	5

注：p：存在疼痛。

　　　　　　　　➡ 由于髋关节外展肌挛缩，运动时膝关节外翻，髌骨外侧受到的压缩力增加。另外，由于股外侧肌过度紧张，与股内侧肌间的平衡被打破，外侧受到的压缩力增加。

1. 放松股外侧肌

a. 把持股外侧肌；

b. 伴随膝关节屈曲运动，将股外侧肌向后内侧引导。

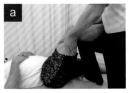

2. 伸膝

a. 小腿远端绑上弹力带；

b. 一边控制躯干的伸展代偿，一边伸展膝关节。

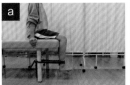

3. 深蹲

a. 为了在膝关节外翻方向施加负荷，在大腿部缠上弹力带；

b. 向髋关节外展和外旋方向用力，在膝盖和脚尖方向一致的状态下进行下蹲。注意用力不要小于弹力带阻力而使膝关节外翻。

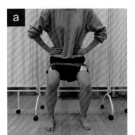
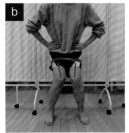

检查和治疗 现象 和 本质　股外侧肌的柔韧性

股外侧肌在大多数膝关节疾病中都呈现过度紧张状态。其柔韧性降低阻碍了髌骨的运动，成为膝前方疼痛的原因，因此也成为治疗对象。笔者用超声诊断设备观察了膝关节屈曲运动时股外侧肌的动态，发现随着运动，股外侧肌向后侧移动。另外，将健康者屈曲运动的跟臀试验阳性病例与阴性病例进行比较，发现阳性病例肌肉活动减少。因此，以改善柔韧性为目的，配合膝关节屈曲运动将股外侧肌向后内侧引导，可以改善肌肉的动态、关节活动范围和肌肉硬度。因此，不仅股外侧肌长轴方向肌肉的柔韧性重要，横轴方向肌肉的柔韧性也很重要。

- 提高股外侧肌横向柔韧性的放松治疗

在仰卧位下主动进行膝关节屈曲运动。这时，诱导股外侧肌向后内侧移动。

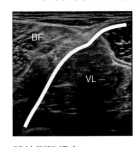
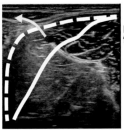

股外侧肌超声

BF：股二头肌；VL：股外侧肌。箭头：股外侧肌的移动

股外侧肌放松

病例笔记⑧

病　例　60多岁，女性。

诊　断　左侧变形性膝关节症。

现病史自诉　几年前发现膝部有不适感。2周前因扭伤膝关节摔倒，膝部出现疼痛。现在打扫卫生、深蹲或跪坐时，膝内侧出现疼痛。

step1　怎样运动会导致疼痛：明确受力

- 疼痛的再现　被动屈曲膝关节时，腘窝部内侧疼痛再现。下蹲动作是在小腿外旋位进行的，这个动作也能再现膝关节内侧的疼痛。

　　　　　　　　→　膝关节后方的压缩力增加导致疼痛。

step2　疼痛出现在哪些部位：解剖学评估

- 视诊、触诊　热感：（－），发红：（－），肿胀：（－）。
- 压痛所见　内侧半月板后角：（＋），外侧半月板：（－），髌下脂肪垫：（－）。
- 压力检查　半月板回旋挤压试验：（＋），Apley 挤压试验：（－）。

　　　　　　　　→　有可能是半月板损伤导致的的疼痛。

step3　导致疼痛的原因有哪些：运动学评估

- 压痛所见　半膜肌：（＋），腘肌：（＋）。
- Q角　患侧19°，健侧15°。
- 关节活动范围

关节	活动	左侧（患侧）	右侧
膝关节	伸展	−5°	0°
	屈曲	140°	150°

- MMT

膝关节	伸展	5	5
	屈曲	4	5

　　　　　　　　→　Q角增大会使小腿外旋，内侧半月板安静时向后方移动。膝关节屈曲时小腿内旋减少，内侧半月板后角受到的压缩力增加。另外，由于半膜肌的肌力下降，半月板的移动减少，压缩力增加。

1. 牵伸腘绳肌

a. 一侧下肢屈曲，用双手抱住；

b. 胸部贴在股骨上，缓慢伸展膝关节并牵伸腘绳肌。

2. 足跟滑动练习

a. 一侧膝关节屈曲，双手抱住大腿；

b. 以足跟为轴小腿内旋，进行主动屈曲运动。

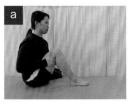
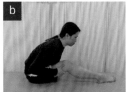
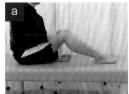
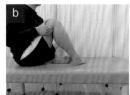

3. 腘肌收缩训练

a. 端坐位，膝关节屈曲90°；

b. 足部套弹力带，以足跟为轴进行小腿的内旋运动来对抗弹力带的阻力。

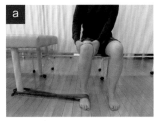
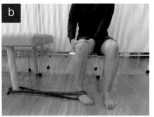

检查和治疗 现象 和 本质　半膜肌的DTTT

　　半膜肌止点在膝关节后的较大范围内。其中后斜韧带的纤维附着在半月板上，所以半膜肌收缩可使半月板向后移动。因此，在半膜肌过度紧张的病例中，会出现由半月板引起的膝内侧疼痛和小腿旋转受限。因此可以进行半膜肌的放松训练，评估放松前后疼痛和小腿旋转运动是否发生变化。

　　a. 仰卧位主动进行膝关节屈曲运动；

　　b. 随着半膜肌的收缩诱导其向外侧移动。

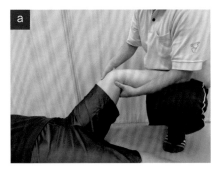
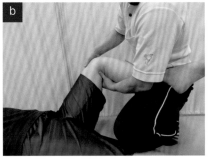

4 膝关节的运动学评估

step3　导致疼痛的原因有哪些：运动学评估

（1）小腿旋转异常

当出现膝关节中央塌陷时，大多情况下呈小腿过度外旋力学对线。但是，很难对小腿的旋转运动或旋转体位进行定义。Q角评估虽然简便，但并不只用于评估小腿的旋转。小腿外旋的原因有很多（图3.2.42），例如，有内旋小腿作用的鹅足肌、腓肠肌内侧头和半膜肌收缩不全可使小腿不能内旋，引发小腿外旋；有外旋小腿作用的股二头肌和腓肠肌外侧头的伸展性降低，可使小腿向后外侧拉伸而过度外旋。在膝关节内翻变形、韧带损伤并伴有膝关节屈曲挛缩的病例中，不稳定和挛缩的结合使小腿内旋的原因更加复杂。

因此，需要仔细评估旋转的不稳定性，鉴别哪个组织是产生小腿旋转异常的原因。其鉴别诊断可使用前内侧旋转不稳定性试验和后外侧旋转不稳定性试验等。另外，还可以通过小腿外旋试验评估旋转不稳定的程度。

当小腿出现旋转异常时，为了控制外旋，腘肌会过度收缩从而出现过度紧张。另外，与腘肌同样具有小腿外旋制动作用的半膜肌也会因过度收缩而出现过度紧张。因此，评估时需要考虑腘肌和半膜肌的作用。

➡后内侧角
postero-medial corner, PMC

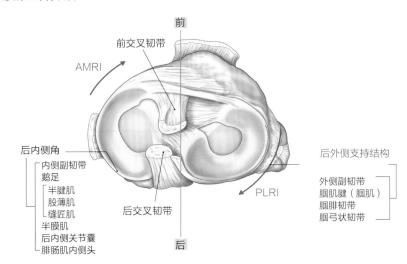

图3.2.42　与小腿外旋异常相关的组织
在中间绿线内侧的组织功能减弱时出现前内侧旋转不稳定（AMRI），外侧的组织功能减弱时出现后外侧旋转不稳定（PLRI）

Q角（Q-angle）评估（图3.2.43）

- 体位：仰卧位或立位。
- 方法：检查者用量角器测量被检查者髂前上棘至髌骨中央的连线与胫骨粗隆至髌骨中连线形成的角度。
- 判定：正常值为男性$11.2 \pm 3.0°$，女性$15.8 \pm 4.5°$[38]，否则即为阳性。
- 功能意义：小腿外旋位时，胫骨粗隆向外侧位移，所以Q角增大。
- 注意点：既往的报道显示，Q角评估在被检查者内的可靠性为0.63，在被检查者间的可靠性为0.23[39]，可靠性不足。因此，需要结合其他评估结果进行综合判断。

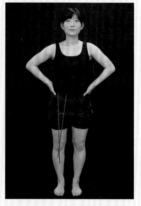

图3.2.43　Q角

前内侧旋转不稳定性试验（AMRI试验）（图3.2.44）

→前内侧旋转不稳定性试验
anteromedial rotatory
instability test

- 检查体位：仰卧位，膝关节屈曲90°。
- 把持部位：胫骨上端。
- 诱导运动：将胫骨向前内侧牵拉。
- 判定：与健侧比，如果胫骨过度向前内侧牵拉即为阳性。
- 功能意义：据Hughoston等报道，本试验的阳性病例发生了MCL中腘斜韧带的损伤[40]。因此，前内侧旋转不稳定性试验结果为阳性时，也要考虑MCL中腘斜韧带的损伤。

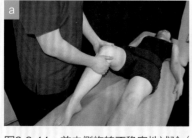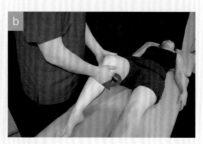

图3.2.44　前内侧旋转不稳定性试验（AMRI试验）
a. 开始体位；b. 结束体位

　　膝关节伸展时不容易发生膝关节旋转。因此，最好在屈曲位进行小腿内旋的抗阻运动（图3.2.45）。踝关节背伸位时不易产生踝关节内翻的代偿动作，更容易进行小腿内旋运动。

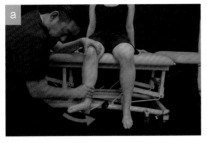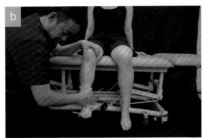

图3.2.45　小腿内旋的抗阻运动
a. 起始体位；b. 结束体位

● 半膜肌的DTTT

　　半膜肌和腘肌的过度紧张，除了触诊外没有其他检查方法。因此，笔者对半膜肌和腘肌进行了以下DTTT，这也是确认疼痛减轻和旋转运动异常的评估方法。

发病组织	半膜肌
对象症状	腘窝内侧疼痛，膝关节伸展受限
方法	仰卧位主动进行膝关节屈曲运动。此时，随着半膜肌收缩诱导其向外侧移动。
判断	如果半膜肌压痛消失，伸展受限改善，则考虑半膜肌过度紧张导致膝内侧疼痛和小腿旋转异常。
功能意义	半膜肌的远端肌腱从膝关节后内侧下行后，在腘窝处广泛分布，附着在参与维持膝关节稳定性的韧带上。因此，半膜肌过度紧张可能会导致腘窝内侧疼痛和小腿旋转异常。进行半膜肌的放松训练，可确认放松前后疼痛和小腿旋转运动的变化。
注意点	腘窝内侧疼痛和小腿旋转异常也有可能是受内侧半月板损伤，以及腓肠肌内侧头和鹅足等的影响。因此，要综合应用多种诱发疼痛的试验进行评估。

　　半膜肌收缩不充分时，共同作用于膝关节屈曲的股二头肌紧张亢进。在这种情况下，小腿外旋增强，膝关节进行屈曲运动时缺乏半膜肌的收缩。因此，必须在小腿内旋位下指导运动。

● 腘肌的DTTT

发病组织	腘肌
对象症状	腘窝外侧疼痛，膝关节伸展受限
方法	俯卧位主动进行小腿内旋运动。此时，随着腘肌收缩诱导其向肌腹中央移动
判断	如果腘肌的压痛消失，小腿旋转运动发生变化，可考虑为腘肌过度紧张引起腘窝外侧疼痛和小腿旋转异常
功能意义	腘肌起始于胫骨比目鱼肌线的近端，通过外侧半月板和关节囊之间的腘肌腱沟附着在股骨外上髁上。因此，腘肌过度紧张时可能会出现腘窝外侧疼痛和小腿旋转异常。进行腘肌的放松训练，可确认放松前后疼痛和小腿旋转运动的变化
注意点	腘窝外侧疼痛和小腿旋转异常也可能是受外侧半月板损伤以及股二头肌和髂胫束等的影响。因此，要综合应用多种诱发疼痛的试验进行评估

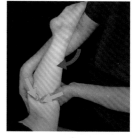

图3.2.46　腘肌放松训练

运动疗法的要点

　　腘肌放松训练时，最好进行小腿内旋运动。腘肌收缩时，呈现向肌腹中央收缩的动态。因此，操作时不要压迫肌腹中央，可促进收缩（图3.2.46）。

（2）膝关节外翻不稳定

　　膝关节外翻不稳定可通过外翻压力试验进行评估。Battaglia等使用尸体研究膝关节的报道表明，膝关节屈曲30°时不稳定性增加[41]（表3.2.2）。膝关节屈曲30°时，前交叉韧带张力的影响会减小，因此，可以正确评估MCL的不稳定性。另外，切除膝关节后内侧关节囊后，膝关节伸展位的不稳定性增加[42]。因此，在进行外翻压力试验时要注意膝关节的屈曲角度，考虑膝关节屈曲30°时会损伤MCL，膝关节伸展时会损伤前交叉韧带和膝关节后内侧关节囊。

　　另外，在进行外翻压力试验时，不仅要评估疼痛和不稳定性，还要评估关节内侧间隙的开大距离。据Harilainen报道，外翻压力试验的灵敏度为82.6%，特异性为96.7%[43]。

表 3.2.2　外翻压力引起的膝关节内侧间隙的开大距离

屈曲角度	正常 / mm	Ⅱ度损伤 / mm	Ⅲ度损伤 / mm
0°	3.08 ± 0.94	5.36 ± 2.33	7.80 ± 2.45
30°	2.84 ± 0.85	7.52 ± 1.06	11.12 ± 2.58

外翻压力试验（图3.2.47）

- 检查体位：仰卧位。
- 把持部位：膝关节外侧和小腿远端。
- 诱导运动：膝关节外翻。
- 判定：出现疼痛或不稳定时即为阳性。
- 功能意义：通过对具有外翻制动功能的MCL进行强制外翻可增加牵伸力。
- 注意点：肌肉紧张时无法正确评估韧带的外翻制动功能。因此，要尽量减少肌肉紧张。另外，由于膝关节的不同屈曲角度会使施加压力的部位发生变化，所以要一边改变屈曲角度，一边进行检查。

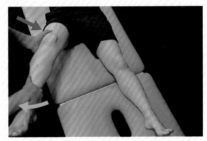

图3.2.47　外翻压力试验

运动疗法的要点

有静态稳定作用的MCL的损伤会产生外翻不稳定，通过物理治疗不可能改变其损伤，但有动态稳定作用的肌肉的制动力可以通过物理治疗改善。因此，加强构成鹅足的肌肉、半膜肌和腓肠肌内侧头的肌力很重要。

另外，由于中央塌陷在负重位时出现，要把握髋关节、踝关节和身体重心等的整体位置，找到不易导致膝关节外翻的动作。

（3）膝关节屈曲挛缩

视觉上判断膝关节有无屈曲挛缩的评估有屈曲挛缩征[44]。在确认有无屈曲挛缩时，需要被动伸展膝关节以确认活动范围，可按照关节活动范围测量法进行。还要进行终末感觉的评估。此外，对于用量角器难以测量到的1°~5°的较小的伸展受限，可以通过足跟高度差进行测量[45]。

评估膝关节伸展的限制因素时，既要考虑屈伸轴后方组织挛缩和伸展性降低，也要考虑屈伸轴前方的影响。例如，如果作为膝关节伸展结构之一的髌骨的活动度减小，膝关节的正常伸展将受阻。

屈曲挛缩征（flexion contracture sign）（图3.2.48）

- 检查体位：仰卧位。
- 诱导运动：下肢不要用力使膝关节被动伸展。
- 判定：出现髋关节外旋时，有可能产生了膝关节伸展受限。
- 功能意义：如果膝关节伸展活动范围受限，则仰卧位下肢不用力时髋关节外旋。

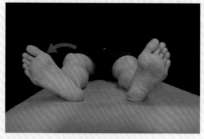

图3.2.48　屈曲挛缩征

足跟高度差（heel height difference）（图3.2.49）

- 检查体位：俯卧位，从床尾伸出足部。
- 诱导运动：膝关节伸展，下肢不要用力。
- 判定：以cm为单位测量左右足跟的高度差，足跟高的一侧存在屈曲挛缩。1 cm的差距表示约1°的屈曲挛缩[45]。
- 功能意义：如果膝关节伸展活动范围受限，则在俯卧位下肢不用力时，患侧足跟的高度会高于健侧。
- 注意点：髋关节内旋/外旋时，俯卧位足跟的高度会发生变化，所以要注意代偿动作。

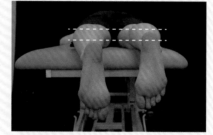

图3.2.49　足跟高度差

● 半膜肌和腓肠肌内侧头的DTTT

造成膝关节屈曲挛缩的膝关节后方的肌肉，可以考虑半膜肌和腓肠肌内侧头。可使用以下DTTT进行鉴别。

发病组织	半膜肌和腓肠肌内侧头
对象症状	膝关节屈曲挛缩
方法	半膜肌：在俯卧位下主动进行膝关节屈曲运动。此时，随半膜肌的收缩诱导向外侧移动（图3.2.50） 腓肠肌内侧头：在俯卧位进行踝关节跖屈运动。此时，随腓肠肌内侧头的收缩，诱导该肌在腘窝内侧进入半膜肌深层的运动（图3.2.51）

判断	若半膜肌和腓肠肌内侧头的压痛消失，膝关节伸展角度发生变化，则考虑为半膜肌和腓肠肌内侧头的过度紧张所致
功能意义	腓肠肌内侧头在腘窝内侧进入半膜肌的深层，止于股骨内侧髁。如果半膜肌和腓肠肌内侧头之间的滑动性降低，则会产生膝关节伸展活动范围受限。因此，进行半膜肌和腓肠肌内侧头放松，确认放松前后屈曲挛缩有无变化
注意点	膝关节屈曲挛缩时，力学对线异常，大腿外旋。外侧股二头肌等的影响变大。因此，需要评估膝关节的力学对线

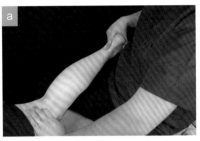 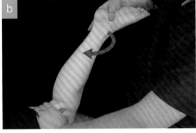 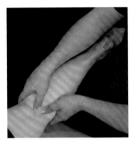

图3.2.50　半膜肌的DTTT
a. 开始体位；b. 结束体位。红箭头：运动方向；绿箭头：诱导方向

图3.2.51　腓肠肌内侧头的DTTT
红箭头：运动方向；绿箭头：诱导方向

运动疗法的要点

　　如果关节四周不活动，关节挛缩的病灶40%是由肌性因素造成的[46]。膝关节的屈曲挛缩受半膜肌的影响很大，因为半膜肌在腘窝具有广泛止点。因此，有必要进行半膜肌的牵伸和放松，以改善屈曲角度。

（4）膝关节内翻不稳定

　　通过内翻压力测试进行膝关节内翻不稳定性的评估。和外翻压力测试一样，评估时要注意膝关节屈曲的角度。有报道称，膝关节强制内翻的主要静态稳定结构——外侧副韧带损伤的评估，最好在前交叉韧带和后交叉韧带难以施加张力的膝关节屈曲30°位进行[47]。Harilainen等报道了对外侧副韧带损伤的内翻压力试验的灵敏度和特异度等[48]（表3.2.3）。另外，还有研究报道，腘肌、腘腓韧带损伤时，膝关节屈曲60°～90°时内翻不稳定性增大，屈曲120°时内翻角度增大[16,49]。因此，膝关节屈曲60°～120°，内翻不稳定性增大的情况，有可能会损伤腘肌腱和腘腓韧带。

表3.2.3　内翻压力测试的灵敏度和特异度

轻重程度	灵敏度	特异度	阳性率	阴性率
—	100%	60%	99%	—
轻度	40%	99%	50%	99%
重度	40%	—	100%	99%

内翻压力试验（图3.2.52）

- 检查体位：仰卧位。
- 把持部位：膝关节内侧和小腿远端。
- 诱导运动：膝关节内翻。
- 判定：出现疼痛或不稳定时即为阳性。
- 功能意义：对具有内翻制动功能的后外侧支持结构，通过强制外翻来施加牵伸力。
- 注意点：确认外侧副韧带损伤时，膝关节伸展位会出现前交叉韧带和后交叉韧带的张力，因此最好在膝关节屈曲30°位进行试验。

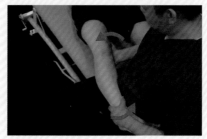

图3.2.52　内翻压力测试

运动疗法的要点

　　若膝关节内翻不稳定是由有静态稳定作用的韧带损伤引起的，则物理治疗对此类膝关节内翻不稳定无效。但物理治疗可以使有动态稳定作用的肌肉获得制动作用。因此，要提高有膝关节内翻制动作用的股二头肌和腘肌的肌力。

（5）股外侧肌过度紧张

　　通过触诊可进行股外侧肌的评估。从股外侧肌间隔开始的一部分纤维（即外侧斜肌），其筋膜很薄，与髌骨外侧支持带和髂胫束汇合[50]。股外侧肌过度紧张，使得附着在髌骨外侧的髌骨外侧支持带紧张亢进时，有可能发生髌骨外侧位移。因此，也要对髌骨的力学对线进行评估。

● 股外侧肌的DTTT

　　除了触诊外尚无针对股外侧肌过度紧张的检查。因此，笔者对股外侧肌进行以下DTTT，以确认髂胫束的紧张程度是否减轻。

发病组织	股外侧肌
对象症状	髂胫束过度紧张
方法	仰卧位，伴随膝关节屈曲运动，徒手将股外侧肌向后内侧诱导，促进肌肉向短轴方向运动
判断	如果股外侧肌的压痛消失，髂胫束过度紧张减轻，则可以认为是股外侧肌过度紧张所导致的
功能意义	股外侧肌的紧张度降低，覆盖于股外侧肌的大腿筋膜的紧张度也降低
注意点	髂胫束过度紧张也受臀中肌和阔筋膜张肌等髋关节周围肌肉的影响。因此，对股外侧肌进行放松，髂胫束的紧张状态仍然不改变时，要进行包括髋关节在内的评估

运动疗法的要点 ▶

股外侧肌过度紧张时，可以使膝关节进行主动屈曲运动，同时从大腿前外侧向大腿后侧诱导促进股外侧肌滑动。此外，髂胫束紧张亢进时，包括股外侧肌区内压上升，会产生股外侧肌过度紧张，同时也要评估髂胫束的紧张度。

（6）髌下脂肪垫挛缩

髌下脂肪垫挛缩会阻碍髌骨的运动，运动时会产生股四头肌的过度活动。髌下脂肪垫病变可限制髌骨向近端移动[32]，需要在确认股四头肌收缩时有无膨隆、比较对髌骨向上运动影响的左右差异后进行评估。

● 髌下脂肪垫的DTTT

尚无鉴别髌下脂肪垫挛缩的检查。因此，进行以下DTTT，以判断髌下脂肪垫挛缩是否与疼痛有关。

发病组织	髌下脂肪垫
对象症状	膝关节主动伸展运动、被动屈曲运动时膝下疼痛
方法	膝关节轻度屈曲（10°左右），将位于髌骨下部髌韧带深层的脂肪垫压向深层，向近端或远端方向移动
判断	如果脂肪垫的柔韧度得到改善、症状消失，则问题为髌下脂肪垫挛缩
功能意义	改善髌下脂肪垫的柔韧性，可使髌骨正常运动，减轻疼痛
注意点	如果髌骨支持带和皮肤较硬，有可能不能充分刺激髌下脂肪垫。另外，在关节镜手术或外科手术对髌下脂肪垫造成侵袭性损伤后，更有必要对其进行检查

为了改善髌下脂肪垫的柔韧性，可直接徒手诱导，或者在膝关节轻度屈曲时将脂肪垫徒手压迫向内侧或外侧，促使股四头肌收缩以诱导脂肪垫运动。以上方法可使髌下脂肪垫的柔韧性和滑动性得到改善。

（7）股四头肌的伸展性降低

股四头肌的伸展性降低会阻碍髌骨向下移动，使髌股关节的接触面发生变化。由于压缩力容易导致疼痛，还需要评估股四头肌的柔韧性。股四头肌柔韧性的评估方法是在俯卧位下被动屈曲膝关节，用尺子测量足跟和臀部的距离，也可对膝关节角度进行评估。Piva等报道，在对髌股关节症患者的股四头肌的伸展性进行评估时，可测量俯卧位被动屈曲膝关节的角度，其kappa系数为0.91（95%CI：0.8～0.96），说明有较高一致性[51]。

小知识

kappa 系数（kappa coefficient）

kappa 系数是评估检查者之间评估结果一致性的指标之一。kappa 系数用 0～1 内的数值表示，数值越高代表一致性越高。

● 股四头肌的DTTT

不能对股四头肌的伸展性进行单独评估。但可进行以下的DTTT，以判断股四头肌中伸展性容易降低的股直肌和股外侧肌是否与产生疼痛的原因有关。

发病组织	股直肌和股外侧肌
对象症状	膝关节主动、被动屈曲运动时髌骨周围有杂音，膝关节被动深屈曲运动时髌骨周围的疼痛
方法	对股直肌直接压迫加以牵伸刺激 伴随着膝关节屈曲运动，徒手将股外侧肌向后内侧引导，促进肌肉向短轴方向运动
判断	如果股直肌或股外侧肌的伸展性得到改善，症状消失，则问题是股直肌和股外侧肌的伸展性降低
功能意义	改善股直肌和股外侧肌的伸展性，可使髌骨运动正常，从而减轻疼痛
注意点	将髋关节保持在伸展位，屈曲膝关节，相比于其他肌群，股直肌更容易受到牵伸，但是很难将股外侧肌和其他肌群鉴别开。因此，需要分别进行徒手检查，确认哪块肌肉的影响最大

牵伸对改善股四头肌的伸展性很有效。据Siatras等报道，以健康者为研究对象，将牵伸时间分别设定为10、20、30和60秒，对股四头肌进行静态牵伸。结果显示，与牵伸前相比，膝关节屈曲活动范围在牵伸30、60秒时显著增加[52]。因此，牵伸最好持续30秒以上。

小知识

静态牵伸

静态牵伸指缓慢牵伸肌肉使之伸展的方法。由于牵伸不会超过肌肉的最大活动范围，可以安全操作。

（8）股四头肌的肌力下降

股内侧肌

起　　点：长头（VML）起于股骨粗线内侧唇，短头
　　　　　（VMO）起于股内收筋膜

止　　点：通过髌骨止于胫骨粗隆

支配神经：股神经

作　　用：使膝关节伸展

股外侧肌

起　　点：股骨粗线外侧唇、大转子的后面和下面

止　　点：通过髌骨止于胫骨粗隆

支配神经：股神经

作　　用：使膝关节伸展

➡股内侧肌
vastus medialis m.

➡长头
vastus medialis longus, VML

➡短头
vastus medialis oblique, VMO

➡股外侧肌
vastus lateralis m.

在股四头肌中，髌骨的稳定最主要受股内侧肌和股外侧肌的平衡的影响。然而，由于这些肌力难以单独评估，一般采用MMT进行肌力评估。

在进行MMT时需要注意的一点是，在伸展位上抗阻的施力测试，只能反映伸展肌的肌力。在日常生活活动（ADL）动作和运动中，保持膝关节屈曲位很重要，此时股四头肌的肌力非常重要。市桥等研究了闭链运动（closed kinetic chain，CKC）下的膝关节伸展肌的肌力和开链运动（open kinetic chain，OKC）下的膝关节伸展肌的肌力的差异，结果表明，在CKC中膝关节屈曲45°和60°时，膝关节伸展肌的肌力最大，而在OKC中膝关节屈曲60°和75°时，膝关节伸展肌的肌力最大，两种情况都存在随着膝关节的伸展，伸展肌的肌力下降[53]。可以认为，仅进行对膝关节伸展肌的肌力评估，有可能无法反映实际动作时的肌力，因此，需要对膝关节屈曲肌的肌力进行评估。

小知识

闭链运动（closed kinetic chain, CKC）
　　闭链运动是一种肢体远端固定而近端活动的运动。

开链运动（open kinetic chain, OKC）
　　开链运动是一种肢体近端固定而远端活动的运动。

运动疗法的要点

股四头肌的肌力下降，特别是股内侧肌的肌力下降明显时，突然从屈曲位施加强负荷进行膝关节伸展运动会增加对髌股关节的压力，所以要注意运动负荷。因此，作为对股内侧肌的收缩训练，股四头肌设置很有效。目前还没有关于股内侧肌的选择性收缩方法的定论。因此，要根据病例改变髋关节的体位，选择容易收缩的体位进行训练。

小知识

股四头肌设置
　　股四头肌设置指利用股四头肌等长收缩来增强肌力的训练。加上髌骨的操作称为髌骨设置，本书总称为大腿四头肌设置。

参考文献

1 ） 冨士川恭輔，松本秀男，小林龍生，他：膝関節障害に対する新しい評価法　膝関節のバイオメカニクス．関節外科16：310-319，1997.

2 ） Griffith CJ，Wijdicks CA，LaPrade RF，et al：Force measurements on the posterior oblique ligament and superficial medial collateral ligament proximal and distal divisions to applied loads．Am J Sports Med 37：140-148，2009.

3 ） Wilson WT，Deakin AH，Payne AP，et al：Comparative analysis of the structural properties of the collateral ligaments of the human knee．J Orthop Sports Phys Ther 42：345-351，2012.

4 ） 工藤慎太郎：運動療法の「なぜ？」がわかる超音波解剖，pp157-162，医学書院，2014.

5 ） 戸田佳孝，月村規子：変形性膝関節症で鵞足に圧痛のある患者の頻度とその特徴．整形外科60：320-323，2009.

6 ） 赤羽根良和，林典雄：鵞足炎におけるトリガー筋の鑑別検査．理学療法ジャーナル46：175-179，2012.

7 ） Robinson JR，Sanchez-Ballester J，Bull AM，et al：The posteromedial corner revisited：An anatomical description of the passive restraining structures of the medial aspect of the human knee．J Bone Joint Surg Br 86：674-681，2004.

8 ） Schmitt LC，Rudolph KS：Muscle stabilization strategies in people with medial knee osteoarthritis：the effect of instability．J Orthop Res 26：1180-1185，2008.

9 ） Childs JD，Sparto PJ，Fitzgerald GK，et al：Alterations in lower extremity movement and muscle activation patterns in individuals with knee osteoarthritis．Clin Biomech 19：44-49，2004

10 ） Petersen W，Tillman B：Collagenous fibril texture of the human knee joint menisci．Anat Embryol（Berl）197：317-324，1998.

11 ） Gray JC：Neural and vascular anatomy of the menisci of the human knee．J Orthop Sports Phys Ther 29：23-30，1999.

12 ） Sims WF，Jacobson KE：The posteromedial corner of the knee：medial-sided injury patterns revisited．Am J Sports Med 32：337-345，2004.

13 ） Karachalios T，Hantes M，Zibis AH，et al：Diagnostic accuracy of a new clinical test（the Thessaly test）for early detection of meniscal tears．J Bone Joint Surg Am 87：955-962，2005.

14 ） 冨士川恭輔：靭帯損傷による膝関節不安定性の病態と診断．日本整形外科スポーツ医学会誌21：279-290，2001.

15 ） Zeng SX，Wu GS，Dang RS，et al：Anatomic Study of Popliteus Complex of the Knee in a Chinese Population．Anat Sci Int 86：213-218，2011.

16） Pasque C，Noyes FR，Gibbons M，et al：The role of the popliteofibular ligament and the tendon of popliteus in providing stability in the human knee．J Bone Joint Surg Br 85：292-298，2003.

17） Lasmar RC，Marques de Almeida A，Serbino JW Jr，et al：Importance of the different posterolateral knee static stabilizers：biomechanical study．Clinics（Sao Paulo）65：433-440，2010.

18） 江玉睦明，大西秀明，影山幾男，他：膝窩筋機能の肉眼解剖学的検討．スポーツ傷害18：47-49，2013.

19） 国中優治：機能解剖学的に捉えた膝関節の運動学．理学療法24：733-743，2007.

20） LaPrade RF，Hamilton CD：The fibular collateral ligament-biceps femoris bursa．An anatomic study．AM J Sports Med 25：439-443，1997.

21） Fairclough J，Hayashi K，Toumi H，et al：The functional anatomy of the iliotibial band during flexion and extension of the knee：implications for understanding iliotibial band syndrome．J Anat 208：309-316，2006.

22） Ehrenborg G，Lagergren C：Roentgenologic changes in the Osgood-Schlatter lesion．Acta Chir Scand 121：315-327，1961.

23） 平野篤：Osgood-Schlatter病のMRIによる画像診断．臨床スポーツ医学23：1021-1027，2006.

24） 広瀬統一：スポーツ選手の骨成長と膝痛．臨床スポーツ医学23：1005-1012，2006.

25） 東山一郎，熊井司：ジャンパー膝の病態　骨梁構造，組織学的検討．臨床スポーツ医学27：1063-1071，2010.

26） Fredberg U，Bolvig L：Jumper's knee．Review of the literature．Scand J Med Sci Sports 9：66-73，1999

27） Merican AM，Amis AA：Anatomy of the lateral retinaculum of the knee．J Bone Joint Surg Br 90：527-534，2008

28） 川野哲英：ファンクショナル・テーピング．pp32-33，Book House HD，1988.

29） Mace J，Bhatti W，Anand S：Infrapatellar fat pad syndrome：a review of anatomy，function，treatment and dynamics．Acta Orthop Belg 82：94-101，2016.

30） Bohnsack M，Meier F，Walter GF，et al：Distribution of substance-P nerves inside the infrapatellar fat pad and the adjacent synovial tissue：a neurohistological approach to anterior knee pain syndrome．Arch Orthop Trauma Surg 125：592-597，2005.

31） 小野哲矢，福吉正樹，永井教生，他：膝蓋下脂肪体の組織弾性が膝前部痛に与える影響．東海スポーツ傷害研究会会誌31：1-3，2013.

32） Dragoo JL，Johnson C，McConnell J：Evaluation and Treatment of Disorders of the Infrapatellar Fat Pad．Sports Med 42：51-67，2012.

33）Thomeé R，Augustsson J，Karlsson J：Patellofemoral pain syndrome：
a review of current issues．Sports Med 28：245-262，1999．

34）Lee TQ，Morris G，Csintalan RP：The influence of tibial and femoral
rotation on patellofemoral contact area and pressure．J Orthop Sports
Phys Ther 33：686-693，2003．

35）Halabchi F，Mazaheri R，Seif-Barghi T：Patellofemoral pain syndrome
and modifiable intrinsic risk factors; how to assess and address?．Asian J
Sports Med 4：85-100，2013．

36）Barton CJ，Lack S，Malliaras P，et al：Gluteal muscle activity and
patellofemoral pain syndrome：a systematic review．Br J Sports Med
47：207-214，2013．

37）Barton CJ，Bonanno D，Levinger P，et al：Foot and ankle characteristics
in patellofemoral pain syndrome：a case control and reliability study．J
Orthop Sports Phys Ther 40：286-296，2010．

38）Horton MG，Hall TL：Quadriceps femoris muscle angle：normal values
and relationships with gender and selected skeletal measures．Phys Ther
69：897-901，1989．

39）Tomsich DA，Nitz AJ，Threlkeld AJ，et al：Patellofemoral
alignment：reliability．J Orthop Sports Phys Ther 23：200-208，1996．

40）Hughston JC，Barrett GR：Acute anteromedial rotatory instability．
Long-term results of surgical repair．J Bone Joint Surg Am 65：145-
153，1983．

41）Battaglia MJ 2nd，Lenhoff MW，Ehteshami JR，et al：Medial
Collateral Ligament Injuries and Subsequent Load on the Anterior
Cruciate Ligament：A Biomechanical Evaluation in a Cadaveric Model．
Am J Sports Med 37：305-311，2009．

42）Robinson JR，Bull AM，Thomas RR，et al：The role of the medial
collateral ligament and posteromedial caps.ule in controlling knee laxity．
Am J Sports Med 34：1815-1823，2006

43）Harilainen A：Evaluation of knee instability in acute ligamentous
injuries．Ann Chir Gynaecol 76：269-273，1987．

44）Shelbourne KD，Biggs A，Gray T：Deconditioned knee：the
effectiveness of a rehabilitation program that restores normal knee motion
to improve symptoms and function．N Am J Sports Phys Ther 2：81-
89，2007．

45）Sachs RA，Daniel DM，Stone ML，et al：Patellofemoral problems
after anterior cruciate ligament reconstruction．Am J Sports Med 17：
760-765，1989．

46）Trudel G，Uhthoff HK：Contractures secondary to immobility：is the
restriction articular or muscular? An experimental longitudinal study in the
rat knee．Arch Phys Med Rehabil 81：6-13，2000．

47）LaPrade RF，Terry GC：Injuries to the posterolateral aspect of the knee. Association of anatomic injury patterns with clinical instability. Am J Sports Med 25：433-438，1997.

48）Harilainen A：Evaluation of knee instability in acute ligamentous injuries. Ann Chir Gynaecol 76：269-273，1987.

49）Gadikota HR，Seon JK，Wu JL，et al：The effect of isolated popliteus tendon complex injury on graft force in anterior cruciate ligament reconstructed knees. Int Orthop 35：1403-1408，2011.

50）Bevilaqua-Grossi D，Monteiro-Pedro V，Sousa GC，et al：Contribution to the Anatomical Study of The Oblique Portion of the Vastus lateralis Muscle. Braz J morphol Sci 21：47-52，2004.

51）Piva SR，Fitzgerald K，Irrgang JJ，et al：Reliability of measures of impairments associated with patellofemoral pain syndrome. BMC Musculoskelet Disord 7：33，2006.

52）Siatras TA，Mittas VP，Mameletzi DN，et al：The duration of the inhibitory effects with static stretching on quadriceps peak torque production. J Strength Cond Res 22：40-46，2008.

53）市橋則明，日高正己，浦野由紀子，他：脚伸展動作と膝伸展動作の運動学的分析—Close kinetic chainとOpen Kinetic chainの違い. 理学療法学24：341-346，1997.

3 踝关节、足部

踝关节、足部的结构和功能

踝关节由距小腿关节和距下关节组成。足部包括7块跗骨，5块跖骨，14块趾骨。

距小腿关节主要负责完成踝关节背伸/跖屈动作，也可辅助做少量旋前/旋后和内收/外展动作。距下关节负责完成旋前/旋后和内收/外展动作，也可做少量背伸/跖屈动作。

足部的关节可做内旋/外旋和内收/外展动作。足部有3个足弓结构，可缓冲施加于足部的压力（图3.3.1）。

➡距小腿关节
talocrural joint

➡距下关节
subtalar joint

A. 踝关节和足部容易发生的功能障碍

踝关节是足部固定在地面时，可使其正上方的小腿产生运动的关节。因其承担着极大的负重且需要保证小腿的运动，所以需要很强的肌力和较大的关节活动度。

➡踝关节
ankle joint

足部是直立行走时唯一与地面接触的部位。步行时承受着比自身体重更大的力。

➡足部
foot region

踝关节及足部在负重时活动度减少，不仅可影响与之相邻的小腿部的活动，还会给膝关节和髋关节带来极大的影响。可以认为，

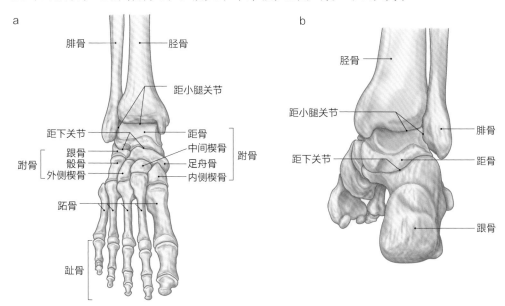

图3.3.1 足部的结构
a. 前面观；b. 后面观。踝关节由距小腿关节和距下关节构成。足部由7块跗骨、5块跖骨、14块趾骨构成

踝关节周围肌肉的肌力减弱或关节活动受限，可引起关节周边或远端的功能异常，踝关节和足部的疼痛也可诱发膝部和腰部的疼痛。

B. 踝关节、足部的稳定结构（图3.3.2）

● 静态稳定结构

- 韧带。
- 踝关节：腓侧副韧带（距腓前韧带、跟腓韧带、距腓后韧带）：限制踝关节内翻；

    胫侧副韧带（胫距前韧带、胫舟韧带、胫跟韧带、胫距后韧带）：限制踝关节外翻；

    距跟骨间韧带：限制距骨的内旋。

- 足部：跟舟足底韧带：支撑内侧纵弓；

    足底长韧带：支撑外侧纵弓；

    跖骨深横韧带：支撑横弓。

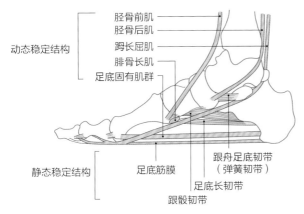

图3.3.2　踝关节、足部的稳定结构
包括支撑足弓结构的韧带和肌肉组织

● 动态稳定结构

- 距小腿关节、距下关节：胫骨后肌、腓骨长肌；
- 内侧纵弓：蹞展肌、胫骨后肌、胫骨前肌、腓骨长肌、趾短屈肌、蹞短屈肌；
- 外侧纵弓：腓骨长肌、腓骨短肌、小趾展肌；
- 横弓：蹞收肌、腓骨长肌。

C. 踝关节、足部的运动

距小腿关节背伸时，距骨向上方滚动并向后方滑动（图3.3.3a）；跖屈时，距骨向下方滚动并向前方滑动（图3.3.3b）。

距下关节的运动轴在冠状面、水平面和矢状面都不一致，因此，距骨会产生背伸/跖屈、内旋/外旋和内收/外展等复合动作。

足部的内侧纵弓在负重时伴随着足部的内旋、外展而降低（图3.3.4）。

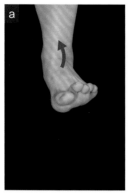 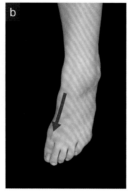

图3.3.3　踝关节和足部的复合运动
a.背伸；b.跖屈

图3.3.4　负重引起的内侧纵弓降低
a.非负重时；b.负重时，足舟骨下沉

1 踝关节后方疼痛

step1　怎样运动会导致疼痛：明确受力

踝关节后方受力的原因可考虑为在步行和跑步中脚踩到地面或者跳跃着地时，小腿前倾踝关节产生背伸动作。这个背伸动作可引起踝关节后方受到的牵伸力增加。

在步行和跑步等活动中，足掌蹬地或跳跃离地时，足跟向上抬起，踝关节产生跖屈动作。这个跖屈动作可引起踝关节后方受到的压缩力增加。

问诊时要详细询问患者导致疼痛的动作，询问患者是"脚踩到地面时疼痛还是跳起时疼痛"，患者会更容易理解。

牵伸力增加可考虑为胫骨后肌腱、腓骨长短肌腱或跟腱的问题。

压缩力增加可考虑为位于跟腱深层的Kager's脂肪垫（Kager's fat Pad）、三角骨或趾长屈肌腱的问题。

若背伸、跖屈时踝关节后方均发生疼痛，则考虑为跟腱及其周围组织的问题。

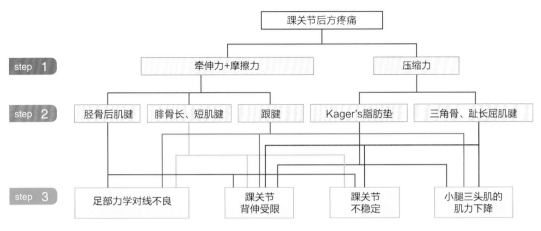

流程图　踝关节后方疼痛的评估策略

step2　疼痛出现在哪些部位：解剖学评估

（1）跟腱（图3.3.5）

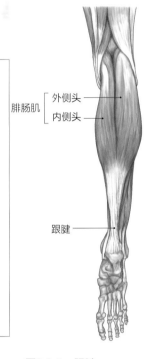

> 跟腱（小腿三头肌的终止肌腱）
>
> 腓肠肌
>
> 起　　点：内侧头起于股骨内上髁，外侧头起于股骨外上髁
>
> 止　　点：跟骨结节
>
> 支配神经：胫神经
>
> 作　　用：使膝关节屈曲、踝关节跖屈
>
> 比目鱼肌
>
> 起　　点：胫骨的比目鱼肌线，腓骨头和腓骨颈的后面
>
> 止　　点：跟骨结节
>
> 支配神经：胫神经
>
> 作　　用：使踝关节跖屈

图3.3.5　跟腱
跟腱自外向内的扭转走行

● 疼痛发生的解剖学原因

跟腱的平均长度为20～25 cm，中央横断面面积为70～80 mm²，每mm²可耐受6～10 kg的张力，跟腱是可耐受将近1 t张力的非常强健的肌腱。跟腱损伤的原因可考虑为慢性压力所致的肌腱的变性或硬度变化。

比目鱼肌和腓肠肌附着在跟腱上，比目鱼肌内含大量的Ⅰ型肌纤维，可在站立时控制前方旋转力矩[1]。腓肠肌内含大量的Ⅱb

型肌纤维，可在短跑或跳跃时产生推动力。跟腱在跑步时承受着大约7倍体重的张力[2]。张力的承受部位可分为跟腱部和跟腱附着部。

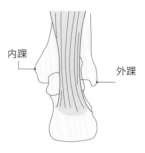

①跟腱部

跟腱近端略宽，在中央部变细，之后在附着部又变宽。在跑步或跳跃着地时，因距下关节发生旋前/旋后运动，跟腱的内侧和外侧要承受很强的张力（图3.3.6）。跟腱被远端下行的与小腿深筋膜接续的结缔组织的被膜覆盖。这种结缔组织的被膜为腱周围组织，其内部存在着丰富的血管和神经（图3.3.7），随着肌腱的滑动可被拉伸2~3 cm[3]。因此，施加于跟腱部的压力引发腱周围组织的炎症，导致跟腱部疼痛。另外，跟腱部的营养血管是胫后动脉，由走行于腱周围组织的血管供应营养。跟腱的中央部血液循环不良，与距跟骨结节2~6 cm的部位比较脆弱、容易断裂也有关系[4,5]。

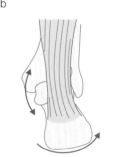

②跟腱附着部

跟腱在跟骨后方2/3处有一个长方形的附着体，其存在部位偏内侧。跟腱的跟骨附着部有两个滑囊（图3.3.8），一个位于跟腱和皮肤之间，可维持跟腱在皮下的滑动性。另一个是位于跟腱和跟骨结节上部的跟骨后滑囊（retrocalcaneal bursa）。跟骨后滑囊存在于Kager's脂肪垫的远端[6]，也有起始于比目鱼肌的跟腱纤维附着[7]于此。

附着部的组织学结构为四层的纤维软骨性附着部。从腱侧起，按顺序依次为纤维层、非钙化纤维软骨层、钙化纤维软骨层和骨

图3.3.6　跟腱和距下关节的旋前
a. 直立位；b. 旋前位。
旋前时跟腱内侧受到牵伸力

➔纤维软骨性附着部
fibrocartilage enthesis

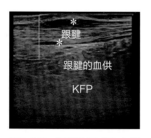

图3.3.7　跟腱的炎症和血供
观测到包裹跟腱的周围组织的肿胀（＊）和跟腱的血供
KFP：Kager's脂肪垫

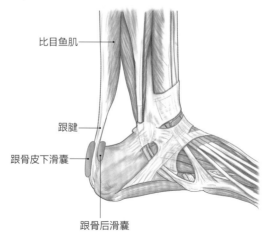

图3.3.8　踝关节的滑囊和腱鞘
跟腱的表层和深层存在滑囊

比目鱼肌

跟腱

跟骨皮下滑囊

跟骨后滑囊

层。随着关节运动的变化，骨和骨的位置关系发生变化，肌腱牵拉骨的方向也发生变化。由于肌腱相对骨组织较柔软，如果直接附着于骨组织上，关节运动产生的力会使肌腱弯曲。因此，纤维软骨性附着部被认为是比肌腱硬、比骨组织软的组织，其存在可减少施加于肌腱的压力。当发生软骨细胞积聚或纵向断裂等变形性关节症时，纤维软骨性附着部的非钙化纤维层可发生变化[8]（图3.3.9）。

可以认为，跟腱附着部及其周围的滑囊和脂肪垫等组织（enthesis organ）发生退行性变化，或过度的压力导致其变性时，跟腱附着部会产生疼痛。

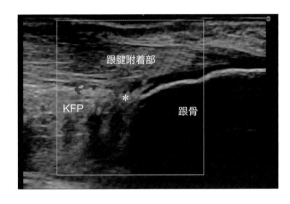

图3.3.9 跟腱附着部的炎症（蓝色和红色部分）
＊：跟腱附着部；
KFP：Kager's脂肪垫

● 跟腱的触诊（图3.3.10）

跟腱位于踝关节后方，踝关节背伸时跟腱会变硬，因此比较容易触诊。触诊跟腱附着部时，要分别触诊跟腱表层、内侧、外侧和深层。

➡跟腱
Achilles tendon

小腿三头肌的深层为比目鱼肌，表层内侧为腓肠肌内侧头，表层外侧为腓肠肌外侧头。下行到跟腱后其深层也为比目鱼肌，表层内侧为腓肠肌内侧头，表层外侧为腓肠肌外侧头，但跟腱是扭曲结构。Edama等[7,9]把位于肌腱深层的肌束的扭曲结构分为3种类型，并调查了在日本人中3种类型的占比。只位于比目鱼肌几乎没有扭曲的类型（type 1）占24%，位于腓肠肌外侧头和比目鱼肌的中度扭曲的类型（type 2）占67%，只位于腓肠肌外侧头的重度扭曲的类型（type 3）占9%。这种分类方法没有性别差异。另外，疼痛容易发生在跟骨附着部前方（跟腱深层部分），虽然有个体差异，但关于疼痛发生在腓肠肌外侧头和比目鱼肌的报道较多。跟腱深层部分也有跟骨后滑囊存在。

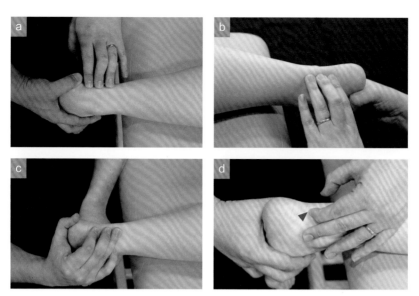

图3.3.10 跟腱的触诊
a. 表层；b. 内侧；c. 外侧；d. 深层

● 小腿三头肌的触诊（图3.3.11）

①腓肠肌

➡腓肠肌
gastrocnemius m

腓肠肌位于小腿后面的表层。腘窝内可触及腘窝动脉，位于其内侧和外侧的肌腹分别为腓肠肌内侧头和外侧头。腓肠肌的作用是使踝关节跖屈和膝关节屈曲。膝关节屈曲时腘绳肌缩短，在此状态下进行踝关节跖屈时，因收缩而坚硬的肌肉即为腓肠肌。

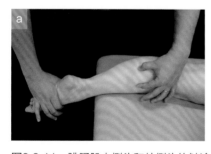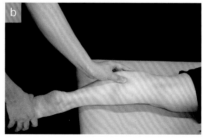

图3.3.11 腓肠肌内侧头和外侧头的触诊
a. 内侧头肌腹的触诊；b. 外侧头肌腹的触诊

②比目鱼肌（图3.3.12）

➡比目鱼肌
soleus m.

比目鱼肌位于腓肠肌深层，是使踝关节跖屈的单关节肌。因其肌腹存在于腓肠肌远端，所以从踝关节远端开始进行触诊，可以触及比目鱼肌的肌腹。

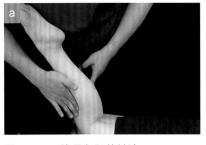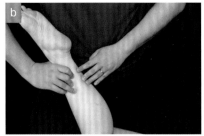

图3.3.12　比目鱼肌的触诊

a. 肌腹的触诊；b. 远端的触诊

● 跟腱测试

汤普森试验（Thompson squeeze test）

- 检查体位：俯卧位，膝关节被动屈曲。
- 操作：用手拿捏小腿三头肌的肌腹。
- 判定：如果检查侧的踝关节不出现跖屈即为阳性。
- 功能意义：通过拿捏小腿三头肌的肌腹，腓肠肌和比目鱼肌短缩。这些肌肉的短缩通过跟腱使踝关节跖屈。但如果跟腱断裂，张力就不能传达到足部，则踝关节不能跖屈。
- 注意点：在跟腱部分断裂的情况下，踝关节可做少量跖屈，因此需要比较左右侧的差异。另外，跟腱炎和跟腱附着部的功能障碍时很少出现汤普森试验阳性，需要仔细查找压痛点。

● **怎样理解触诊和检查结果？**

汤普森试验阳性可能是由跟腱断裂引起的。临床上跟腱附着部压痛的病例有很多，需要确认压痛是来自跟腱本身还是来自跟腱附着部（跟骨后滑囊）。

如果压痛来自跟腱，要再次确认疼痛是由牵伸力导致的还是由压缩力导致的。两种情况都会出现踝关节背伸受限和小腿三头肌的肌力下降。另外，由牵伸力导致疼痛时，还可能会出现足部的力学对线问题。

①踝关节背伸受限 → step 3 p.335

小腿三头肌的伸展性降低会导致踝关节背伸受限。即使小腿三头肌的伸展性没有降低，在踝关节背伸受限的状态下进行跑步和跳跃等运动而强迫踝关节背伸时，跟腱也会受到强烈的牵伸力。另外，在踝关节背伸受限的状态下，想要用力伸展也不能快速完成。肌肉在牵伸状态下恢复时，需要发挥很大的张力［牵张收缩周期（SSC）］。如果存在背伸受限，不能有效利用SSC，就需要小腿三头肌更有力地活动，使跟腱受到的压力增加。

②小腿三头肌的肌力下降 ▶ step 3 p.338

小腿三头肌（踝关节跖屈肌）的肌力下降时，负重体位下小腿不能前倾，因此即使关节活动不受限，踝关节背伸也会受限。另外，由于小腿三头肌的肌力下降，收缩活动增强，跟腱部承受的牵伸力也会增加。

③足部力学对线不良 ▶ step 3 p.338

在足部力学对线不良的病例中，足部旋前，内侧纵弓降低是主要问题。内侧纵弓降低可导致足部的刚性降低，用脚踢地板时不能有效接收地板的反作用力，因此踢地板时所用的力量要增强，跟腱部承受的牵伸力增加。

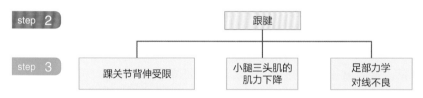

step 2 ——— 跟腱

step 3 —— 踝关节背伸受限 ——— 小腿三头肌的肌力下降 ——— 足部力学对线不良

流程图　考虑跟腱为病因的流程图

（2）胫骨后肌腱（图3.3.13）

胫骨后肌

起　　点：小腿骨间膜的上半部分，胫骨和腓骨的骨间膜侧

止　　点：足舟骨粗隆，内侧、中间及外侧楔骨，第2～4跖骨

支配神经：胫神经

作　　用：使踝关节内翻（距小腿关节跖屈以及足部旋后、内收）

趾长屈肌

起　　点：胫骨后侧中央1/3处

止　　点：第2～5趾骨底跖面

支配神经：胫神经

作　　用：踝关节内翻（距小腿关节跖屈以及足部旋后、内收），使第2～5趾跖屈（跖趾关节、趾间关节）

姆长屈肌

起　　点：胫骨后侧下部2/3处，小腿骨间膜的腓侧

止　　点：姆趾远节趾骨的基底部*

▶胫骨后肌
tibialis posterior m., TP

▶趾长屈肌
flexor digitorum longus m., FDL

▶姆长屈肌
flexor hallucis longus m., FHL

支配神经：胫神经

作　　用：使踝关节内翻（距小腿关节跖屈以及足部旋后、内收），使第2~5趾跖屈（跖趾关节、趾间关节）

　*跨长屈肌的止点仅位于拇趾的例子较少，大多数人的止点也位于第2、3趾的远节趾骨的基底部

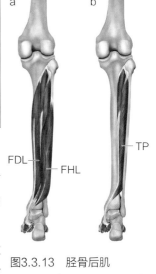

图3.3.13　胫骨后肌
胫骨后肌位于趾长屈肌、拇长屈肌的深层，小腿深层屈肌的最深层

● 疼痛发生的解剖学原因

　胫骨后肌起于小腿骨间膜、胫骨和腓骨的交界面，止于足舟骨后，其分支止于在载距突、第2~3楔骨、骰骨和第2~4跖骨基底部的足底面肌腱纤维。其作用是使踝关节跖屈，以及使足部旋后和内收。

　步行时，腓骨长肌和胫骨后肌的力量同时在支撑末期达到最大值[10]。支撑末期，足跟从地面离开，前足部支撑体重，身体重心前移。为了限制向前方的推动力，小腿三头肌用力，足底筋膜紧张形成windlass结构。腓骨长肌可使第1跖骨和内侧楔骨跖屈、外翻，腓骨长肌和胫骨后肌同时收缩时，跗跖关节处的横弓增高，足部的刚度随之提高[11]（图3.3.14）。

　也就是说在步行时，特别是在支撑末期，胫骨后肌不仅要负责踝关节跖屈/背伸所需的滑动性，还要在伸展体位发挥强大的张力。由于需要满足这样的力学要求，所以胫骨后肌在发挥功能时内踝后方和足舟骨附着部均需承受强大的压力。

　①内踝后方（图3.3.15）

　胫骨后肌腱在小腿后方下行后，在内踝后方的走行方向发生很

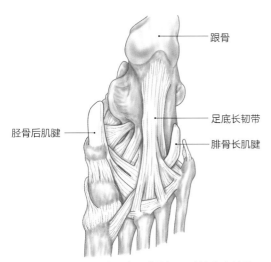

图3.3.14　胫骨后肌腱和腓骨长肌腱的稳定结构
胫骨后肌和腓骨长肌的肌腱交互绕到足底部，参与中足部到前足部的横弓的保持

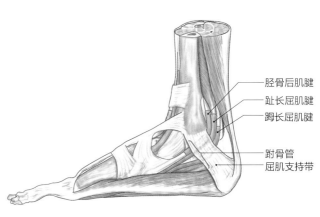

图3.3.15　内踝后方的胫骨后肌腱
胫骨后肌腱在内踝后方改变走行方向，被腱鞘包围

大改变。这个部分被腱鞘覆盖。胫骨后肌腱从胫骨后肌的肌腹、肌腱周围的结缔组织的动脉网、胫后动脉的分支和肌腱骨膜附着部的血管中汲取营养，但内踝后方是缺血区[12]。因此，施加在内踝后方的较大的摩擦力导致的肌腱损伤，较难治愈。

②足舟骨附着部（足副舟骨）（图3.3.16）

足副舟骨是足部多余的骨或籽骨，位于足舟骨的内侧后下方。足副舟骨是一种足结构缺陷，15%左右的正常人有足副舟骨，但大多数拥有此骨的人并无临床症状，仅10%～30%的人有症状[13]。足副舟骨有3种类型，和足舟骨于胫骨后肌内分离的为Veitch I 型，与软骨结合的为Veitch II 型，Veitch II 型的足副舟骨和足舟骨形成骨性融合（cornuate navicular）的为Veitch III 型[14]。软骨结合部为滑膜性关节，有报告指出该处会发生关节炎性改变[15]。也有报告称，足副舟骨的存在使跟舟足底韧带产生了变性、断裂[16]。

胫骨后肌的足舟骨附着部是附着器官（enthesis organ），此部位承受了很强的张力[17]。在Veitch II 型中，胫骨后肌腱止于足副舟骨处后以足副舟骨为起点向足底的各个部位延伸，这是胫骨后肌腱的解剖学特征[18,19]。因此，在足副舟骨的软骨结合部，胫骨后肌的收缩可引起强烈的张力，诱发疼痛。

➡足副舟骨
accessory navicular bone

➡软骨结合
synchondrosis

➡滑膜性关节
synovial joint

➡跟舟足底韧带
spring ligament

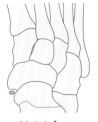 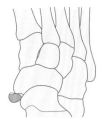 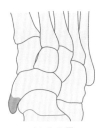

Veitch I   Veitch II   Veitch III

图3.3.16　足副舟骨的分类

Veitch I：足副舟骨在胫骨后肌腱内，与足舟骨分离。Veitch II：足副舟骨与足舟骨粗隆、纤维性或纤维软骨结合，成为胫骨后肌腱附着部的一部分。Veitch III：足副舟骨和足舟骨骨性愈合，向外突出。

● 小腿深层屈肌群的触诊

①胫骨后肌（图3.3.17）

胫骨后肌参与踝关节的内翻活动，位于内踝后方、小腿深层屈肌群中最内侧的位置，收缩时可从后方看到肌腱浮起的状态。并且可以在此处触及该肌腱，沿胫骨后肌腱可触及到足舟骨粗隆。

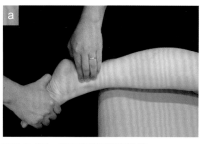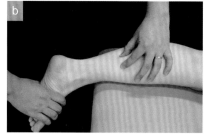

图3.3.17　胫骨后肌腱的触诊

②足舟骨（足副舟骨）（图3.3.18）

内踝下端大约2横指前方的骨性隆起为足舟骨粗隆，胫骨后肌止于此。足舟骨和近端的距骨构成距横关节。手握距骨时，向足舟骨的底部和背侧滑动，可触及关节面。同样，在远端的楔舟关节，手握足舟骨时，向内侧楔骨的底部和背侧滑动，可触及关节面。

③趾长屈肌（图3.3.19）

趾长屈肌腱在胫骨后肌外侧，胫后动脉内侧的位置。因此，以胫骨后肌和胫后动脉为标志，把手指放在中间可以定位趾长屈肌。趾长屈肌很难单独收缩，让第4、5趾伸展时可触及滑动的趾长屈肌腱。姆长屈肌腱大多数止于第2、3趾，因此伸展第2、3趾时姆长屈肌腱也会滑动，从而造成姆长屈肌和趾长屈肌鉴别困难。

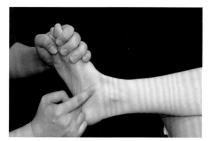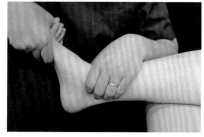

图3.3.18　足舟骨的触诊　　　　图3.3.19　趾长屈肌的触诊

④姆长屈肌（腱）（图3.3.20）

姆长屈肌位于小腿深层屈肌群的最外侧，是在内踝后方可以触摸到的最深层的肌腱。因为其位于胫后动脉的外侧，触及胫后动脉时，手指继续向深处触摸，同时伸展姆趾，可触及姆长屈肌腱的滑动。

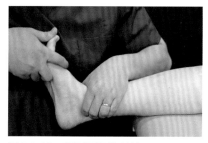

图3.3.20　姆长屈肌的触诊

（3）腓骨长、短肌（图3.3.21）

腓骨长肌
起　　点：腓骨头和腓骨外侧上2/3
止　　点：内侧楔骨和第1跖骨底
支配神经：腓浅神经
作　　用：使踝关节跖屈，足部外展、旋前
腓骨短肌
起　　点：腓骨外侧下1/2
止　　点：第5跖骨粗隆
支配神经：腓浅神经
作　　用：使踝关节跖屈、足部外展

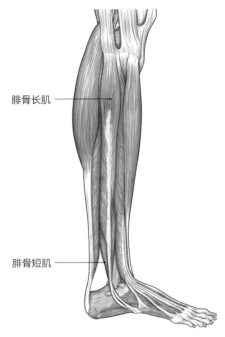

图3.3.21　腓骨长、短肌

● 疼痛发生的解剖学原因

腓骨长肌和腓骨短肌都有使踝关节跖屈和外展的作用。腓骨长肌还有使足部旋前的作用。外踝后面有腓骨肌腱沟，可预防肌腱脱位。外踝后方腱鞘内有两条肌腱，这两条肌腱在跟骨外侧面的腓骨肌滑车处分开走行。通过腓骨肌滑车前上方的是腓骨短肌，通过后下方的是腓骨长肌。腓骨长肌接下来通过骰骨的下面向足底部走行。因为腓骨长肌从起点行至终点的过程中急剧的变化比较多，并且会通过比较狭窄的部分，所以容易发生炎性变化（如腓骨肌腱炎）或外伤脱位（如腓骨肌腱脱位）。另外还有其他原因导致的腓骨肌腱疼痛（表3.3.1）。

➡腓骨长肌
peroneus longus m.

➡腓骨短肌
peroneus brevis m.

表3.3.1　腓骨肌腱的功能障碍和理学所见

名称	疼痛部位	理学所见
腓骨肌腱炎	外踝后方	腓骨肌收缩时疼痛
腓骨肌腱脱位	外踝后方	腓骨肌的脱位、断裂
腓骨短肌腱断裂	外踝后方	无
腓侧附属骨障碍	骰骨	负重时疼痛

①腓骨肌腱炎
腓骨肌腱炎是外踝后方腓骨肌滑动障碍时，为了控制踝关节不

稳定，腓骨肌腱活动性增加、摩擦力增加而发生的狭窄性腱鞘炎。

②腓骨肌腱脱位

腓骨肌腱脱位的发生率较低。踝关节背伸时，强行进行足部内收或固定足部强行使小腿外旋可引起腓骨肌腱脱位。

③腓骨短肌腱断裂

腓骨短肌腱有时会发生纵断裂。这是由腓骨短肌的表层受到腓骨长肌压迫、深层受到外踝压迫导致的。在腓骨长肌和外踝肌腱沟被压迫的状态下进行腓骨短肌滑动，产生纵断裂。

④腓侧附属骨障碍

有时在骰骨下的腓骨长肌腱内有籽骨，这个籽骨称为腓侧附属骨，可发生骨折、疲劳骨折和籽骨分离障碍。

● 腓骨肌群的触诊（图3.3.22）

在踝关节跖屈和足部外展时，可触摸到外踝后方较硬的腓骨长肌腱。腓骨短肌的肌腹位于腓骨长肌腱的深层。保持足外展位，做第5跖骨底向底侧按压的抵抗动作，可加强腓骨短肌的收缩。腓骨短肌直到外踝后方的部分都属于肌腹，但腓骨长肌外踝后方的部分属于肌腱。

按压外踝后方坚硬的肌腱，如果有疼痛即为腓骨长肌腱疼痛，如果腓骨长肌腱的深层后方有压痛即为腓骨短肌腱疼痛。

尚无针对腓骨肌腱障碍的特殊检查，可以用影像学检查或触诊时是否有压痛点来判断。

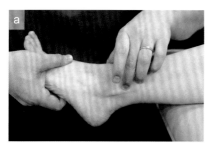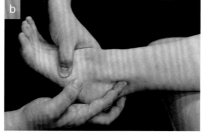

图3.3.22　腓骨长、短肌腱的触诊
a.腓骨长肌腱；b.腓骨短肌腱

● 怎样理解触诊和检查结果？

当胫骨后肌腱和足舟骨存在压痛点时，如果收缩时的疼痛可在踝关节后内侧再次出现，可考虑为胫骨后肌腱和足副舟骨承受的牵伸力和摩擦力增加而导致的疼痛。另外，如果收缩时腓骨长、短肌腱的压痛出现在踝关节后外侧，可考虑为由腓骨长、短肌腱受训的摩擦力和牵伸力增加引发的疼痛。

胫骨后肌腱和腓骨长、短肌腱受到的牵伸力增加的主要原因可考虑以下3种。特别是胫骨后肌腱和足副舟骨障碍等原因复合存在，使疼痛的发生机制更加复杂。另外，大多数腓骨肌腱障碍是由踝关节不稳定造成的。

①踝关节的不稳定性 step 3 p.345

踝关节内翻扭伤时容易损伤腓骨长、短肌腱，因为腓骨长、短肌腱距腓前韧带的走行相似，都有制动踝关节内翻的作用。因此，踝关节内翻扭伤时，腓骨长、短肌腱也会因牵伸力的增加而损伤。另外，胫骨后肌腱和足副舟骨障碍也可导致踝关节内翻扭伤。这是因为踝关节内翻时，关节内侧受到的压缩力增加，引起足副舟骨和胫骨后肌腱产生细微的损伤。在这种情况下，急性外伤合并细微损伤，再加上负重，导致腓骨长、短肌腱，以及胫骨后肌腱和足副舟骨受到的牵伸力增加，产生疼痛。

另外，发生慢性踝关节不稳定时，腓骨长、短肌和胫骨后肌的稳定结构过度工作，胫骨后肌和腓骨长、短肌受到的负荷增加，导致牵伸力增加，从而产生疼痛。

②踝关节背伸受限 step 3 p.335

踝关节背伸受限时，有踝关节跖屈作用的胫骨后肌腱和腓骨长、短肌腱受到的牵伸力增加。另外，在踝关节背伸受限的状态下，负重位时小腿前倾，足部的旋前增强，有旋后作用的胫骨后肌受到的牵伸力也随之增加。

③足部力学对线不良 step 3 p.338

内侧纵弓塌陷和横弓塌陷是足部力学对线不良的主要原因。胫骨后肌有使足部旋后、内收的作用，内侧纵弓塌陷可导致其承受过度的牵伸力。另外，胫骨后肌止于足舟骨后，附着于内侧、外侧、中间楔骨以及第2～4跖骨底，也参与维持中足部横弓的刚性。因此，足部内侧纵弓和横弓塌陷时，胫骨后肌受到的负荷增加，牵伸力也随之增加。

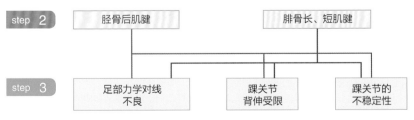

流程图　考虑胫骨后肌腱和腓骨长、短肌腱为病因的流程图

（4）Kager's脂肪垫（图3.3.23）

> **Kager's脂肪垫**
>
> 位于跟腱深层、蹈长屈肌表层与跟骨近端所围成空间内的脂肪垫，可分为以下3部分
> ①跟腱垫（A）：跟腱的深层部分；
> ②蹈长屈肌垫（F）：蹈长屈肌部分；
> ③跟骨后楔形垫（retrocalcaneal wedge pad，R）：跟腱附着部的深层部分。

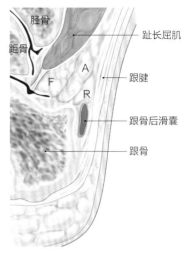

图3.3.23　Kager's脂肪垫

A：跟腱垫；F：蹈长屈肌腱；R：跟骨后楔形垫。修改自[Theobald P, Bydder G, Dent C, et al:The functional anatomy of Kager's fat pad in relation to retrocalcaneal problems and other hindfoot disorders. J Anat 208: 91-97, 2006]

● 疼痛发生的解剖学原因

Kager's脂肪垫是位于由跟腱深层、蹈长屈肌表层和跟骨近端空间内的脂肪垫。这个脂肪组织可分为跟腱垫、蹈长屈肌垫和跟骨后楔形垫3部分[20]，周围有胫后动、静脉和胫神经通过。踝关节运动时，肌腱的滑动和骨的运动会产生机械力，脂肪垫有保护血管、神经的作用。

另外，Kager's脂肪垫有降低跟腱下的滑动性、减小跟腱附着部的压缩力、调整跟骨后滑囊内压的作用[21]。因此，踝关节的外伤或过度使用可引起脂肪垫挛缩。踝关节在进行跖屈/背伸运动时，跟腱的滑动性降低，跟腱附着部的应力集中，会引起跟骨后滑囊炎，导致跟腱周围疼痛。特别是踝关节跖屈时，跟骨结节和跟腱之间的部分进入跟骨后楔形垫。跖屈/背伸运动引起的跟骨后楔形垫滑动障碍也是疼痛产生的原因。蹈长屈肌垫的动态也可影响这部分的滑动性[22]。

● Kager's脂肪垫的触诊（图3.3.24）

触摸到跟腱后，抓住跟腱的深层部分。用其他手指从侧面施以压迫，对面的手指放松压迫，可产生脂肪组织的侧方移动。这个动作从跟腱深层到蹈长屈肌表层都要进行，比较左右侧的移动量。为了提高跟骨后楔形垫的滑动性，需要在踝关节跖屈的同时，把跟腱下脂肪垫的深层部分（跟腱垫）向表层远端牵引[22]。跟腱炎导致的疼痛表现为按压跟腱的深层部分时有压痛，如果反复按压

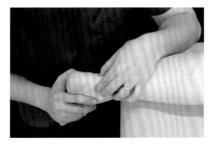

图3.3.24　Kager's脂肪垫的触诊

疼痛减轻，可考虑为跟骨后楔形垫导致的疼痛。

● 怎样理解触诊和检查结果？

Kager's脂肪垫有压痛，且左右两侧的侧方移动量有差别时，可判断为Kager's脂肪垫挛缩。特别是在跟腱的跟骨附着部深层疼痛，而在改善跟骨后楔形垫的滑动性后疼痛减轻时，也可判断为Kager's脂肪垫挛缩。因Kager's脂肪垫挛缩导致疼痛时，可考虑以下2个运动学因素。

①踝关节背伸受限 ▶ step 3 p.335

Kager's脂肪垫存在于跟腱、姆长屈肌和跟骨后滑囊之间的空隙中，除了维持这些组织间的滑动性外，也担负着调整跟骨后滑囊内压的重任。小腿三头肌和姆长屈肌的滑动性降低时，踝关节背伸受限，如果存在Kager's脂肪垫挛缩，内压调整构造被破坏，则踝关节背伸时需要承受过度的压缩力。因此，需要评估踝关节背伸受限的原因。

②小腿三头肌的肌力下降 ▶ step 3 p.338

在小腿三头肌的肌力下降状态下行走时小腿三头肌的负荷相对增加。因此，肌肉变硬，Kager's脂肪垫内压力变大。另外，小腿三头肌的肌力下降，由胫骨后肌、姆长屈肌等深层屈肌群代偿时，也会导致Kager's脂肪垫内的压力变大。以上原因均会使Kager's脂肪垫内的压缩力增加，产生疼痛。因此，在触诊以小腿三头肌为首的踝关节跖屈肌的同时，还需要进行肌力评估。

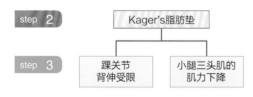

流程图　考虑Kager's脂肪垫为病因的流程图

（5）三角骨、姆长屈肌腱

三角骨（图3.3.25）：

三角骨距小腿关节后方多余的骨，存在于距骨后突和姆长屈肌附近

→三角骨
triangular bone

● 疼痛发生的解剖学原因

在踝关节后方，距骨后突部可分为距小腿关节和距下关节。姆

→距小腿关节
tacocrural joint

→距下关节
subtalar joint

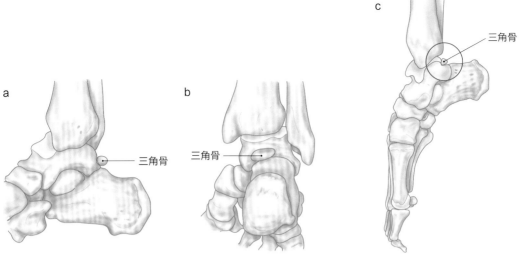

图3.3.25 三角骨
a. 内侧；b. 后面；c. 足尖着地。三角骨在踝关节跖屈位时发生撞击

长屈肌腱在胫骨后突部通过，在进行足球的任意球或做芭蕾舞立脚尖动作时，由于踝关节反复跖屈，在踝关节后方施加的压缩力增加而导致疼痛，此即三角骨障碍或踝关节后方撞击综合征。

踝关节后方撞击综合征是踝关节反复跖屈，距小腿关节、距下关节和腱鞘等各种组织的炎症混合存在的状态。撞击的原因可分为骨性和软组织性。

①骨性撞击

常见的骨性撞击为三角骨和距骨后突的撞击。三角骨是足部出现频率仅次于足副舟骨的过剩骨，12.7%的日本人有三角骨[23]。另外，发生率较低的骨性撞击还有距骨后突骨折、骨刺和炎性钙化等所致撞击。

②软组织性撞击

软组织性撞击有姆长屈肌腱鞘炎、滑膜炎等。最近，踝间韧带（IML）及其破裂也被考虑为撞击的原因[24-26]（图3.3.26）。踝间韧带是存在于胫腓后韧带深层的胫腓横韧带和距腓后韧带之间的韧带，出现撞击的概率为81.8%[27]。外侧的踝间韧带和距腓后韧带一起附着于外踝窝。内侧踝间韧带较宽，分成2束以上，呈扇形附着于内踝和姆长屈肌腱的部分纤维通道上[28]。

安田等根据对手术切除组织的研究发现，切除的关节囊和韧带组织有纤维化、黏液变性、钙化和软骨化等变性。根据术中肉眼所见和病理组织所见，发现因扭伤和体育活动损伤的关节囊和韧带的

➡踝间韧带
intermalleolar ligament, IML

纤维化、肥厚、变性，是导致踝关节撞击的原因[27）]。

踝关节后方撞击综合征可以认为是踝关节跖屈造成踝关节后方的压缩力增加，导致骨和软组织产生炎症从而产生疼痛。外伤导致的踝关节不稳定和活动度受限特别容易引起撞击，所以在进行踝关节功能评估的同时，应进行认真触诊和影像学检测。

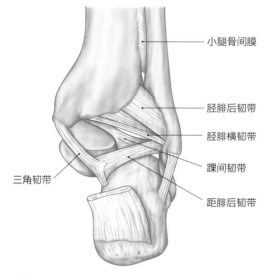

小腿骨间膜

胫腓后韧带

胫腓横韧带

踝间韧带

距腓后韧带

三角韧带

图3.3.26　踝间韧带
［引自安田稔人，木下光雄：足関節後方内側軟部組織インピンジメントの病態と治療．関節外科 29:815－820，2010］

● 三角骨的触诊

三角骨多存在于踇长屈肌和距骨后突附近。因此，触诊踇长屈肌时，可触及周围较硬的骨头，有时伴有强烈压痛。建议使用X线或超声评估三角骨是否存在。另外，踇长屈肌腱也可有压痛。

● 怎样理解触诊和检查结果？

有三角骨或者踇长屈肌腱压痛时，踝关节跖屈可造成踝关节后方疼痛者可考虑为压缩力导致的疼痛，可以进行以下运动学评估。

①踝关节背伸受限 ➔ step 3 p.335

踝关节背伸时踇长屈肌腱不能充分伸展，踇长屈肌腱会受到很大的牵伸力。这个牵伸力可能造成踇长屈肌腱的腱鞘炎，从而导致踝关节跖屈时三角骨周围的压缩力和摩擦力增加。因此，确认踇长屈肌腱的伸展性时需要评估踝关节的背伸活动度。

②小腿三头肌的肌力下降 ➔ step 3 p.338

踝关节跖屈肌的肌力下降由踇长屈肌代偿时，可造成踇长屈肌腱的腱鞘炎。这种状态可导致踝关节跖屈时三角骨周围的压缩力和摩擦力增加。因此，需要评估踝关节跖屈肌即小腿三头肌的肌力。

③踝关节的不稳定性 ➤ step 3 p.345

踝关节前方不稳定可导致踝关节跖屈时距骨活动不稳定。因此，进行跖屈运动时，距小腿关节后方的压缩力会增加，需评估前方的不稳定性。

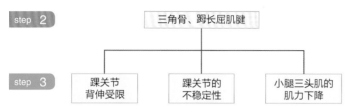

流程图　考虑三角骨和踇长屈肌腱为病因的流程图

2 踝关节前方疼痛

step1 怎样运动会导致疼痛：明确受力

踝关节前方的受力包括步行和跑步等脚踩到地面或跳跃着地时产生的压缩力，以及步行、跑步等足掌蹬地或跳跃离地时踝关节前方产生的牵伸力。

临床上，踝关节背伸时，压缩力增加可导致疼痛，但大多数患者背伸、跖屈时都会发生疼痛。

无论是压缩力还是牵伸力导致的疼痛，都可以考虑为距小腿关节的关节囊前壁和距腓前韧带的问题。

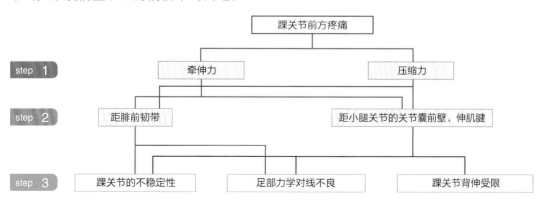

流程图　踝关节前方疼痛的评估策略

（1）距小腿关节的关节囊前方、伸肌腱

胫骨前肌

起　　点：胫骨外上侧2/3、骨间膜、小腿筋膜

止　　点：内侧楔骨和第1跖骨底内侧

支配神经：腓总神经深支

作　　用：使踝关节背伸、内翻

趾长伸肌

起　　点：胫骨外侧髁、腓骨上部、小腿骨间膜、小腿筋膜

止　　点：第2～5趾趾背筋膜

支配神经：腓总神经深支

作　　用：使第2～5趾伸展、外翻

𧿹长伸肌

起　　点：小腿骨间膜、腓骨中央

止　　点：𧿹趾远节趾骨的基底部

支配神经：腓总神经深支

作　　用：使踝关节背伸、𧿹趾伸展

距小腿关节的关节囊前壁和结缔组织

距小腿关节的关节囊前壁：附着于胫骨、腓骨的关节面到距骨

结缔组织：指在踝关节的关节囊前壁的表层和伸肌腱之间的

脂肪垫和滑膜等结缔组织

➡胫骨前肌
tibialis anterior m.

➡趾长伸肌
extensor digitorum longus m.

➡𧿹长伸肌
extensor hallucis longus m.

● **疼痛发生的解剖学原因**

导致踝关节前方疼痛最常见的原因是踝关节前方撞击，可分为Bassett's韧带撞击和软组织撞击2种[29,30]。

①Bassett's韧带撞击（Bassett's lesion）（图3.3.27）

在Bassett's韧带（胫腓前韧带的远端纤维束）扭伤的治疗过程中，韧带出现肥厚、瘢痕化而导致在踝关节背伸时，会和距骨滑车产生反复的摩擦碰撞。

②软组织撞击（图3.3.28，3.3.29）

距小腿关节前面的疏松结缔组织肥厚和瘢痕化，被卷入距小腿关节前面[31]导致撞击。

胫骨关节软骨的平均厚度为2.4 mm（1.6～3.0 mm），胫骨、距骨的关节软骨与关节囊之间的距离分别为4.3 mm（0.6～9.0 mm）、

2.4 mm（1.8～3.3 mm）。在前方关节裂隙中，关节囊表层有一个三角形脂肪垫。这个三角形脂肪垫由滑膜和滑膜下的脂肪和胶原蛋白构成，于踝关节背伸15°时夹在胫骨和距骨之间。

距小腿关节前方可能形成骨刺。关节囊前壁止于骨刺的附近，因此，很难认为骨刺是由关节囊的牵伸力导致的。解剖学认为骨刺是由其前方的软组织撞击导致的。

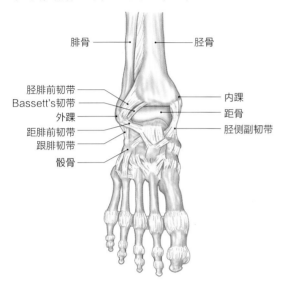

图3.3.27　Bassett's韧带
存在于胫腓前韧带远端的过剩的纤维束称为Bassett's韧带

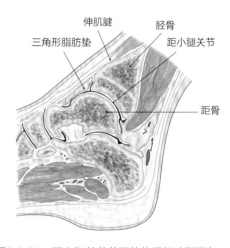

图3.3.28　距小腿关节前面的软组织（侧面）
距小腿关节前面有三角形脂肪垫位于伸肌腱的深层

另外，足趾伸肌腱没有与结缔组织紧密结合。胫骨前肌和趾长伸肌的收缩可使从距小腿关节前面通过的伸肌腱浮出。由于关节间隙的前方部分空间变大，结缔组织被从关节面拉出。

● 关节囊前壁和伸肌腱下的结缔组织的触诊（图3.3.30）

在距小腿关节前方，伸肌腱的深层关节囊的表层存在疏松结缔组织。因此，为使伸肌腱（胫骨前肌、蹬长伸肌和趾长伸肌）松弛，距小腿关节需保持被动背伸位，以手指在肌腱的深层部分滑动可进行触诊。疏松结缔组织通常比较软，一般不会出现硬化或疼痛。

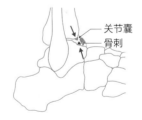

图3.3.29　骨刺和关节囊前壁的位置
在距小腿关节的关节囊附着部深层形成骨刺
修改自 [Cerezal L, Abascal F, Canga A, et al: MR imaging of ankle impingement syndromes. AJR Am J Roentgenol 181:551-559, 2003]

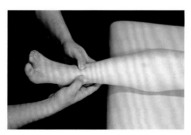

图3.3.30　关节囊前壁的结缔组织的触诊

● 胫骨前肌、趾长伸肌和蹈长伸肌的触诊（图3.3.31）

①胫骨前肌

胫骨前肌有使踝关节背伸和足部旋后的作用。因此，需嘱咐被检查者做踝关节背伸和足部旋后动作，在距小腿关节前面的内侧部可触摸胫骨前肌腱的隆起。从这个肌腱开始逐步向近端和远端触诊，即可完成胫骨前肌的触诊。胫骨前肌的肌腹外侧有趾长伸肌。为了触摸肌腹的边缘，足趾在屈曲位固定，踝关节在足部旋后时做背伸动作，因趾长伸肌收缩困难，可容易触摸到胫骨前肌外侧缘。

②趾长伸肌和蹈长伸肌

在距小腿关节前面，胫骨前肌腱外侧依次为蹈长伸肌和趾长伸肌。足趾做背伸动作时，这两个肌腱比较容易定位。在这种状态下向近端和远端触诊，蹈长伸肌的肌腹位于胫骨前肌和趾长伸肌肌腹的深层，触诊困难。建议在触诊蹈长伸肌前，先触诊趾长伸肌。

趾长伸肌在触诊时，把蹈趾固定为屈曲位或伸展位，指示被检查者做2~5趾的伸展运动。这时趾长伸肌（腱）收缩可从小腿关节处找到，向近端触诊即可触到。

触诊蹈长伸肌时，把2~5趾固定为屈曲位或伸展位，指示被检查者蹈趾做伸展动作，从距小腿关节起向近端触摸即可触摸肌腹。

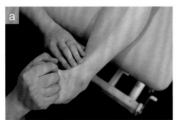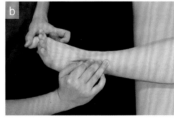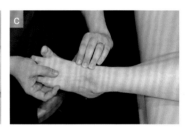

图3.3.31 胫骨前肌、趾长伸肌和蹈长伸肌的触诊
a.胫骨前肌；b.趾长伸肌；c.蹈长伸肌

● **怎样理解触诊和检查结果？**

踝关节背伸疼痛时，如果压痛在距小腿关节前面，可考虑为结缔组织撞击导致的疼痛。另外，还需要确认各伸肌腱收缩时是否会产生疼痛。如果撞击或伸肌腱的腱鞘炎恶化，则踝关节跖屈的牵伸力也会导致疼痛。这种情况要进行以下运动学评估。

①踝关节背伸受限 step 3 p.335

踝关节进行背伸运动时前方发生撞击，会产生背伸受限。导致背伸受限的因素可能是撞击，也有可能是其他因素。因此，需要对背伸受限的因素进行评估。

②踝关节的不稳定性 → step 3 p.345

Bassett's韧带（胫腓前韧带的远端纤维束）扭伤时，踝关节前方会产生疼痛。因此，需要确认扭伤是否会造成踝关节的不稳定。另外，踝关节的不稳定性也会引起踝关节周围肌肉同时过度收缩。这种情况下，肌腱的过度使用会引起腱鞘炎。

③足部力学对线不良 → step 3 p.338

距小腿关节进行背伸运动时，距骨向上方滚动、向后方滑动。特别是后足部旋前时，由于跟骨跖屈和旋前，距骨也呈跖屈（向下滚动、向前滑动）状态。在这样的力学对线下，如果踝关节在负重时背伸，则会阻碍距骨向后滑动，在前方产生撞击。因此，需要对足部的力学对线进行评估。

另外，在考虑力学对线不良时，可通过徒手或增加足舟骨垫等物理方法支撑足弓，确认是否产生前方撞击。

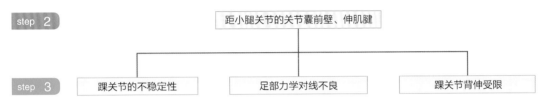

流程图　考虑距小腿关节的关节囊前壁、伸肌腱为病因的流程图

（2）距腓前韧带（图3.3.32）

→距腓前韧带
anterior talofibular ligament

> 距腓前韧带
> 近端附着部：外踝前下端
> 远端附着部：距骨颈外侧
> 功能：踝关节跖屈位的内翻制动，距骨前方移动的制动

● 疼痛发生的解剖学原因

踝关节腓侧副韧带中最脆弱的距腓前韧带是发生踝关节内翻扭伤频率较高的韧带。此韧带在踝关节跖屈内翻时紧张。因此，在体育活动中跳跃着地或踩在其他选手的脚上等情况下，踝关节跖屈内翻的动作会使踝关节腓侧副韧带受损。另外，据Fong等报道，即使在转换方向等轻度背伸时，如果强制进行距骨的内旋，距腓前韧带也会受损[32]。在韧带损伤的急性期或恢复阶段，踝关节的跖屈和向后外侧摆动等动作，会在距腓前韧带上施加牵伸力而导致疼痛。

另外，在踝关节内翻扭伤的病例中，40%～70%的患者会进展为慢性踝关节不稳定症[33]。对于慢性踝关节不稳定症，有假说认为是距腓前韧带的损伤导致固有感觉障碍而产生不稳定性[34]，也有假说认为是距下关节的距跟骨间韧带等损伤而并发跗骨窦综合征所致[35]。

跗骨窦综合征是由存在于距下关节的距跟骨间韧带损伤导致的。跗骨窦是存在于踝关节前外侧的距骨和跟骨之间的区域。距跟骨间韧带是位于距下关节运动轴上的韧带，其功能还不明确，但可以认为它类似膝前交叉韧带，起着稳定关节轴的作用（图3.3.33）。因此，距跟骨间韧带损伤会导致距骨动态不稳定[36]。慢性踝关节不稳定症会引起距下关节运动异常，导致踝关节运动异常。Chinn等表示，慢性踝关节不稳定症患者在用跑步机跑步时，踝关节过度内翻[33]。在踝关节做较强的跖屈动作且内翻时，对距腓前韧带的牵伸力增加，可诱发疼痛。

→跗骨窦
tarsal sinus

综上，距腓前韧带损伤所致踝关节前方的疼痛可考虑：①距腓前韧带损伤导致的包括滑膜炎在内的疼痛；②慢性踝关节不稳定症引起的踝关节运动异常导致的疼痛；③跗骨窦综合征引起的疼痛。

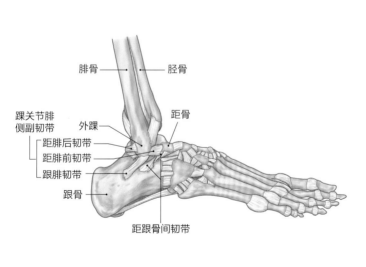

图3.3.32　踝关节腓侧副韧带
踝关节腓侧副韧带由距腓前韧带、跟腓韧带和距腓后韧带构成

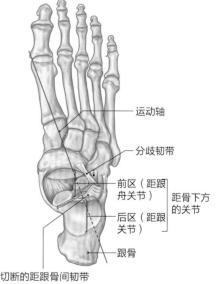

图3.3.33　距跟骨间韧带
位于距下关节的距跟骨间韧带，走行在距下关节的运动轴附近，有稳定运动轴的作用。其功能类似膝前交叉韧带

● 距腓前韧带的触诊（图3.3.34）

距腓前韧带位于踝关节前外侧。将手指放在外踝和距骨颈的连线上，使踝关节内翻，可以触摸到紧张的距腓前韧带。

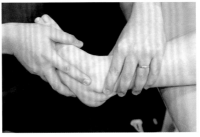

图3.3.34　距腓前韧带的触诊

● 距腓前韧带试验

前抽屉试验（图3.3.35）

- 检查体位：坐位或长位坐，膝关节轻度屈曲。
- 操作：检查者一手持被检查者小腿远端，另一手握住其跟骨，并向前拉动跟骨。
- 判定：跟骨向前移位较多，无距腓前韧带的末端感觉即为阳性。或距腓前韧带部分出现疼痛即为阳性。
- 功能意义：距腓前韧带损伤时，无法制动距骨向前移动，导致踝关节不稳定。
- 注意点：距腓前韧带和胫距前韧带可限制距骨的前方移动。因此，在距腓前韧带损伤时进行前抽屉试验，伴随距骨内旋向前方推动距骨更容易诱发不稳定性。

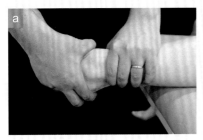
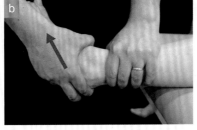

图3.3.35　前抽屉试验
a.开始体位；b.向前拉动时

内翻压力试验（图3.3.36）

- 检查体位：坐位或长坐位膝关节轻度屈曲。
- 操作：检查者一手持被检查者小腿远端，另一手握住其足背，使踝关节内翻。

- 判定：踝关节内翻的活动性增加，无距腓前韧带的末端感觉即为阳性。或距腓前韧带部分出现疼痛为阳性。
- 功能意义：距腓前韧带或跟腓韧带受损时，距骨内翻不能制动，导致不稳定性。
- 注意点：因为内翻压力试验是强制受伤部位活动的测试，所以要注意疼痛的发生。特别应注意在急性期，内翻压力测试可能会加重疼痛，暂不要实施。

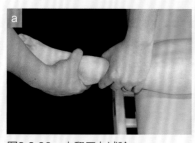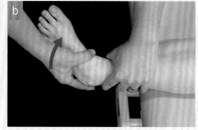

图3.3.36　内翻压力试验
a. 开始体位；b. 内翻时

● **怎样理解触诊和检查结果？**

根据不稳定性检查的结果，可以判断距腓前韧带有无损伤及其损伤程度。

在距腓前韧带损伤的急性期，由于踝关节跖屈，距腓前韧带受到牵伸力而产生疼痛。在这种情况下，应该限制跖屈，等待距腓前韧带的修复。而距腓前韧带慢性损伤时，也可因跖屈运动而产生疼痛。这种情况要考虑以下运动学因素。

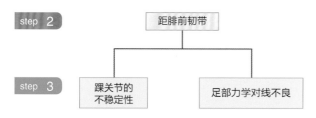

流程图　考虑距腓前韧带为病因的流程图

①踝关节的不稳定性 ➤ step 3 p.345

在代偿踝关节内翻不稳定的腓骨长、短肌功能不全的情况下，踝关节跖屈运动时踝关节内翻，距腓前韧带受到的牵伸力会增加。

因此，需要检查腓骨长、短肌的功能。

②足部力学对线不良 step 3 p.338

除了距小腿关节内翻，距骨内旋也会增加距腓前韧带受到的牵伸力。跟骨过度旋后，前足部内收和旋前，足趾屈曲复合形成的新月状足部可增加距骨的内旋，导致损伤（图3.3.37）。这种形态下足部在负重位进行踝关节跖屈，会使距骨旋后，小趾负重较多。此外，在距骨旋后状态下，为了加强姆趾的负荷，也会出现前足部旋前，需要注意。

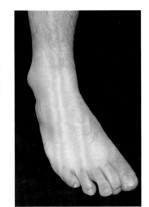

➡新月状足部
boomerang foot

图3.3.37　新月状足部

3 足底疼痛

step1 怎样运动会导致疼痛：明确受力

大多数的足底疼痛是在负重时产生的，因此很容易认为疼痛是由负重引起的压缩力增加造成的，但是也需要考虑其他的受力。特别是足底的肌肉、肌腱和韧带，为了保持足弓结构，需发挥很强的张力，负重时牵伸力也会增加。单纯因压缩力导致的疼痛发生于步行的支撑初期。

由牵伸力导致疼痛时，可考虑是足底筋膜和胫神经等出现了问题。

由压缩力导致疼痛时，可考虑是跟骨下脂肪垫、足底筋膜和胫神经出现了问题。

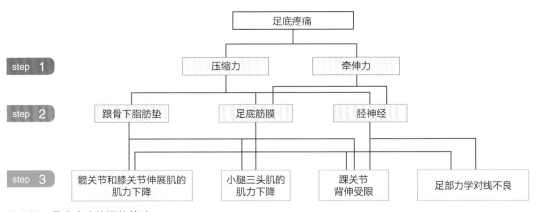

流程图　足底疼痛的评估策略

（1）足底筋膜（图3.3.38）

足底筋膜

起　　点：跟骨结节、内侧突起

止　　点：第1～5跖骨头，底部韧带

作　　用：维持足弓

趾短屈肌

起　　点：跟骨结节下面

止　　点：第2～5趾中节趾骨底

支配神经：足底内侧神经

作　　用：第2～5趾的趾间（PIP）关节、跖趾（MTP）关节
　　　　　屈曲

小趾展肌

起　　点：跟骨结节外侧突起，足底外侧肌间隔，足底筋膜

止　　点：第5近节趾骨底（有时是第5跖骨底）

支配神经：足底外侧神经

作　　用：使小趾PIP关节外展和屈曲，使小趾MTP关节外展
　　　　　和屈曲，支撑外侧纵弓

蹈展肌

起　　点：跟骨结节内侧部，屈肌支持带，足底筋膜，足舟骨
　　　　　粗隆

止　　点：通过蹈趾内侧籽骨，止于蹈趾近节跖骨底内侧

支配神经：足底外侧神经

作　　用：使蹈趾外展及蹈趾MTP关节屈曲

➥足底筋膜
　plantar aponeurosis

➥趾短屈肌
　flexor digitorum brevis m.

➥小趾展肌
　abductor digiti minimi m.

➥蹈展肌
　abductor hallucis m.

● 疼痛发生的解剖学原因

　　覆盖在足底屈肌群中央部的肥厚的筋膜组织，称为足底筋膜。足底筋膜始于跟骨内侧突起，越过MTP关节，止于各足趾的跖骨头。足底筋膜在足部承受体重时有维持足部3个足弓的作用。另外，在步行的支撑后期，足跟离开地面时，足趾伸展，MTP关节的伸展会使足底筋膜向上卷起，前足部的刚性会提高（windlass结构）（图3.3.39）。因此，步行或跑步时足底筋膜会因承受强烈的牵伸力，导致疼痛，此即足底筋膜炎。

　　足底筋膜的跟骨附着部和跟腱附着部一样，其内也含有纤维软骨层的4层构造。在病理组织中，浅层主要是软骨下骨板的破坏和

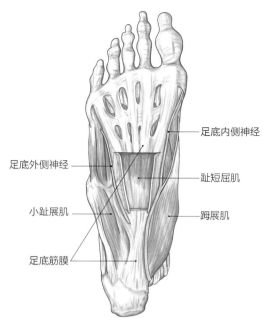

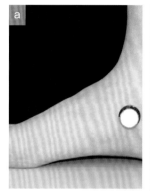

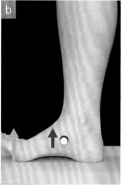

图3.3.38　足底筋膜和第1层屈肌群
从足底到跟骨下脂肪垫的深层是足底筋膜，其深层
有踇展肌、趾短屈肌和小趾展肌

图3.3.39　windlass结构
在静止立位（a）基础上伸展足趾（b），足舟骨的位置
上升

伴随血管的入侵。但深层主要是软骨细胞聚集、软骨细胞外基质增加，钙化层和非钙化层之间的边界不清晰的潮线（tidemark），此处附着变性的纤维软骨，与变形性关节炎的变化相似[37,38]。也就是说，跟骨附着部除了足底筋膜引起的牵伸力之外，也受到负重产生的压缩力[39]。

　　有报道称，导致足底筋膜炎的危险因子包括：①长时间站立工作；②肥胖（BMI>30）；③踝关节背伸受限[40]。另外，Patel等也报道，足底筋膜炎患者踝关节背伸受限的比率较高[41]。这可能是由于负重体位下踝关节背伸时跟骨呈前倾状态。笔者的研究也表明，扁平足患者在负重体位下，进行踝关节背伸运动时跟骨的前倾增加[42]。

　　也就是说，必须把足底筋膜炎、扁平足、踝关节背伸受限作为一个整体考虑，减少压力才能减轻症状。

　　● 足底筋膜、趾短屈肌、小趾展肌和踇展肌的触诊（图3.3.40）

　　足底筋膜起自跟骨内侧突起，朝向第1~5趾走行，其跟骨附着部宽度为1 cm左右，压迫跟骨下脂肪垫，从足底触摸跟骨结节的前端，被动伸展足趾，可触摸到足底筋膜的深层。分别沿着足底筋膜的内侧缘和外侧缘向前触摸，内侧缘内侧存在的是踇展肌肌腹，外侧缘外侧存在的是小趾展肌。另外，趾短屈肌位于足底筋膜的深层。

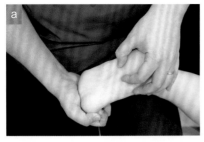
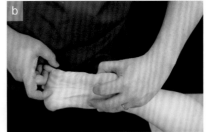
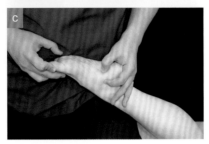

图3.3.40 足底筋膜、趾短屈肌、小趾展肌、踇展肌的触诊

a. 足底筋膜，趾短屈肌；b. 小趾展肌；c. 踇展肌

● 足底筋膜的疼痛诱发试验

windlass试验（图3.3.41）

- 检查体位：长坐位，膝关节轻度屈曲，踝关节跖屈背伸0°。
- 操作：检查者一手握住被检查者的跖骨头，另一手强制足趾伸展。
- 判定：对MTP关节的伸展有很强的抵抗力，足底筋膜的紧张感强及产生疼痛均为阳性。
- 功能意义：通过MTP关节的伸展，足底筋膜受到牵伸力。可把握足底筋膜的紧张度。
- 注意点：操作时从底部牢牢固定跖骨头。在足底筋膜紧张的情况下，有时会产生跖骨的跖屈。另外，踇趾的伸展活动度可以量化，需要时可测量其活动度。确认左右侧的差异很重要，但两侧足部同时出现症状的情况也很多，需要充分练习感受正常的紧张度。

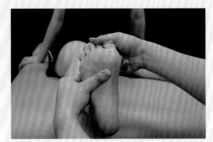

图3.3.41 windlass试验

● 怎样理解触诊和检查结果？

在windlass试验阳性，负重时足底筋膜部分疼痛的情况下，可以认为是由足底筋膜受到牵伸力而产生的疼痛。足底筋膜牵伸力增加可考虑以下4个运动学因素。

①髋关节和膝关节伸展肌的肌力下降 ➔ step 3 p.346

在跑步和跳跃动作中，如果髋关节和膝关节伸展肌的肌力活动下降，为了保持支撑力矩（支撑力矩=髋关节伸展力矩+膝关节伸展力矩+踝关节跖屈力矩），踝关节跖屈力矩将增加。因为踝关节跖屈力矩是小腿三头肌等踝关节跖屈肌和足趾跖屈肌发挥的力矩的总和，所以足趾屈肌群会紧张亢进。与此同时，足底筋膜的紧张度也会增加，导致牵伸力增加而产生疼痛。

②小腿三头肌的肌力下降 ➔ step 3 p.338

踝关节跖屈力矩是小腿三头肌等踝关节跖屈肌和足趾跖屈肌发挥的力矩的总和。因此，当小腿三头肌的肌力下降时，足底筋膜的紧张度会代偿性增加，导致牵伸力增加而产生疼痛。

③踝关节背伸受限 ➔ step 3 p.335

当踝关节背伸受限时，为了使小腿前倾，人体可通过足弓代偿性降低来实现小腿前倾。此时足弓降低使足底筋膜产生牵伸力。

④足部力学对线不良 ➔ step 3 p.338

在内侧纵弓下降的扁平足中，足底筋膜会受到牵伸。因此，对足底筋膜的牵伸力增加，产生疼痛。

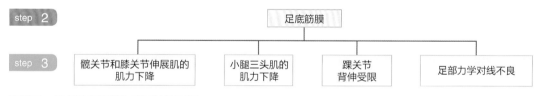

流程图　考虑足底筋膜为病因的流程图

（2）跟骨下脂肪垫

● 疼痛发生的解剖学原因

跟骨下脂肪垫（heel pad）是包裹跟骨足底面的结缔组织。跟骨下脂肪垫是皮下组织，但与上肢和腹部的皮下组织不同，其为胶原纤维性的致密结缔组织构成的小腔和纤维脂肪组织集合而成，属于蜂窝状脂肪组织。小腔（chamber）附着于足底筋膜和真皮，通过发达的血管网供给营养。小腔由位于表层的微室（microchamber，MIC）和位于深层的大腔层（macrochamber，

MAC）构成[43,44]。作为脂肪组织，MIC和MAC都承担着缓冲跟部受力的作用，但是对于负重的缓冲作用，MAC较强[45]。Lin等报道称，后跟疼痛1年以上的足底筋膜肥厚的病例，其MIC和MAC的硬度都比正常人高[46]。

由于过度、反复使用引起的细微损伤以及急性损伤，会导致跟骨下脂肪垫结构受到破坏，如果压力缓冲作用及其深层组织的保护作用减退，就会引起跟骨下脂肪垫综合征、足底筋膜炎和跟骨的疲劳性骨折。

● 跟骨下脂肪垫的触诊

触诊跟骨下脂肪垫时，需要压迫跟部的内侧、外侧和中央。为了与脂肪垫深层的足底筋膜、踇展肌和小趾展肌相鉴别，确认以上组织以外的压痛很重要。

● 跟骨下脂肪垫的DTTT

由于没有鉴别跟骨下脂肪垫导致的后跟疼痛的检查，为了辨别后跟疼痛和足底筋膜炎，进行以下DTTT。

发病组织	跟骨下脂肪垫
对象症状	足跟疼痛
方法	使用宽度为25 mm的伸缩胶带。从踇趾的外侧到足跟骨内侧拉伸胶带粘贴，然后从后跟的后方向外侧贴，使跟骨下脂肪垫集中在后跟下面。从外侧横穿跟骨前方，朝向足舟骨贴上胶带
判断	如果直立时后跟疼痛得到改善，可以认为是受跟骨下脂肪垫的影响
功能意义	利用胶带增加跟骨下脂肪垫的厚度，可以增强缓冲作用
注意点	也有跟骨下脂肪垫炎和足底筋膜炎同时发生的情况。虽然通过胶带也可以减轻足底筋膜的疼痛，但如果足趾伸展时有疼痛，可以认为是足底筋膜导致的疼痛

● 怎样理解触诊和检查结果？

如果符合触诊时跟部压痛增加、负重时疼痛加重以及足底筋膜受到牵伸时不产生疼痛，可以考虑是跟骨下脂肪垫受压而导致的疼痛，应考虑以下运动学因素。

①踝关节背伸受限 ➡ step 3 p.335

踝关节背伸受限时，小腿前倾不足，重心后移，则跟部压力增加。另外，后跟离开地面后，迟缓的步行也会增加后跟处的压力。因此，需要评估踝关节背伸是否受限。

②髋关节和膝关节伸展肌的肌力下降 ➡ step 3 p.346

髋关节和膝关节伸展肌的活动是提高重心所必需的。提高重心的支撑力矩是髋关节、膝关节的伸展力矩和踝关节跖屈力矩的总和。因此肌力下降时，后跟处的压力增加。

③小腿三头肌的肌力下降 ➡ step 3 p.338

在髋关节、膝关节伸展肌活动的同时，踝关节跖屈肌的活动也是提高重心所需要的。

因此，小腿三头肌的肌力下降，提高重心的力量变弱，后跟部的压力也会增加。

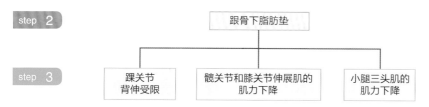

流程图　考虑是跟骨下脂肪垫为病因的流程图

（3）胫神经（图3.3.42）

胫神经
开始节段：$L_4 \sim S_3$
支配区域：肌肉：腓肠肌、比目鱼肌
　　　　　皮肤：小腿后面到足背的皮肤

足底内侧神经
开始节段：$L_4 \sim S_3$
支配区域：肌肉：蹞展肌、趾短屈肌
　　　　　皮肤：蹞趾外侧、第2趾内侧、小趾以外的足背的皮肤

足底外侧神经
开始节段：$L_4 \sim S_3$
支配区域：肌肉：小趾展肌、足底方肌
　　　　　皮肤：小趾皮肤

胫骨后肌
趾长屈肌
蹞长屈肌
胫神经
跗骨管
屈肌支持带

足底内侧动脉、神经　足底外侧动脉、神经

图3.3.42　跗骨管和胫神经
胫神经和胫骨后动脉一起穿过屈肌支持带的深层

● 疼痛发生的解剖学原因

胫神经在大腿部从坐骨神经分支，在小腿近端潜入比目鱼肌深层，从小腿后面下行。之后与胫骨后肌、蹞长屈肌和趾长屈肌一起通过内踝后方。此部位被小腿深筋膜延续的屈肌支持带所覆盖，称为跗骨管。此外，胫神经在跗骨管内或跗骨管近端分为足

➡胫神经
tibial nerve

➡跗骨管
tarsal tunnel

底内侧神经、足底外侧神经和跟骨内侧支，然后进入足底[47]（图3.3.43）。其中，足底内侧神经和外侧神经通过踇趾展肌的深层。

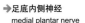→足底内侧神经
medial plantar nerve

→足底外侧神经
lateral plantar nerve

→跟骨内侧支
medial calcaneal branches

可以认为，胫神经通过比目鱼肌深层（soleus arcade）和跗骨管部，足底内侧神经、外侧神经通过跗骨管部和踇趾展肌深层这一解剖学狭窄部，易受压缩力和摩擦力的影响。因此，构成解剖学狭窄部的比目鱼肌、踇趾展肌和小腿深屈筋膜的紧张度增高时，会产生卡压性神经障碍，导致相应原神经支配区域出现足底和足跟麻木、疼痛。

● 胫神经的触诊

胫神经和胫后动、静脉伴随走行。因此，通过触摸胫后动脉的搏动可以确认胫神经的位置。

● 胫神经压迫试验

驱血带试验（图3.3.44）

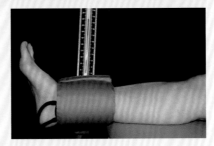

- 检查体位：仰卧位。
- 操作：把血压计的袖带围在被检查者小腿远端到踝关节之间，压力设置为比收缩期血压略高的数值，保持1～2分钟。

图3.3.44 驱血带试验

- 判定：出现足底部麻木、疼痛或症状加重即为阳性。
- 功能意义：用袖带压跗骨管部迫使跗骨管狭窄，疼痛加重。
- 注意点：压迫较强时，正常人也会出现疼痛。因此，应根据需要比较左右侧的差别。

胫神经的类Tinel征

- 检查体位：仰卧位或俯卧位。
- 操作：把持跗骨管部，用叩诊锤敲打胫神经。
- 判定：足底部或踝关节内侧出现放射性疼痛即为阳性。
- 功能意义：敲打刺激胫神经会出现疼痛。
- 注意点：放射痛的出现，被认为是末梢神经损伤后再生的结果。

a

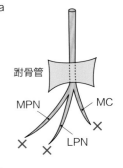

b

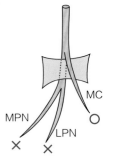

c

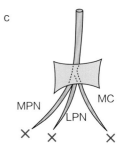

图3.3.43 胫神经的分支位置及其与跗骨管的关系
根据分支形态的差异，症状出现的范围不同。b图中只有跟骨内侧支通过屈肌支持带表层，所以后跟部不会出现麻木。LPN：足底外侧神经；MC：跟骨内侧支；MPN：足底内侧神经

● 怎样理解触诊和检查结果？

首先应确认是胫神经受到的压缩力增加而使足底产生疼痛。其次考虑胫神经为什么会被压迫。这可能牵涉到构成跗骨管的屈肌支持带的紧张和跟骨的力学对线不良。也就是说，对胫神经的压缩力增加使足底产生疼痛时，需要评估以下2个运动学因素。

①踝关节背伸受限 ➔ step 3 p.335

构成跗骨管的屈肌支持带是起始于小腿屈筋膜的连续的结缔组织性的被膜。小腿屈肌群的紧张度越高，屈肌支持带的紧张度也就越高。因此，需要评估踝关节背伸是否受限。

②足部力学对线不良 ➔ step 3 p.338

扁平足的旋前增加是因为屈肌支持带的跟骨附着部向外侧移动，所以屈肌支持带和距骨、跟骨之间的距离变小。因此，扁平足时需要评估胫神经压缩力增加的主要原因。

➔屈肌支持带
flexor retinaculum

➔扁平足
flatfoot

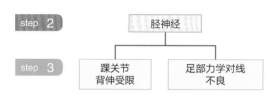

流程图　考虑胫神经为病因的流程图

4　踝关节、足部的运动学评估

step 3　导致疼痛的原因有哪些：运动学评估

（1）踝关节背伸受限

背伸受限时踝关节容易频繁地出现问题。例如，深蹲动作需要踝关节有较大的活动度，期间踝关节背伸运动使小腿前倾，重心向前移动。不仅仅是深蹲，大多数活动和体育运动也需要踝关节有较大的背伸活动度。

在这里，除了介绍量化背伸受限程度的传统测量方法之外，还介绍了明确受限原因的评估方法。

①膝关节伸展位踝关节背伸

在膝关节伸展位进行踝关节背伸运动时，使踝关节跖屈的所有肌肉都被牵伸。尤其是跨越膝关节的双关节肌腓肠肌，在膝关节伸展时，比屈曲时受到更大的牵伸力。因此，通过比较膝关节伸展和屈曲时腓肠肌的活动度，可以评估是否与腓肠肌有关（图3.3.45）。

➡腓肠肌
gastrocnemius m.

另外，由于跟腱是扭转结构，腓肠肌内侧头在旋后位时会受到更大的牵伸力[9]。因为腓肠肌的撕裂多发于腓肠肌内侧头，所以当考虑腓肠肌撕裂导致内侧头的伸展性降低时，可以评估旋后位下踝关节背伸的活动度和伸展时的疼痛。

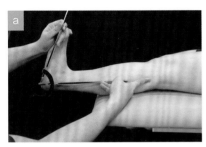
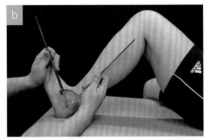
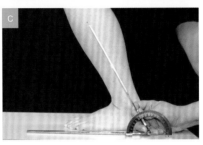

图3.3.45　膝关节屈曲位、伸展位、负重位下的背伸角度
a.膝关节伸展位；b.膝关节屈曲位；c.负重位

②姆长屈肌、趾长屈肌和腓骨短肌

膝关节屈曲位时，踝关节背伸运动受限，有可能涉及比目鱼肌、姆长屈肌、趾长屈肌和腓骨短肌等。特别是姆长屈肌，因其在小腿后面通过距小腿关节后方，所以其挛缩会使背伸运动时距骨后方的滑动受限。另外，趾长屈肌和腓骨短肌虽然可以使踝关节跖屈，但它们的肌腱通过距骨的内侧和外侧，与姆长屈肌相比不容易成为限制因素。但由于两者与姆长屈肌相邻，当姆长屈肌和趾长屈肌、姆长屈肌和腓骨短肌之间的滑动性下降时，也会使姆长屈肌的伸展性降低，导致踝关节背伸受限。

➡姆长屈肌
flexor hallucis longus m.

➡趾长屈肌
flexor digitorum longus m.

➡腓骨短肌
peroneus brevis m.

若要评估姆长屈肌的影响，可以比较姆趾伸展时踝关节的背伸角度和没有伸展时的背伸角度。在伸展时活动受限增加且有左右侧差异的情况下，可以认为是姆长屈肌挛缩所致。另外，为了评估趾长屈肌和腓骨短肌的滑动性，可以将手指放在两肌肉之间，通过跗趾伸展促进跗长屈肌向远端滑动，从而增加结缔组织间的滑动性（图3.3.46）。通过测量该方法执行前后的活动度，可以对腓骨短肌和趾长屈肌产生的影响进行评估。

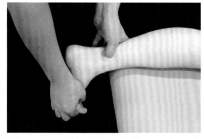

图3.3.46　趾长屈肌和跗长屈肌的滑动性评估

➡比目鱼肌
soleus m.

③比目鱼肌

比目鱼肌是在踝关节背伸时受到牵伸的单关节肌。如果改变膝关节和足趾的体位后关节活动度没有变化，则考虑为比目鱼肌的伸展性降低所致。但是，还要考虑到踝关节囊和跟腱下脂肪垫挛缩的可能，所以不仅要测量踝关节背伸的活动度，而且要注意疼痛和牵伸感出现的部位。

④负重位下踝关节背伸（图3.3.45c）

负重位时背伸活动度的测量也很重要。在非负重位时可以确认踝关节的活动范围，但在负重位时，足部骨的运动会对踝关节的运动产生影响。

Lundgren等测量了步行中的足部运动，发现足弓的沉降对小腿前倾的作用比改变距小腿关节的活动度更大[48]。

笔者的研究表明，无论是正常足还是扁平足，在负重位下踝关节背伸时，跟骨都在旋前的同时向前方移动。但是，与扁平足相比，正常足向内侧的移动量更大，而扁平足向前方的移动量更大[49]。扁平足患者在踝关节背伸时，距骨向后方的移动会受到限制。因此，对于扁平足患者，在负重位踝关节背伸受限的情况下，需要研究足部内侧纵弓的支撑是否给背伸角度带来变化。

⑤踝关节跖屈的活动度测量

按照踝关节跖屈活动度测量的常规方法进行，固定臂是腓骨，移动臂是第5跖骨。但是，由于踝关节是距小腿关节和距下关节的复合体，常规的方法是将跗横关节和跗跖关节的可动性混合在一起进行测量。渡边等报道，对比常规方法，将移动臂与后跟的底面对齐，测量后足部的活动度，该方法所得测量结果是有效的[50]。另外，根据渡边等的测量结果，常规方法测量得到的平均活动度约为60°，而后足部法测量所得的平均活动度约为45°。由于日本骨科学会、日本康复医学会的“关节活动度表示及测定法”中，踝关节跖屈的参考活动度为45°。因此，即使常规方法测得的活动度是45°，比较左右侧的差异，以及比较后足部法和常规方法的测量结果也很重要。

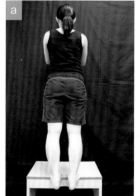

运动疗法的要点 ▶

对于踝关节背伸受限，要明确限制因素并对其进行治疗。在原因不明确的情况下，盲目地牵伸跖屈肌，难以改善活动度。特别是在肌间滑动性不良引起活动度受限的情况下，直接触摸肌间同时活动肌肉才更有效。

（2）小腿三头肌的肌力下降

在步行和跑步中，踝关节跖屈肌可控制身体重心向前方移动，促使重心向上移动。在步行的支撑中期到支撑末期产生的ankle rocker和forefoot rocker中，小腿出现前倾（踝关节背伸运动）。重力会使小腿向前倾倒，其中控制小腿前倾的是小腿三头肌。

Perry等表示，当后跟最大举起的运动为100%时，要求腓肠肌的肌肉活动度达到78%，而比目鱼肌需要达到86%，可见小腿三头肌特别是比目鱼肌活动的重要性[51]。比目鱼肌的离心收缩不足将导致小腿前倾时的稳定性控制困难，股四头肌和腘绳肌的活动度变高。因此，变形性膝关节症的特征可考虑为股四头肌、腘绳肌和腓肠肌的同时收缩增强[52]。小腿三头肌的肌力下降，不仅会对踝关节产生影响，对膝关节和髋关节的肌肉活动也有很大影响。

对于踝关节跖屈肌力的评估，《新徒手肌力检查法（第9版）》[53]中认为，"如果单脚站立时能够进行25次以上后跟抬起动作，则评为第五阶段"。这是因为25次后跟抬起动作可以引出足底屈肌60%最大肌肉活动度，对于正常人来说25次是可重复次数的平均数[54]。正常步行需要的肌力约为最大肌力的25%[55]，这相当于重复5～10次的后跟抬起动作。对于只能做这么多次的患者来说，每一步都要使用本人的最大肌力，所以由于疲劳难以维持正常的步行。

运动疗法的要点 ▶

在步行和跑步中腓肠肌收缩的情况下，尽管会产生踝关节背伸运动，但表现为肌肉纤维束的长度不变的肌肉收缩（等长收缩）。这被认为是利用了肌腱和筋膜等非收缩组织的弹性。因此，在肌力训练中，最好一边进行踝关节背伸运动，一边进行等长收缩的肌力训练（图3.3.47）。

（3）足部力学对线不良

评估足部力学对线时，要测量内侧纵弓、外侧纵弓和横弓这3个

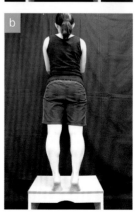

图3.3.47　小腿三头肌的训练

足弓以及踇趾的外翻角度。足弓结构在分散足部负重应力方面很重要。

Lundgren等表示，作为步行时促进小腿前倾的运动结构，足部内侧纵弓的降低比距小腿关节更重要[48]。也就是说，对于足弓而言，需要保持弓形结构的刚性和负重时可弯曲的柔韧性这两个功能要素。

笔者还指出，内侧纵弓降低的足部力学对线问题出现在胫骨中部应力综合征（medial tibial stress syndrome，MTSS）中，内侧足弓的力学对线与前足部横弓的柔韧性都与疼痛有关[56]。

也就是说，在足部力学对线的评估中，要考虑两种必要性：①把足部分为前足部、中足部和后足部，不仅要观察内侧纵弓，还要观察横弓和外侧纵弓；②不仅要观察静止状态下，还要要观察在负重和运动时的力学对线之间的关系（表3.3.2）。

表 3.3.2　足部力学对线的评估

评估部位	检查名称	测量体位	测量方法	正常范围
后足部的评估	腿跟角（Leg heel angle）	立位	测量跟骨的长轴和跟腱延长线的成角	3°~5°
	跟部角	立位	在冠状面上向地面做垂线，测量其与跟骨长轴的成角	−5°~5°
中足部的评估	内侧纵弓高率	立位	从跟骨后面到踇趾前端的足长，用该值除以从地面到足舟骨下端的高度，计算百分比	男性：15.0%~16.4% 女性：12.4%~14.6%
	足舟骨高度变化测试（Navicular drop test）	距下关节中立位的矫正立位和自然立位	测量从地面到足舟骨粗隆的高度	<10 mm
	足舟骨偏移测试（Navicular drift test）	距下关节中立位的矫正立位和自然立位	测量向足舟骨粗隆内侧的位移量	7 mm（0~9 mm）
前足部的评估	横弓长率	立位	测量到第1~5跖骨头的距离，用相应数值除以足长，计算比率	不明

①后足部的评估

跟骨的长轴和跟腱延长线的成角称为腿跟角（Leg heel angle）（图3.3.48a），正常范围为3°~5°。这种方法可以方便地测量跟骨的倾斜，但除了跟骨的倾斜，测量值也有可能随着小腿三头肌，特别是腓肠肌的发达程度而变化。因此，测量跟骨长轴和地面垂线的成角（跟部角），可以减少误差（图3.3.48b）。然而，无论用哪种方法，都不能直接测量距下关节的成角（距骨和跟骨的关系）。

②中足部的评估

一般来说，内侧纵弓高率（足弓高率）的测量较为常用（图3.3.49）。但是会因为足趾变形等情况使足长测量结果发生变化从而产生误差，标准值因人而异。清水等报道，根据对43例扁平足患者的X射线评估，得出足弓高率的标准值为男性15.0%～16.4%，女性12.4%～14.6%[57]。

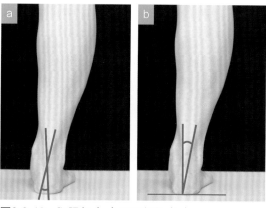

图3.3.48 腿跟角（a）和跟部角（b）

由于在静止立位的足弓测量值不能反映步行和跑步时的足弓动态变化。因此，通过测量在距下关节中立位矫正和自然立位的足舟骨高度的变化（足舟骨高度变化测试，navicular drop test，图3.3.50）以及向足舟骨内侧位移量的变化（足舟骨偏移测试，navicular drift test，图3.3.51），开发了足弓动态变化的测量方法。考虑到足舟骨高度变化测试的再现性，如何确定距下关节处于中立位，如何定义50%负重成为问题[58,59]。但是，目前没有其他简便的方法，因为此方法与步行等动态力学对线变化有中度相关性[60]，所以较常使用。由于足舟骨偏移测试的位移量少时，再现性也有问题，且标准值为7 mm[58]。因此，无论采用哪种方法，解释测定值时都需要慎重确认左右侧的差异以及与其他参数的关系等。

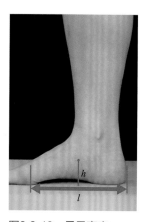

图3.3.49 足弓高率

足弓高率为第1跖骨头到跟骨之间的距离（l）除以足舟骨的高度（h）得到的百分比。不受足趾变形的影响

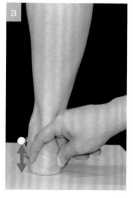
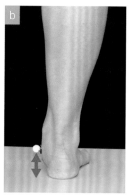

图3.3.50 足舟骨高度变化测试

a. 跟骨旋前/旋后中立位时足舟骨高度测定；b. 自然立位时足舟骨高度测定

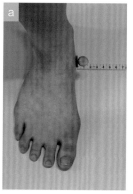

图3.3.51 足舟骨偏移测试

a. 距下关节中立位；b. 自然立位。从a到b是测量足舟骨侧方位移量

③前足部的评估

在前足部的评估中，已知一种叫做横弓长率的测量方法[61]。该方法的测量结果与用X射线测量的开张足的判定结果相关，但没有标准值。此外，使用与前足部负重位测量值的差值，可靠性较高，可以测量前足部横弓的柔韧性[62,63]（图3.3.52）。

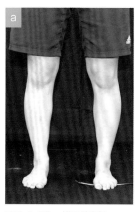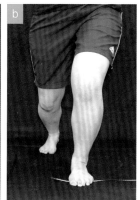

图3.3.52　横弓长率

a. 自然立位；b. 小腿最大前倾位

④足部整体的评估

足部姿势量表第6版（Foot Posture Index Six，FPI-6）将足部的外观分为6项，各项目以-2～2分进行评分，根据总得分划分为5个等级（标准足、旋前足、过度旋前足、旋后足、过度旋后足）进行评估（表3.3.3，3.3.4）。该方法再现性高，不仅能反映静止状态下的力学对线，而且能部分反映步行过程中踝关节的力学对线[64,65]。

表3.3.3　FPI-6判定标准

评分项	-2分	-1分	0分	1分	2分
1.距骨头	内侧触摸× 外侧触摸○	内侧触摸△ 外侧触摸○	内侧触摸△ 外侧触摸△	内侧触摸○ 外侧触摸△	内侧触摸○ 外侧触摸×
2.外踝的上、下方曲线	与上边相比，下边凸起（水平）	与上边相比，下边略微水平	上下相同	与上边相比，下边略微凹陷	与上边相比，下边明显凹陷
3.跟骨的旋前、旋后	约5°以上旋后	约5°旋后至垂直	垂直	垂直至约5°旋前	约5°以上旋前
4.距舟关节的凸起	明显凹陷	略微凹陷	水平	略微凸起	明显凸起
5.内侧纵弓	足弓明显增高，后方倾斜角大	足弓略微增高，后方倾斜角中等	足弓的前方和后方倾斜角相同	足弓略微降低	足弓明显降低，中央与地面接触
6.前足部的内收、外展	内侧○ 外侧×	内侧○ 外侧△	内侧△ 外侧△	内侧△ 外侧○	内侧× 外侧○

○：可以明显触诊或确认；△：不太清晰，但可以触诊或确认；×：不能触诊或确认

表 3.3.4　FPI-6 评估表

部位	FPI-6	观察面	左	右
后足部	1.距骨头的触诊	水平面		
	2.外踝上、下方的曲线	冠状面/水平面		
	3.跟骨旋前、旋后	冠状面		
中足部	4.距舟关节的凸起	水平面		
	5.内侧纵弓	矢状面		
前足部	6.相对于后足部，前足部的内收、外展	水平面		
总分				

标准值：0 ~ +5分，旋前足：6 ~ 9分，过度旋前足：10分以上，旋后足：−1 ~ −4分，过度旋后足：−5分以下

FPI-6

①距骨头的触诊（图3.3.53）：在踝关节前方触摸内踝，在外踝前方触摸距骨头。距下关节旋前时可以在内侧触摸到距骨头，旋后时可以在外侧触摸到距骨头。

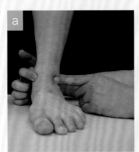
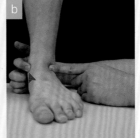
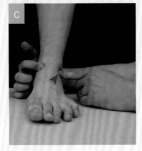

图3.3.53　距骨头的触诊
a. 中立位；b. 旋前位；c. 旋后位

②外踝上、下方的曲线（图3.3.54）：触摸外踝上、下方的曲线。外踝上方的曲线是腓骨，旋前、旋后时不发生变化。外踝下方的曲线在旋后时变平，在旋前时曲线曲度变得更大。

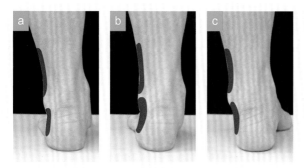

图3.3.54　外踝上、下方的曲线

a. 中立位；b. 旋前位；c. 旋后位

③跟骨的旋前/旋后（图3.3.55）：从后面观察并测量跟骨长轴相对于地面的倾斜角度。

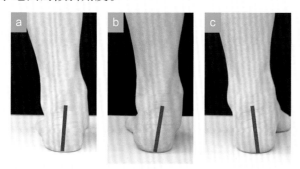

图3.3.55　跟骨的旋前、旋后

a. 中立位；b. 旋前位；c. 旋后位

④距舟关节的凸起（图3.3.56）：距舟关节的凸起在旋后时消失，旋前时距骨向内侧移位，从而使凸起变得更加明显。

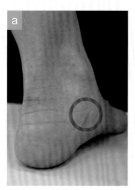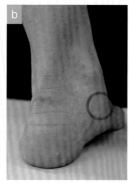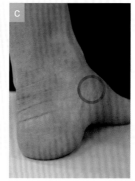

图3.3.56　距舟关节的凸起

a. 中立位；b. 旋前位；c. 旋后位

⑤内侧纵弓（图3.3.57）：确认足弓高度和足弓后方的倾斜角。

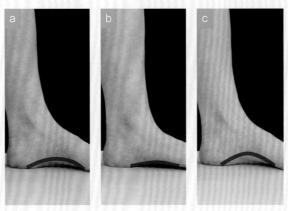

图3.3.57　内侧纵弓
a. 中立位；b. 旋前位；c. 旋后位

⑥前足部的内收/外展（图3.3.58）：从足后方观察并确认可见足趾的数量。旋前足可导致前足部外展，从外侧可以观察到数量较多的足趾。

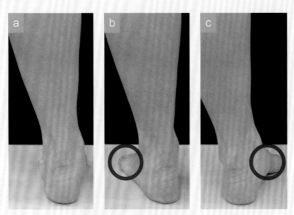

图3.3.58　前足部的内收/外展
a. 中立位；b. 旋前位；c. 旋后位

运动疗法的要点

修正足部力学对线多用矫形鞋垫疗法和肌内效贴疗法等矫形疗法。如果足部功能得到改善，可以认为矫形疗法的效果较好。但踝关节背伸活动度受限和肌力下降导致的小腿三头肌伸展性降低，不仅会使内侧纵弓降低，而且难以维持矫形疗法的效果，这种情况需要借助运动疗法进行改善。

（4）踝关节的不稳定性

评估踝关节不稳定性的方法包括评估距腓前韧带损伤的前抽屉试验、内翻压力试验，以及评估外翻不稳定性的外翻压力试验。

另外，由于踝关节不稳定会对负重位产生影响，所以有必要评估负重位上踝关节的不稳定性。川野设计了转身试验[66]：从髋关节、膝关节保持在伸展位开始，将多种负重施加于检查侧的后足部（图3.3.59）。检查者扶着被检查者的骨盆，突然将检查侧的骨盆向后拉。若足部具有不稳定性，会加强距骨的内旋，产生不稳定感。被检查者感到不稳定的即为阳性，未感到不稳定的则是阴性。

在踝关节不稳定的病例中，笔者还评估了通过肌内效贴或矫形鞋垫支撑跟骨、骰骨和第5跖骨，是否会减轻不稳定感。通过这个评估可考察是否能够通过足外侧纵弓的支撑来控制不稳定感，如果能够控制，需要明确通过哪块骨可以控制不稳定感，并提高肌内效贴疗法和矫形鞋垫疗法的效果（表3.3.5）。

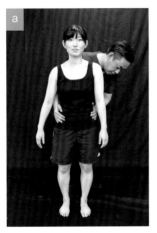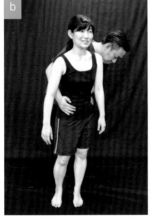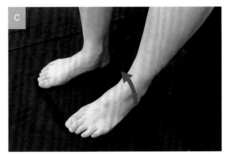

图3.3.59　转身试验
a. 起始体位；b. 骨盆向后拉；c. 距骨内旋

表 3.3.5　鞋垫支持部位和必要的功能评估

支持部位	问题点	必要的功能评估
诱导跟骨旋前（制动旋后）	距下关节过度活动	胫骨后肌和腓骨长肌的肌力，距下关节旋前活动度
骰骨上抬（预防下降）	跗横关节过度活动	腓骨长肌、腓骨短肌和小趾展肌的肌力，跗横关节旋前活动度
制动第5跖骨的旋后（诱导外展）	跗跖关节过度活动	腓骨短肌的肌力和小趾展肌的柔韧性

对于运动疗法而言，构成外侧纵弓的腓骨长、短肌和小趾展肌的功能非常重要。很难单独进行单纯的小趾展肌和腓骨短肌训练，但是在足部外侧负重和前足部缠绕弹力带的状态下，可以进行下蹲和抬足跟训练。

（5）髋关节和膝关节伸展肌的肌力下降

髋关节和膝关节伸展肌的活动性与踝关节跖屈肌的活动密切相关。特别要注意，踝关节跖屈肌紧张亢进与作为髋关节和膝关节伸展肌的臀大肌和股四头肌的肌力下降有关。髋关节伸展肌和膝关节伸展肌的肌力评估可分别参照p.235和p.237。

参考文献

1） Schepsis AA，Jones H，Haas AL：Achilles tendon disorders in athletes．Am J Sports Med 30：287-305，2002．

2） Ker RF，Bennett MB，Bibby SR，et al：The spring in the arch of the human foot．Nature 325：147-149，1987．

3） Myerson MS，McGarvey W：Disorders of the Achilles tendon insertion and Achilles tendinitis．Instr Course Lect 48：211-218，1999．

4） Carr AJ，Norris SH：The blood supply of the calcaneal tendon．J Bone Joint Surg 71：100-101，1989．

5） Schmidt-Rohlfing B，Graf J，Schneider U，et al：The blood supply of the Achilles tendon．Int Orthop 16：29-31，1992．

6） Frey C，Rosenberg Z，Shereff MJ，et al：The retrocalcaneal bursa：Anatomy and bursography．Foot Ankle 13：203-207，1992．

7） Edama M，Kubo M，Onishi H，et al：Structure of the Achilles tendon at the insertion on the calcaneal tuberosity．J Anat 229：610-614，2016．

8） Benjamin M，Toumi H，Ralphs JR，et al：Where tendons and ligaments meet bone：attachment sites（'entheses'）in relation to exercise and/or mechanical load．J Anat 208：471-490，2006．

9） Edama M，Kubo M，Onishi H，et al：The twisted structure of the human Achilles tendon．Scand J Med Sci Sports 25：e497-503，2015．

10） Perry J，Burnfield JM：Gait Analysis：Normal and Pathological Function，2nd ed，Slack Incorporated，New Jersey，pp52-82，2010．

11） Kelikian AS，Sarrafian S：Sarrafian's Anatomy of the Foot and Ankle：Descriptive，Topographic，Functional（3rd ed），Lippincott Williams & Wilkins，Philadelphia，pp617-624，2011．

12） Frey C，Shereff M，Greenidge N：Vascularity of the posterior tibial tendon. J Bone Joint Surg Am 72：884-888，1990.

13） 林宏治，田中康仁：足部の成長期スポーツ外傷．関節外科32：330-339，2013.

14） Veitch JM：Evaluation of the Kidner procedure in treatment of symptomatic accessory tarsal scaphoid. Clin Orthop 131：210-213，1978.

15） Moriggl B，Kumai T，Milz S，et al：The structure and histopathology of the "enthesis organ" at the navicular insertion of the tendon of tibialis posterior. J Rheumatol 30：508-517，2003.

16） Pisani G：Peritalar destabilisation syndrome（adult flatfoot with degenerative glenopathy）. Foot Ankle Surg 16：183-188，2010.

17） Benjamin M，Moriggl B，Brenner E，et al：The "enthesis organ" concept：why enthesopathies may not present as focal insertional disorders. Arthritis Rheum 50：3306-3313，2004.

18） Chung JW，Chu IT：Outcome of fusion of a painful accessory navicular to the primary navicular. Foot Ankle Int 30：106-109，2009.

19） Kiter E，Günal I，Karatosun V，et al：The relationship between the tibialis posterior tendon and the accessory navicular. Ann Anat l82：65-68，2000.

20） Theobald P，Bydder G，Dent C，et al：The functional anatomy of Kager's fat pad in relation to retrocalcaneal problems and other hindfoot disorders. J Anat 208：91-97，2006.

21） Ghazzawi A，Theobald P，Pugh N，et al：Quantifying the motion of Kager's fat pad. J Orthop Res 27：1457-1460，2009.

22） 林典雄：運動療法のための運動器超音波機能解剖―拘縮治療との接点．pp143-150，文光堂，2015.

23） 鶴田登代志，塩川靖夫，加藤明，他：足部過剰骨のX線学的研究．日整会誌55：357-370，1981.

24） Fiorella D，Helms CA，Nunley JA 2nd：The MR imaging features of the posterior intermalleolar ligament in patients with posterior impingement syndrome of the ankle. Skeletal Radiol 28：573-576，1999.

25） Hamilton WG，Geppert MJ，Thompson FM：Pain in the posterior aspect of the ankle in dancers. Differential diagnosis and operative treatment. J Bone Joint Surg Am 78：1491-1500，1996.

26） Lohrer H，Arentz S：Posterior approach for arthroscopic treatment of posterolateral impingement syndrome of the ankle in a top-level field hockey player. Arthroscopy 20：e15-21，2004.

27） 安田稔人，木下光雄：足関節後方・内側軟部組織インピンジメントの病態と治療．関節外科29：815-820，2010.

28） Oh CS，Won HS，Hur MS，et al：Anatomic variations and MRI of the intermalleolar ligament. AJR Am J Roentgenol 186：943-947，2006.

29）森川潤一，木下光雄，奥田龍三，他：足関節捻挫後遺障害—足関節の疼痛と不安定性の病態．臨床整形外科37：9-16，2002.

30）Ferkel RD，Karzel RP，Del Pizzo W，et al：Arthroscopic treatment of anterolateral impingement of the ankle．AM J Sports Med 19：440-446，1991.

31）Tol JL，van Dijk CN：Etiology of the anterior ankle impingement syndrome：a descriptive anatomical study．Foot Ankle Int 25：382-386，2004.

32）Fong DT，Hong Y，Shima Y，et al：Biomechanics of supination ankle sprain：a case report of an accidental injury event in the laboratory．Am J Sports Med 37：822-827，2009.

33）Chinn L，，Dicharry J，Hertel J：Ankle kinematics of individuals with chronic ankle instability while walking and jogging on a treadmill in shoes．Phys Ther Sport 14：232-239，2013.

34）Freeman MA，Dean MR，Hanham IW：The etiology and prevention of functional instability of the foot．J Bone Joint Surg Br 47：678-685，1965.

35）石井朝夫，Khin-Myo-Hla，坂根正孝，他：足関節機能的不安定性の病態—足関節捻挫後遺障害の病態と治療．臨整外37：35-40，2002.

36）栃木祐樹：足関節—距骨下関節複合的不安定性のバイオメカニクス的病態．臨床整形外科37：23-28，2002.

37）Kumai T，，Benjamin M：Heel spur formation and the subcalcaneal enthesis of the plantar fascia．J Rheumatol 29：1957-1964，2002.

38）Leach RE，Seavey MS，Salter DK：Results of surgery in athletes with plantar fasciitis．Foot Ankle 7：156-161，1986.

39）熊井司：足底筋膜炎の病態と治療戦略．臨整外47：741-747，2012.

40）Riddle DL，Pulisic M，Pidcoe P，et al：Risk factors for plantar fasciitis：a matched case-control study．J Bone Joint Surg Am 85：872-877，2003.

41）Patel A，DiGiovanni B：Association between plantar fasciitis and isolated contracture of the gastrocnemius．Foot Ankle Int 32：5-8，2011.

42）Kudo S，Hatanaka Y：Comparison of the foot kinematics during weight bearing between normal foot feet and the flat feet．The Foot and Ankle Online Journal 9：2，2016.

43）Blechschmidt E：The structure of the calcaneal padding．Foot Ankle 2：260-283，1982.

44）Jahss MH，Michelson JD，Desai P，et al：Investigations into the fat pads of the sole of the foot：anatomy and histology．Foot Ankle 13：233-242，1992.

45）Hsu CC，Tsai WC，Wang CL，et al：Microchambers and macrochambers in heel pads：are they functionally different?．J Appl Physiol 102：2227-

2231, 2007.

46）Lin CY, Lin CC, Chou YC, et al：Heel Pad Stiffness in Plantar Heel Pain by Shear Wave Elastography. Ultrasound Med Biol 41：2890-2898, 2015.

47）工藤慎太郎：運動器疾患の「なぜ？」がわかる臨床解剖学. pp203, 医学書院, 2012.

48）Lundgren P, Nester C, Liu A, et al：Invasive in vivo measurement of rear-, mid- and forefoot motion during walking. Gait Posture 28：93-100, 2008.

49）Kudo S, Hatanaka Y：Comparison of the foot kinematics during weight bearing between normal foot feet and the flat feet. The Foot and Ankle Online Journal 9：2, 2016.

50）渡邉五郎, 畑川猛彦, 水谷将和, 他：足関節底屈可動域測定方法の検討. 愛知県理学療法学会誌22：78-79, 2010.

51）Perry J, Burnfield JM：Gait Analysis：Normal and Pathological Function, 2nd ed, Slack Incorporated, New Jersey, pp72-76, 2010.

52）Hubley-Kozey C, Deluzio K, Dunbar M：Muscle co-activation patterns during walking in those with severe knee osteoarthritis. Clin Biomech 23：71-80, 2008.

53）Helen J, Avers D, Brown M, et al：新・徒手筋力検査法, 原著第9版. pp253-258, 協同医書出版社, 2014.

54）Lunsford BR, Perry J：The standing heel-rise test for ankle plantar flexion：criterion for normal. Phys Ther 75：694-698, 1995.

55）Kirsten Götz-Neumann：観察による歩行分析. pp100-101, 医学書院, 2005.

56）Kudo S, Hatanaka Y：Forefoot flexibility and medial tibial stress syndrome. J Orthop Surg 23：357-360, 2015.

57）清水新悟, 加藤幸久：扁平足に対するフットプリントとアーチ高率値の信頼性. 臨床バイオメカニクス30：243-248, 2009.

58）Morrison SC, Durward BR, Watt GF, et al：A literature review evaluating the role of the navicular in the clinical and scientific examination of the foot. British Journal of Podiatry 7：110-114, 2004.

59）van der Worp MP, de Wijer A, Staal JB, et al：Reproducibility of and sex differences in common orthopaedic ankle and foot tests in runners. BMC Musculoskelet Disord 15：171, 2014.

60）Bencke J, Christiansen D, Jensen K, et al：Measuring medial longitudinal arch deformation during gait. A reliability study. Gait Posture 35：400-404, 2012.

61）永山理恵, 横尾浩, 内田俊彦, 他：開張足の判定に関する検討 フットプリントおよび足計測から. 靴の医学20：64-68, 2007.

62）Kudo S, Hatanaka Y, Naka K, et al：Flexibility of the transverse arch of the forefoot. J Orthop Surg 22：46-51, 2014.

63）Kudo S，Hamajima K，Kaneiwa J，et al：Reliability of the transverse arch of the forefoot as an indicator of foot conditions．J Phys Ther Sci 24：335-337，2012.

64）Redmond AC：Foot posture index．easy quantification of standing foot posture．Six item version FPI-6．User guide and manual，2005（http://www.leeds.ac.uk/medicine/FASTER/z/pdf/FPI-manual- formatted-August-2005v2.pdf）．

65）Redmond AC，Crosbie J，Ouvrier RA：Development and validation of a novel rating system for scoring standing foot posture：the Foot Posture Index．Clin Biomech（Bristol，Avon）21：89-98，2006.

66）川野哲英：ファンクショナル・テーピング．pp29-30，Book House HD，2005.

病例笔记⑨

病　例　20多岁，女性。

诊　断　踝关节腓侧副韧带损伤

现病史　患者于个月前，在内视镜下行踝关节腓侧副韧带缝合术。自诉从小学开始打篮球。来诊前扭伤数次，使用肌内效贴、护踝等完成竞赛。

现上下楼梯时出现不适，跑步或突然停止时会感觉到同部位的疼痛。除了比赛外，篮球练习一般约用80%的力量活动。

step1　怎样运动会导致疼痛：明确受力

● 疼痛的再现　　在负重位上强制背伸踝关节，在踝关节前外侧疼痛再现。另外，足部外展位下强制背伸，疼痛加重。

➡ 踝关节前外侧的压缩力增加导致疼痛。

step2　疼痛出现在哪些部位：解剖学评估

● 压痛所见　　　距腓前韧带（±），胫腓前韧带（−）。

● 不稳定性检查　内翻压力试验：跖屈位（−），背伸位（±）。

　　　　　　　　前抽屉试验：跖屈位（−），背伸位（±）。

➡ 有可能是距腓前韧带导致的疼痛。

step3　导致疼痛的原因有哪些：运动学评估

● 压痛所见　　　内踝后方（+），外踝后方（+）。

● 关节活动度

活动		患侧	健侧
踝关节背伸	膝关节伸展	10°	10°
	膝关节屈曲	15°	15°
踇趾伸展	踝关节背伸	5°	15°
	踝关节跖屈	20°	20°

➡ 由于踇长屈肌和腓骨短肌的滑动性降低，限制了踝关节背伸时距骨的后方移动，增加了修复过程中踝关节前外侧（距腓前韧带）的压缩力。

临床运动疗法

1.改善跚长屈肌的滑动性

将足部放在毛巾上；脚趾屈曲并抓起毛巾。做此动作时，要注意跖趾关节的屈曲。

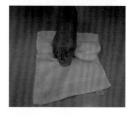

2.踝关节背伸活动度练习

a.使用弹力带在跖屈方向加力；

b.被动徒手诱导距骨向后移动（⇔），进行踝关节背伸的抗阻运动（⇔）。

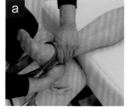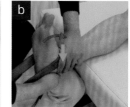

3.后跟抬起训练（calf raise）

前足放在台上，站立位下从踝关节背伸位开始进行踝关节跖屈运动，后跟抬起。之后，再回到踝关节背伸位。后跟抬起时，注意足部不要产生过多旋前/旋后动作。

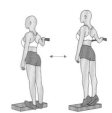

4.单腿训练

单腿训练是对支撑足的动态平衡的评估。一侧足放在线的交点，对侧下肢向各条线的方向碰地。

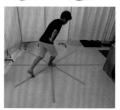

检查和治疗 现象 和 本质 跚长屈肌的滑动性

跚长屈肌通过距小腿关节的后方，内侧有趾长屈肌，外侧有腓骨短肌。踝关节背伸时，跚长屈肌的滑动性下降的原因之一是相邻肌肉之间的滑动性降低。在疑似病例中，肌肉、肌腱附着的内踝、外踝的后方多有压痛。对于这些病例，可以通过改善跚长屈肌和趾长屈肌、跚长屈肌和腓骨短肌之间的滑动性，来评估踝关节前面的疼痛和不稳定感是否减轻。

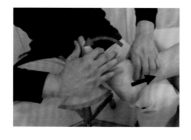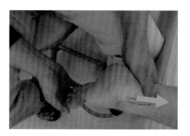

病例笔记⑩

病　　例　10多岁，男性，5000米长跑运动员。

诊　　断　左足底筋膜炎。

现病史　暑期时高中社团活动的练习量增加，十天前开始跑步时足底感到疼痛。练习量减少几天后，疼痛消失。练习量增加时，足底又出现疼痛。疼痛在跑步的支撑相（support phase）出现，离地前用力蹬地时最强。

step1　怎样运动会导致疼痛：明确受力

● 疼痛的再现　步行和双足负重、足跟上抬时没有疼痛。单足后跟上抬时可以再现足底的疼痛。强制背伸足趾，足底筋膜受到牵伸时，可以再现足底的疼痛。

→ 足底部的牵伸应力增加导致疼痛

step2　疼痛出现在哪些部位：解剖学评估

● 压痛所见　足底筋膜跟骨结节部：（＋），中后足底部：（＋）。

→ 有可能是足底筋膜跟骨附着部导致的疼痛。

step3　导致疼痛的原因有哪些：运动学评估

● 关节活动度

部位	活动	左侧（患侧）	右侧
踝关节背伸	膝关节伸展位	5°	10°
	膝关节屈曲位	15°	15°
	膝关节屈曲、足趾伸展位	15°	15°
	负重位	25°	30°

● 徒手肌力检查

部位	活动	左侧（患侧）	右侧
踝关节	背伸	5	5
	跖屈	4p	5
	内翻	5	5
	外翻	5	5
足趾	屈曲	4p	5

p：足底筋膜跟骨附着部疼痛

● 负重位足弓测量

指标		左侧（患侧）	右侧
足长		24.5 cm	24.5 cm
横弓长率	静立位	40.8%	40.8%
	前足部负重位	40.8%	42.9%
横弓长率变化率		0	2.1%

指标		左侧（患侧）	右侧
内侧纵弓高度化 （AR）	静立位	13.8%	14.2%
	前足部负重位	10.2%	10.2%
AR变化率		3.6%	4.0%

由于姆趾展肌和趾短屈肌的肌力下降，足趾屈曲时肌力下降，足弓降低。此外，负重导致足弓的柔韧性降低。也就是说跑步的支撑相导致框架结构被破坏（足弓过度降低），增加了对足底筋膜的牵伸力。而且，离地前用力时绞盘结构过度作用，增加了足底筋膜的牵伸力，出现了疼痛。

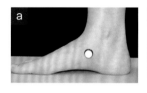
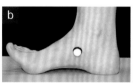

a. truss结构：足弓因负重而降低，但由于对足底筋膜等的牵伸力增加，足弓组织保持紧张，足弓得以保持

b. windlass结构：由于足趾的伸展，足底筋膜紧张，足弓刚性提高

临床运动疗法

1. 改善足部内在肌的伸展性

a. 疼痛时，可自我压迫内在肌进行牵伸。

b. 疼痛减轻时，足趾伸展，在足底紧张的状态下施加压力后再进行牵伸。

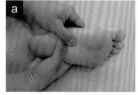
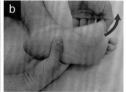

2. 足跟小幅度抬起

a. 使足趾保持在背伸位，后跟和MP关节之间像摇椅一样前后移动负重。

b. 体会随着重心移动控制内在肌的感觉。

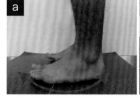
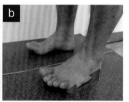

检查和治疗 现象 和 本质 改善足弓降低、提高姆趾展肌功能

对于足弓过度降低，短足运动（short foot exercise，SF）可以提高姆趾展肌的功能来抑制足弓降低。

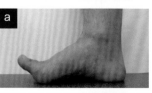

a. 坐位或立位，将足底放在平坦的地面上。一边伸展足尖一边抬高足弓。

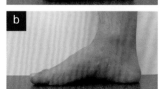

b. 保持足弓抬高状态，缓慢放下脚尖，使之与地面接触。缓慢延长保持时间（6～60秒）。

*此时重点是不让足弓降低，只让足趾下降。

*如果能在坐位完成，则按双足→单足的顺序进行立位训练。

索 引